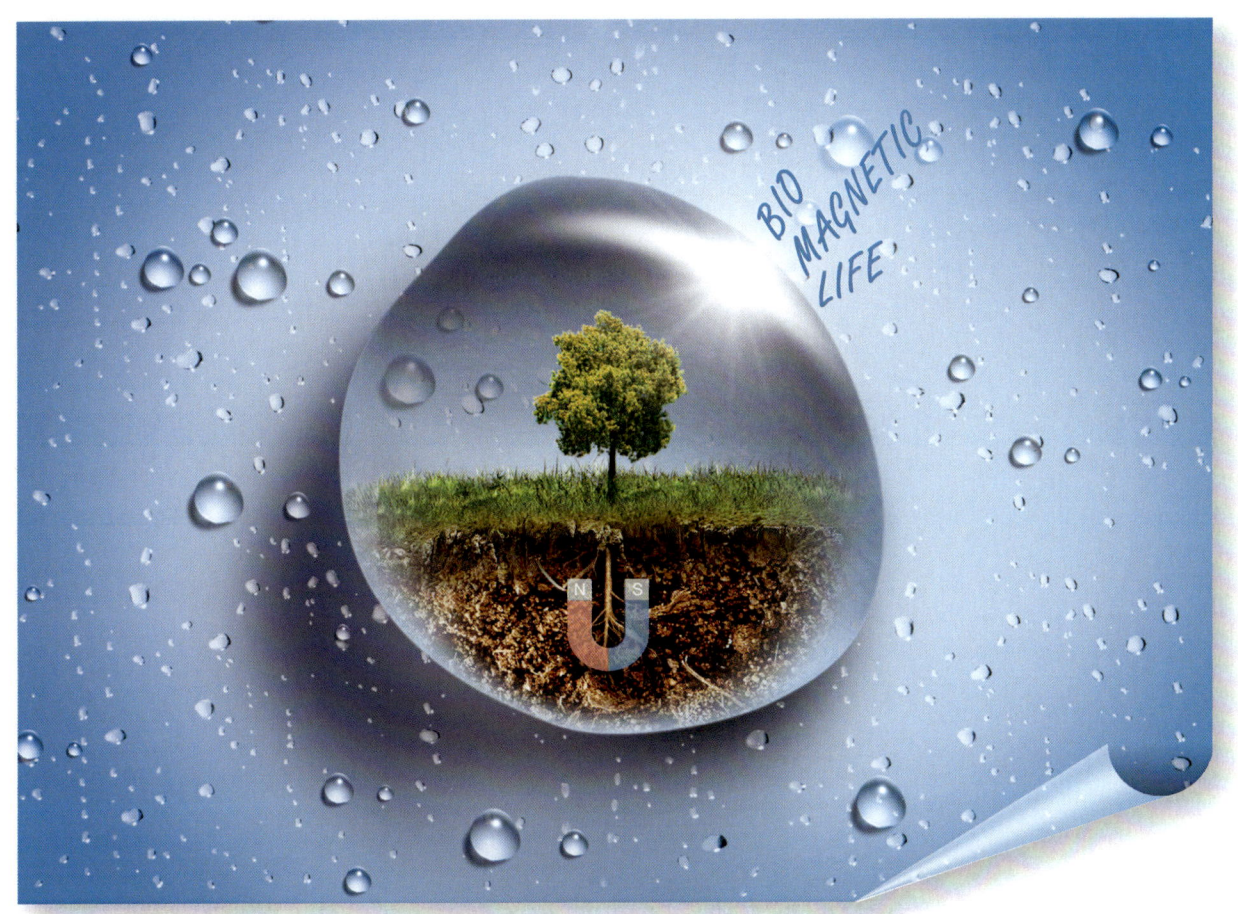

그린 뉴딜 자석 생활의 혁명!

바이오자석의 사용설명서

생활 속 음용수 | 인체의 건강 테라피 증대 | 친환경 농업 및 산업용수
수조 탱크 정수 | 워터파크·온천 등 살균작용 | 자동차 배출가스제어
배관의 스케일과 녹 제거 | 어선 내 제빙기

Hj 골든벨타임

■ 추천사에 갈음하며

이 책을 기획하기까지!

50여 년 전 대한민국은 자석 생산의 불모지였다.

동양정공(주)은 1970년부터 자석 산업의 개척자이자 순수 토종 기업으로서 생산에서부터 커팅과 연마에 이르기까지 고품질과 압도적 노하우로 힘찬 내일을 향해 발돋움하고 있다.

생각 끝에 자석 생산에만 그칠 것이 아니라 실생활에 필요한 신제품 개발에 앞장서 **'자석의 효능'**을 일깨워 드리는 것이 우선순위라 판단하고 당시 일본에 근무지를 둔 김 선배께 세 번이나 찾아뵙고 이 책의 집필을 독려하였다.

그럼 이 책이 되기까지 그의 심정을 들어보자!

"나는 학부에서 전기공학을 전공한 엔지니어로서 평생 이 길을 왔고 또 남은 인생도 이 길을 가려 한다.

평소에 전기·전자 제품의 핵심 소재의 하나인 '자석'에 대하여 큰 관심을 갖고 있었다.

실제로 자석을 생산하는 회사에 근무하면서 오래전에 집필한 '자석과 모터 핸드북'을 저술하기도 했고, 카이스트나 가전사의 세탁기 모터연구소, 한국 유수의 모터 제조회사에서 실무와 관련 초청 강의를 하는 등 한국 자석업계에서 나름 소임을 다 했었다.

20여 년간 일본에 상주하며 독일계 회사인 '콘티넨탈'에 근무하던 중, 소비전력이 전혀 필요 없고 친환경적인 자기력 서적을 접하게 되면서 큰 흥미를 느꼈다. 몇 년에 걸쳐 관련 산업의 기술자료들을 하나둘씩 수집하던 중에 일본은 '자기활성화장치'를 여러 산업분야에서 매우 유용하게 활용하고 있다는 것을 알게 되었다.

나는 시판 중인 여러 자기활성화장치들을 구입하여 그 메커니즘과 자력선 분포 등을 분석하면서 이를 바탕으로 견본을 제작해 실생활에 응용해 보았다.

먼저 생활 속에서 채소와 화초 재배, 주방 싱크대와 욕조 및 샤워 물, 정수기 등에서 일어나는 현상을 면밀히 살피면서 일반 수돗물과 시판 중인 생수를 대상으로 여러 가지 실험을 거쳐 비교 분석도 했다.

특별히 관심을 끄는 것은 '자활수장치'를 통과한 물의 페하(Ph)가 곧바로 변하는 것을 눈으로 확인한 순간, 이론적으로는 알았지만 내 눈으로 관찰한 결과에 스스로 놀라울 따름이었다."

현재, 많은 과학자들은 자석의 자력선이 오염된 물을 되살릴 수 있다는 것을 밝혀내었다.

예컨대, 자기활성화장치의 자활수는 우리 몸의 건강, 산업 활성화, 친환경 농작물의 생산량 증대, 배관 내벽의 스케일·슬라임(slime) 녹 제거, 수영장·온천·목욕탕·양식 어장 등의 세균 번식 억제, 어패류의 부화율 증대, 자동차 배출가스 절감 등에도 많은 영향을 준다.

작금의 코로나19 바이러스 사태로 인하여 힘든 이때, 자기활성화장치를 손쉽게 보급하여 국민 생활건강에 일조하였으면 하는 작은 바람으로 추천사에 갈음한다.

2020. 4

동양정공주식회사 대표이사 권 인 혁

프롤로그

> "
> 자활수는 세포를 활성화시켜
> 신진대사를 촉진시키고 자연치유력을 높여줘
> 우리의 건강한 몸을 만들어준다.
> "

지구에서 내뿜는 자력선(地磁氣)은 1800년대 이후 점점 작아지고 있다고 한다. 이것은 자력선의 영년변화(secular variation) 등을 통해 쉽게 확인할 수 있다.

지자기는 수억 년에 걸쳐, 지구에서 살아가는 생명체의 진화과정에 깊은 영향을 미친다. 특히 인류의 건강과 밀접한 관계를 갖고 있어 자기장의 세기가 작아지면 그만큼 인간의 건강에도 악영향을 끼친다는 것이다.

우리는 지자기를 충분히 받고 몸이 충전되어야 건강하게 살 수 있다. 안타까운 현실은 정전차폐(靜電遮蔽) 현상으로 가뜩이나 약해져 있는 지자기마저도 제대로 받지 못한 채 철제 구조물인 빌딩이나 아파트, 자동차 속에서 살아가며 점점 더 건강을 잃어가고 있다.

패러데이의 '전자기유도법칙'을 활용하여 자력선의 자기활성화를 이용하면 경이로운 자활수가 된다.

장치를 통과하는 액체 및 기체를 전자기 유도로 활성화시키면 액체의 이온 농도가 높아지고 클러스터(cluster)의 크기가 작아지며 기화효율을 향상시킨다는 원리이다.

외국에 근무하는 동안 논문이나 관련 도서를 참고하여, 손수 실험한 결과물들은 가히 혁명적이었다. 안되겠다 싶어 국내로 돌아오자마자 우리들 실생활과 산업에 이용할 수 있도록 집필을 작심하였다.

[제1부] 마법의 물 '자활수' / 물과 건강 / 자활수 파워의 비밀 / 신비롭고 놀라운 자활수 효과 / 자활수로 건강을 찾는다.

[제2부] 자활수란 무엇인가? / 자력선이 인체나 동식물에 미치는 영향 / 자활수를 이용하면 혁명이 일어난다(건강 및 피부, 농작물, 어패류, 세균 억제, 녹 제거, 연비 향상 등) / 마그넷테라피와 자기치료

이 책을 출판할 무렵 코로나19가 한창 창궐하는 시기에 편집부터 디자인을 담당한 김한일 실장과 조경미 국장 그리고 (주)골든벨 대표 친구 운향에게 고마움을 전한다. 마지막으로 이 책이 '좋은 물 마시기 국민건강 응원 캠페인'으로 이어져 **자연 치유력 향상**에 기여하며 '**코로나 바이러스**'와 싸우는 우리 국민들께 큰 힘이 되었으면 하는 바람이다.

2020. 4.

김 준 규

■ 차례

1. 자석으로 물이 소생한다

chapter 01 마법의 물(자활수)

1. 물의 힘
	산소를 머금고 있는 생명수	12
	자활수가 현대인을 구한다!?	15
	간단하게 자활수를 만드는 방법	17

2. 자활수의 역사와 각국의 연구보고서
	자활수 연구의 역사	20
	러시아에서 증명된 자활수 파워	22
	중국에서의 자활수 이용	32
	일본에서의 자활수 이용	34

3. 경이로운 자활수 파워
	정수기의 한계	36
	자활수는 안전하고 맛있는 물	38
	살균 효과도 있는 자활수	40
	수질 오염과 자기처리	41

chapter 02 물과 건강

1. 물과 신체의 좋은 관계
	물로 이루어진 신체	45
	물의 역할	48
	산성이 되기 쉬운 체질	50
	어린이들에게는 양질의 물이 필요	53
	물은 미인을 만든다.	54

2. 공포스러운 물의 경고
	청량 음료수가 몸을 망친다.	58
	미네랄 첨가 워터는 죽은 물	62
	스포츠 음료가 건강에 좋은가?	65
	미각이 죽어가기 시작했다.	67

chapter 03 자활수 파워의 비밀

1. 현대인은 자기 결핍증
- 자기(磁氣)와 인간 70
- 자기 결핍증은 문명병!? 73
- 공포스런 자기 결핍 증후군 75

2. 자기의 작용과 해로운 자기
- 자기가 혈행을 좋게 한다. 80
- 자기로 죽을 사람이 살아나다? 82
- 나쁜 자기가 몸을 습격하고 있다. 83

3. 건강을 되찾아 주는 자활수
- 자활수로 건강 회복을 87
- 자활수 과학 89
- 피라미드 파워와 자활수 92

chapter 04 신비롭고 놀라운 자활수 효과

1. 효과를 체험한 사람들
- 이론보다는 우선 실천 96
- 요통이 치료된 사례 98
- 무좀이 치료된 사례 100
- 주부 습진에 효과 있는 자활수 103
- 구내염, 피부염이 치료된 사람들 106
- 아토피를 극복하다 109
- 전립선 비대와 싸우다 111
- 꽃이 피면 오래간다. 113
- 대호평을 받는 자활수 목욕탕 117
- 자활수를 알아보는 벌과 나비 119

2. 자활수장치 메이커의 모니터링 보고서
- 자활수의 맛 비교 ① 전문점 모니터링 121
- 음식업자와의 인터뷰 123
- 자활수의 맛 비교 ② 일반가정 모니터링 127

chapter 05 자활수로 건강을 찾는다

1. 올바르게 마시는 법으로 건강회복을 …

약한 위를 보호한다.	134
동맥경화를 예방한다.	136
당뇨병을 컨트롤한다.	138
고혈압을 낮춘다.	140
천식을 개선시킨다.	142
설사를 멈추게 한다.	146
변비를 해소시킨다.	147
치질이 개선된다.	152
자활수로 날씬해진다.	154
신장결석, 담석이 예방된다.	157

2. 자기활성화의 혁명

chapter 01 자기활성화

1. 자활수란 무엇인가?

자활수의 기원, 천연자활수!	165
물의 소생	170
물과 자력선과의 관계	172
자활수의 Ph 변화실험	175
어떻게 인공 자활수를 만들 수 있을까?	177
수소이온은 환원 작용이 강하다.	181
강력한 자력선의 살균작용	182

2. 자력선이 인체나 동식물에게 미치는 영향	지자기의 세기가 점점 줄어들고 있다.	191
	정전차폐 현상은 도시인을 병들게 하고 있다.	192
	이상 자기와 인체와의 관계	194
	생체에 N극과 S극이 미치는 영향	197
	자기력이 조류에 미치는 효과	202
	자활수가 박테리아 및 바이러스 등에 미치는 효과	203
3. 자활수를 이용하면 혁명이 일어난다	정수기에서의 살균작용	204
	휴대형 자활수장치-마그밴드 세계 최초 개발	206
	유아들에게는 살아있는 물이 절실하다	209
	고정형 자활수장치-마그넷 클램프	211
	붉은 녹이 발생하는 원인	214
	농업 혁명을 위한 자활수장치	217
	벼의 육모 체험기	223
	가정용 자활수장치	225
	수영장이나 워터 파크를 위한 자활수장치	228
	수산업, 어류 양식장을 위한 자활수장치	230
	배기가스 저감장치 및 연료 절약장치	232
	냉장고 등의 냉매효율을 향상시킨다.	236
4. 마그넷테라피와 자기치료	자기력으로 병이 고쳐지는 의학적 근거	237
	자기 치료의 효능	238
	눈, 얼굴 등 피부 마사지용 안티에이징 마그넷스틱 키트	241
	일본의 자기치료 전문병원	242
5. 외국에서의 여러 가지 자활수장치	외국의 여러 가지 자활수장치	243

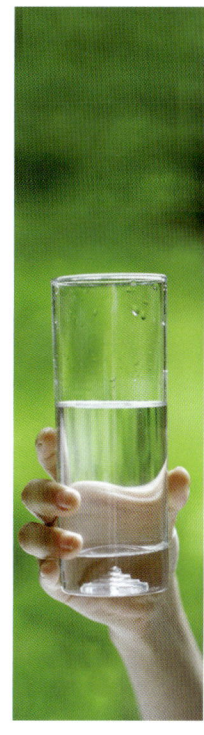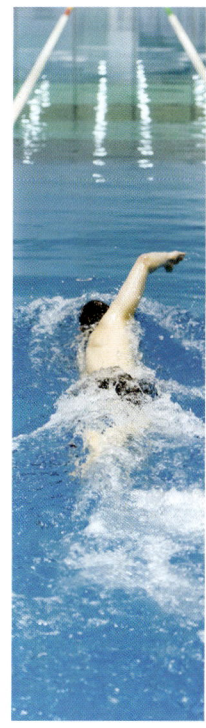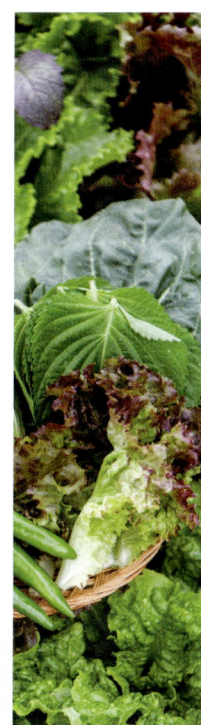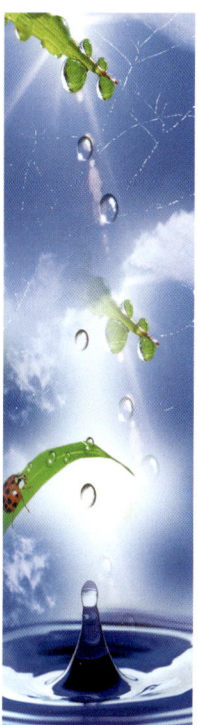

1
자석으로 물이 소생한다

제1부는 일본의 건강지도사 '후지모토 겐코'씨의 저서 '자석으로 물이 소생한다'를 편역한 글입니다.

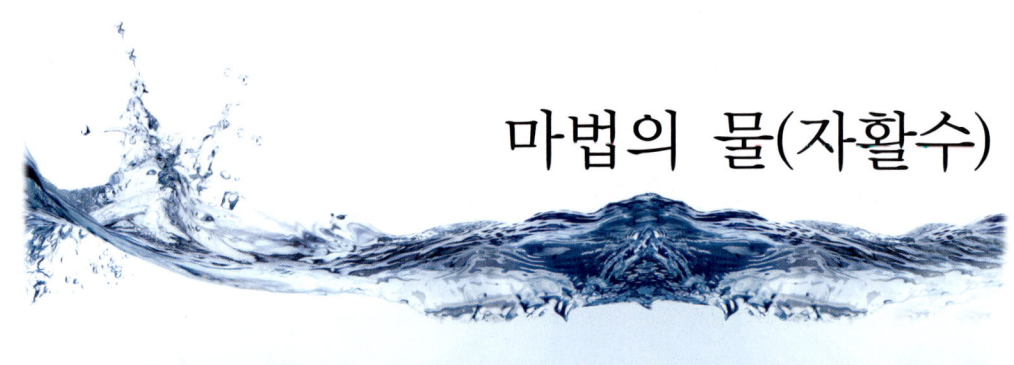

마법의 물(자활수)

1. 물의 힘

산소를 머금고 있는 생명수

음료수가 인간에게 얼마나 귀중한 지는 굳이 말할 필요도 없다. 사람은 매일 수분을 섭취한다. 여기서, 어제 당신이 전부 어느 정도의 물을 마셨는지 되돌아 생각해 보자. 식사를 할 때, 목이 마를 때, 땀을 흘렸을 때 등.

끓인 물로 내린 커피, 홍차, 녹차 또는 콜라나 주스 등의 청량 음료수…. 확실히 이런 것들도 수분임에는 틀림없다. 그러나 여기서의 '**진정한 물**'이란 생수를 말하며 끓여서 산소가 소실된 물을 말하는 것은 아니다.

우리들이 물을 마시는 목적 중 하나는 물속의 산소를 체내에 섭취하는 것이기 도 하다. 신체에 어느 정도 산소가 중요한 것인가는 누구나 잘 알고 있지만,

보통은 아무 생각 없이 음료수를 마신다.

산소가 완전히 끊어지면 인간은 죽게 된다. 신체는 산소가 생명력을 불어넣으면서 활동을 하고 있기 때문이다.

특히 몸의 각부로 명령을 내리는 사령탑인 대뇌는 몸 전체의 1/3이나 되는 산소를 필요로 하고 있다. 산소가 부족해지면 뇌의 활동이 저하된다. 판단력, 집중력, 기억력이 떨어지고 괜스레 하품이 반복되기도 하며, 몸이 나른해져 아침에 일어나기 힘들게 되고 숙면도 취할 수 없게 되는 나날을 보내

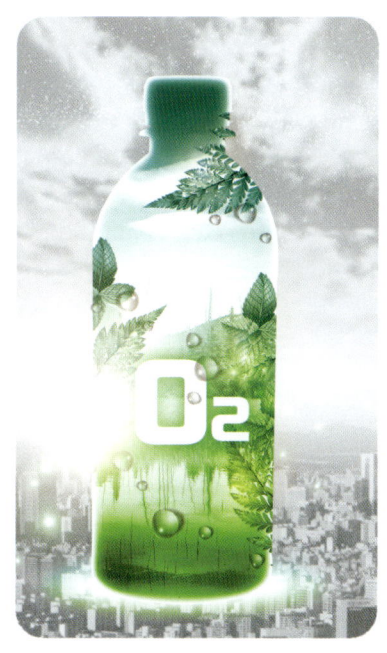

게 된다. 정신적 컨트롤은 무너지고 힘이 빠지는 느낌이 엄습해오며, 정상적인 자기 관리력이 사라지게 된다.

예를 들면, 소년들은 자기 통제력이 고장나버리게 되면서 어느 날 갑자기 교내 폭력이나 가정 내 폭력 또는 왕따나 괴롭힘 등에 휩싸이게 될 수도 있다. 산소 부족이 정신 작용에 커다란 손상damage을 주게 되는 것이다.

몸의 피곤함을 풀어주는 것도 산소의 역할이다. 근육을 부드럽게 해 주고 체내에 생긴 젖산을 분해하며, 몸을 회복시켜 주는 중요한 작용을 한다. 무엇을 먹어도, 무엇을 마셔도 몸의 피곤함이 풀리지 않거나 충분히 수면을 취했다고 해도 무력감이 해소되지 않는 이유는 산소 부족 때문이다.

또, **암세포는 산소가 부족한 부분에서 발생하는 것으로 알려져 있다. 자활수와 같이 활성화되어 용존 산소량이 높아진 물을 자주 마시자.**

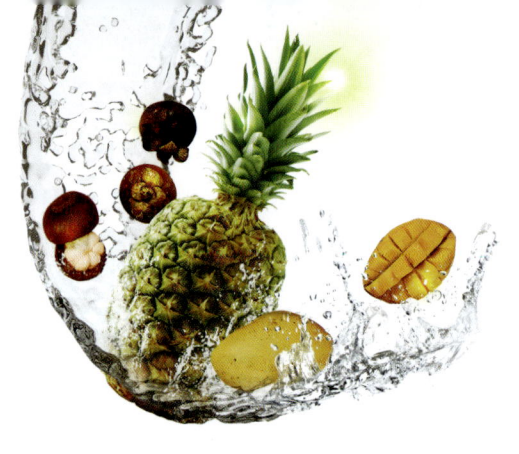

　현대인은 자세가 나쁘기 때문에 평상시에 호흡이 얕고 약하다. 호흡 작용에 있어 산소를 체내로 불어넣는 힘이 약해져 있기 때문에 깊은 심호흡 법을 실천할 필요가 있다. 하지만, 그보다는 먼저, 산소가 충분히 함유된 물을 마시는 것에 신경을 써야 한다.

　물을 마실 때 단지 수분만을 보충하는 것이 아니라 산소가 많이 녹아들어 있는 물을 마시는 것이 매우 중요하다는 사실을 과연 얼마나 많은 사람이 알고 있을까?

　아마도, 대부분의 사람들은 생각해 본 적도 없을 것이다. 그러기에 집에서 식사를 할 때 차를 마시거나 외출 시 커피나 청량 음료수 등 말하자면 산소가 결핍된 물들만 마시고 있는 것이다.

　우리들 현대인들은 많은 수분을 마시고 있다고 생각하지만 실은 **[살아 있는 물 부족]** 상태에 있다고 말할 수 있다.

　우리들의 몸에 필요한 것은 산소를 충분히 함유하고 있는 살아 있는 '**물**'이다. 끓였다 식힌 물속에 금붕어를 넣으면 어떻게 되겠는가? 비실비실하다가 곧 죽어버리고 만다. 나무에 계속 주면 어떻게 되겠는가? 머지않아 고사목이 되어 버리고 만다.

　살아 있는 물은 **활성수**이며, **생명수**다!

　옛날처럼 천연 자연에서 용솟음치는 샘물이나 흐르는 강물을 이용했던 시대와는 다르게 현대는 물을 수돗물에 의지하고 있다.

　산업 폐수 및 생활 배수로 도시의 강물은 오염이 되었고 정수장에 투여하는 염소 때문에 수돗물이 맛있다거나 좋은 물이라고는 말하기 어렵다.

자활수가 현대인을 구한다!?

수돗물을 어떻게 활성화시켜 맛있는 물로 만들까 하는 것에 초점을 두고 이야기를 진행시켜 본다.

이 책에서의 테마 '**자활수**'라고 하는 언어는 생소한 말일 수도 있다. 아직은 인지도가 낮고 모르는 사람이 대부분이다.

어느 모임에서, "여러분은 자활수를 알고 있습니까?"라고 물어보니 40명 중 한사람을 제외한 39명이 모른다고 대답하였다. 알고 있다고 답한 한사람도 **책인가 어딘가에서 본적이 있다**는 정도로 구체적인 것까지는 알지 못했다.

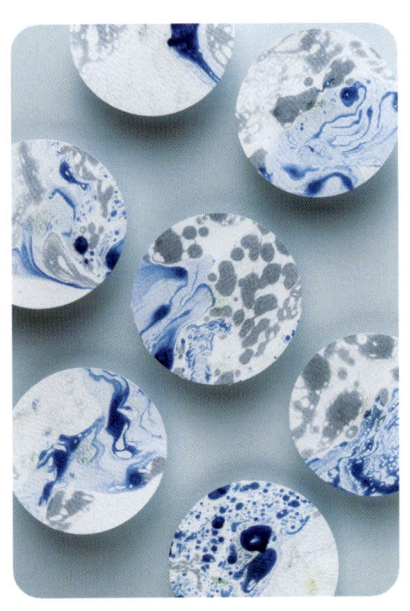

그러나 "어떤 것이라고 생각합니까?"라는 질문에는 거의 모든 사람들이, "자력선과 관계가 있는 것으로…"라는 답을 내놓았다. "자 磁"라고 하는 글자에서 추정하여 생각한 것으로 정확하게 **자기**磁氣와 관계가 있다.

즉, **자활수** 磁活水라고 하는 것은 **자력선으로써 처리되어 활성화된 물**을 의미하는 것으로 특별한 색이나 냄새 등 달라진 것은 없는 물이다.

어느 물이나 강력한 자력선에 의해 변화될 수 있다. 수돗물 등을 자력선으로 처리하면 자활수가 되는 것이다. 강물이나 우물물 등 어느 물이나 자활수가 될 수 있다. 경수硬水이거나 연수軟水이거나 이 세상의 모든 물은 **자기처리**가 되고나면 자활수가 되는 것이다.

자활수는 얼핏 보면 보통 물과 다를 것이 없다. 색이 변하는 것도 아니며 좋은 향기가 나는 것도 아니다. 그러나 이 자활수야말로 산소를 함유하고 있는 인간에게 더욱 유익하게 변화된 마법의 물인 것이다.

전국민의 80% 이상이 **반 건강인**으로 골머리를 앓고 있는 지금, 현대인의 건강에 자활수는 이제 빼놓을 수 없는 불가결이 되어버렸다. 아니 자활수야말로 현대인을 구해줄 유일한 물이라고 해도 좋다.

자활수는 인간뿐만 아니라 다른 동식물 등의 모든 생물계에 영향을 주는 커다란 힘을 갖고 있다.

자활수는 어떻게 그 파워를 갖게 된 것인가? 누구라도 할 수 있는 자활수 만드는 방법을 소개하고자 한다.

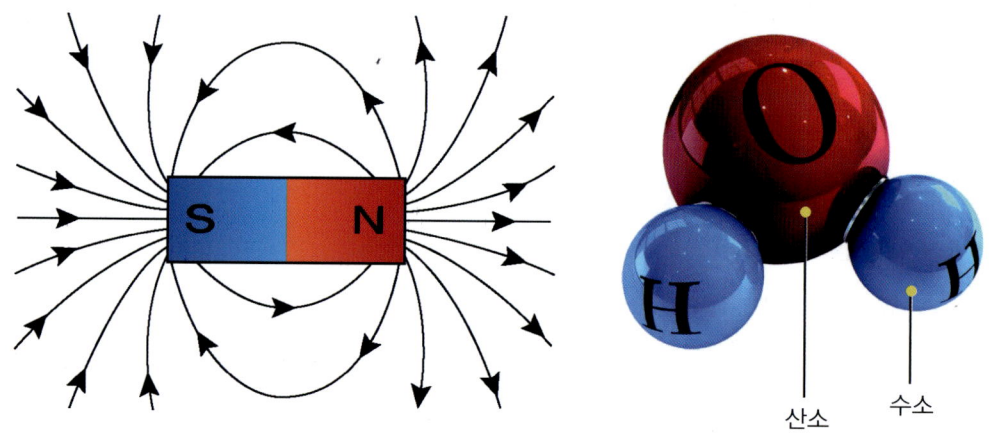

간단하게 자활수를 만드는 방법

물을 자기처리 한다는 것은 도대체 무슨 말인가?

자석에 대해서는 누구나 다 알고 있다. 우리들이 비교적 눈에 익숙한 것은 말굽 모양의 U자형 자석이다. 어린 시절 쇳가루나 못 등을 자석에 붙이며, 놀았던 경험이 독자들에게도 있을 것이다. 조금 더 커서는 학교에서 N극과 S극을 색깔로 구분시킨 봉형 막대자석을 사용해 본 적이 있을 것이다.

종이 위에 철가루를 올려놓고 종이 밑에서 이 자석을 움직이면 철가루가 아름답게 선을 그린다. 이것은 자력선 때문이며, 자석의 힘 즉, 자기력을 눈으로 볼 수 있는 것이다. 이와 같이 자력선이 존재하는 공간을 **자기장**磁氣場이라고 부른다.

물을 자기처리한다는 것은 이 자기장 속에서 물을 통과시키는 것을 말한다. 다시 말해 물이 강력한 자력선을 통과하도록 하는 것이다.

자기처리장치에는 영구자석이나 전자석을 사용하는데 모양도 로켓 형상을 한 것, 집게발 모양을 한 것 등 여러 가지가 있다. 요약하자면, 흐르는 물 주위를 자석으로 감싸서 자력선이 물에 작용할 수 있도록 한 구조라고 생각하면 된다. 원리는 지극히 간단하다.

이것이 가능한 것은 자력선 특징의 하나인 '**떨어져 있어도 그 힘이 미친다**'는 점이다. 자석을 못 가까이로 가져가면 못은 자석 쪽으로 당겨지면서 끌려가 붙는다. 너무 멀리 떨어져 있으면 못은 움직이지 않지만 일정한 거리가 되면 자석의 자력선이 못에 작용한다. 그러므로 자기처리장치의 경우도 자석과 물이 직접 접촉할 필요는 없다. 물론 직접 접촉하여도 결과는 동일하다.

시판되고 있는 가정용 자기처리기는 일반적으로 수도관의 주위에 자석을 채우는 형식이 많다. 자석으로부터 나온 자력선이 물에 작용하도록 만든 것이다. 호주에서 만든 것이나 캐나다에서 만든 것들도 이와 같은 형태이다. 또 미국의 폴 회사 제품은 자기처리장치에 마이크로 크리스털을 부착한 것도 있으며, 스위스의 알베히트 회사 제품은 피라미드 형상을 하고 있다. 중국에서 만든 것은 약간 엉성한 감이 든다.

이와 같이 각각의 자기처리기는 자석의 힘이나 자석을 조합하는 방법 등의 연구를 통하여 회사마다 각각 다르다. 자력이 강한 것도 있고 약한 것도 있다. 이는 물의 양이나 배관의 지름에 따라 가장 효과적으로 자력을 물에 작용시키기 위함이다.

시판되고 있는 자활수장치를 사용한다면 용이하게 효과적인 자활수를 얻을 수 있겠지만 누구라도 간단히 자활수를 만들 수 있는 방법이 있다. 우선, 한 컵 정도의 물과 자석을 준비하자. 자석은 학습 교재용으로 쓰이는 자석 등 어느 것이라도 좋다. 위생상 식품용 랩 등으로 자석을 둘러싼다. 그 다음 자석을 컵 안에 있는 물속에 넣어서 잘 저어준다. 잠시 동안 그대로 둔다. 이렇게 하면 자활수가 만들어진다.

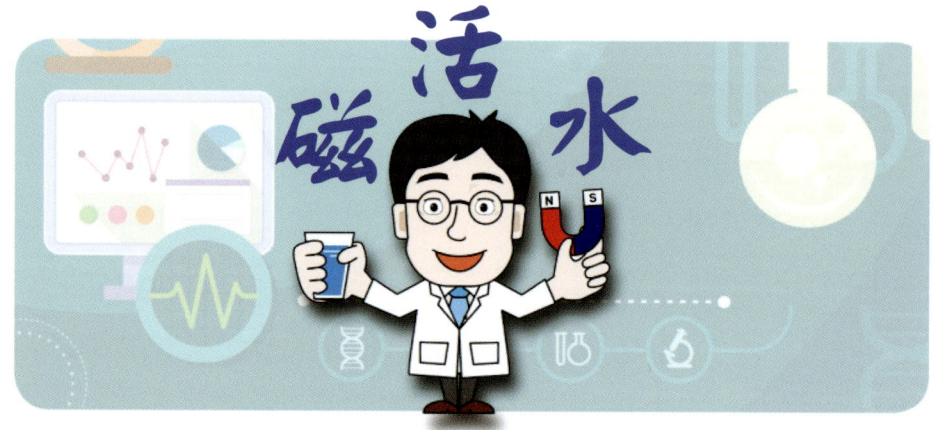

'뭐야! 이렇게 간단히?'라고 생각할지 모르겠지만 이것이 가장 초보적으로 가장 간단히 자활수를 만드는 방법이다.

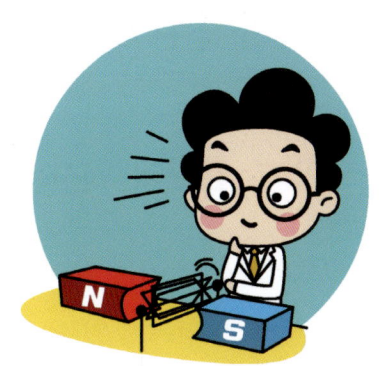

물론, 실제로 이용하는 제품은 자력선의 강도 및 흐르는 물의 속도와 수량 등이 세세히 계산되어 가장 효과적인 방법으로 연구되면서 자기처리장치가 만들어지게 된다.

우선은 자활수의 효과를 실험하고 싶어 하는 사람은 위와 같은 간단한 방법으로 만들어도 좋다.

꽃꽂이 실험 등에서는 이것으로도 충분하다.

2. 자활수의 역사와 각국의 연구보고서

자활수 연구의 역사

물의 자기처리는 도대체 언제부터 시작된 것일까?

문헌으로 남겨져 있는 것은 13세기 제네바의 물리학자인 '드 겔슈'라고 하는 사람이 발표한 자활수에 따른 치료법인 의학 데이터가 있다. 13세기라고 하면 한국에서는 고려시대였다. 그렇게 오래 전부터 자활수에 관심을 둔 사람이 있었던 것이다. 그러나 이것은 화제에 오를 정도는 아니었던 것 같다.

그 후 오랫동안 자활수는 사람들의 흥미를 끌지 못하다가 20세기에 다시 등장을 하게 된다.

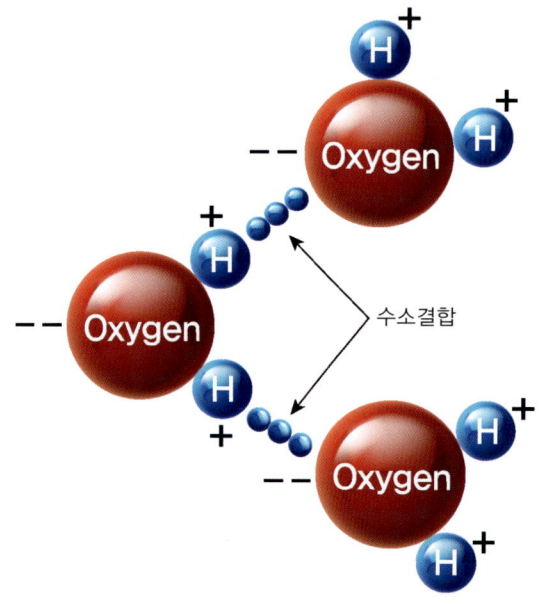

▲ 자활수 구조

20세기에 들어와 같은 의학면에서 자활수가 상처 및 궤양에 효과적이라는 저서가 생기면서 그때부터 서서히 자활수는 세간의 화제에 오르게 된다.

그리고 자활수가 크게 부각되기 시작한 것은 의학분야가 아닌 산업계에서 1945년 벨기에의 'T. 훼르메이렌'이 생각해 낸 물의 자기처리장치가 특허를 취득하고 실용화되면서부터다.

이 장치는 관 속을 흐르는 물에 자력선을 작용시키는 것으로 보일러에 물을 넣는 입구관에 장착해 두면 물이 붉게 되지 않았다고 한다(녹 방지).

유럽의 물은 미네랄 성분이 많이 함유된 경수이기 때문에 수산화철이 침착되기 쉬워 이 장치가 널리 이용되었다(훼르메이렌은 일본에 온 적도 있는데 당시에는 아무도 귀담아 듣지 않았다).

그 후 러시아의 연구자들 사이에서 본격적인 실험, 조사 등 연구가 거듭되면서 물에서 녹이 제거되는 것뿐만 아니라, 그 외에 여러 가지 경우에서도 자활수가 효과가 있다는 결론을 도출하게 되면서 자활수는 크게 각광을 받게 되었다.

이제는 러시아뿐만 아니라 중국, 미국, 캐나다, 호주 등에서도 활발한 연구가 이루어지고 있으며, 일본에서도 동경대학, 교토대학, 홋카이도 대학, 오카야마 대학 등에서 장래성이 있는 테마로 연구가 진행되고 있고 한국에서도 카이스트의 전무식 박사 등이 연구에 참여했다.

다음으로 일본건미회 국제조사부가 입수한 세계적인 중요한 자활수의 연구 보고서를 소개하여 본다.

러시아에서 증명된 자활수 파워

러시아에서 자활수 연구와 실제 이용 결과를 정리한 책인 **물의 자기처리** 「일소 통신사」 발행가 있다. 이 책에는 얼마나 자활수가 불가사의한 힘을 갖고 있는지, 농업, 공업, 의료 등의 모든 분야에서 얼마나 큰 공헌을 하고 있는지에 대하여 기술되어 있다.

농업분야에서의 자활수

러시아 국립 과학아카데미가 시행한 실험이 있다. 온실 화단에 해바라기, 콩, 옥수수의 씨앗을 뿌리고 둘로 나누어서 한 쪽에는 자활수를, 다른 한쪽에는 보통의 물을 하루 1회씩 뿌려 주었다.

그리고 12주가 경과된 후 양쪽을 비교해 보니 자활수를 준 쪽의 식물이 눈에 띄게 성장해 있었다. 해바라기는 키가 21%, 콩은 40%나 높이 자랐고, 옥수수는 줄기의 굵기가 26%나 굵게 성장해 있었다.

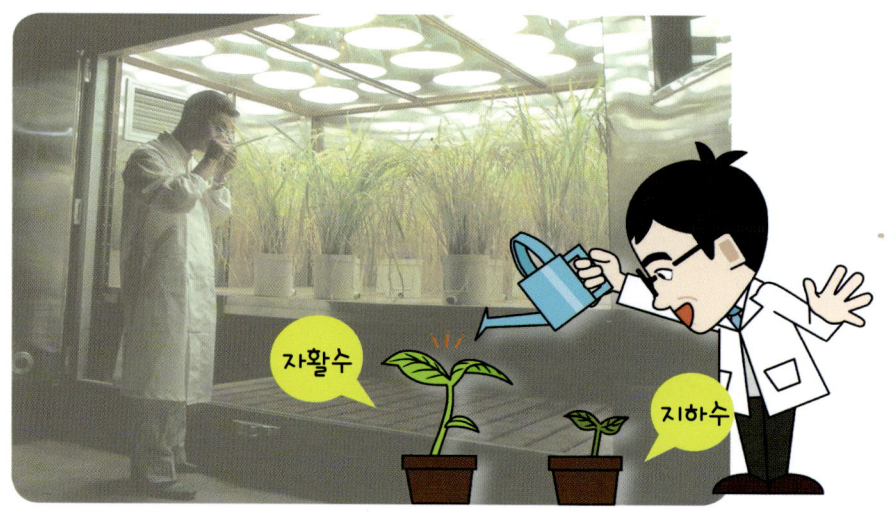

더욱이 세미파라친스크 연구소에서는 자활수를 사용해서 양파와 마늘을 실험했는데 키가 22% 증가했으며, 콩의 경우는 지하 뿌리부분이 37%, 지상부가 14%나 증가했다고 발표했다. 또한 토마토의 경우 약 48시간 먼저 붉은 색으로 물들기 시작하였으며 과실의 무게가 18%나 증가했다고 한다.

이것은 **쌀의 경우**에서도 같은 결과라고 말할 수 있다.

크반스크 농업연구소에서 시험한 결과는 자활수를 사용한 경우 1.2배의 수확량이 나왔다고 보고하고 있다.

러시아 하면 밀의 대 생산국이기도 하다. 그만큼 밀의 수확량 증대에 대한 의식도 남다르다. 볼가 수공학토지개량연구소에서 각각 48헥타르라고 하는 광대한 면적을 이용해서 봄 밀의 실험재배를 시행하였다. 이것은, 자기처리장치가 설치된 스프링 쿨러에 의한 대규모의 테스트였다.

그 결과 자활수 밀의 수확량은 무려 지금까지의 양보다 18%나 증가하였다.

이상은, 자활수를 매일 관수로 사용한 경우의 실험이었는데, 종자를 뿌리기 전에 자활수를 뿌려주어도 발아율과 수확량이 대폭 증가하였다.

그러면 왜 자활수가 **식물의 육성**에 이와 같이 영향을 주는 것일까?

그 이유는 자활수가 토양에 있는 영양분을 녹여서 식물이 흡수하기 쉽게 만들어주기 때문이다. 사실, 토마토의 재배에는 수확량이 늘어난 것뿐만 아니라 질도 맛도 향상되는 것이 검증되어 있다.

많은 학자들이 21세기에 인구가 증가하고 기후변화로 인해 식량난을 겪게 될 것이라고 말한다. 인구는 증가되고 점점 더 일조량이나 가뭄 등의 기후변화로 식량이 부족하게 될 것은 확실하다고 단언하는 학자도 있다.

농업 대국인 러시아는 자활수에 기대를 걸고 이러한 식량난을 극복하고자 하고 있다. 그리고 또 한 가지, **축산 분야**에서 닭을 이용한 실험이 있다. 모스크

바 수의학 아카데미는 흰색 닭 레그혼Leghorn 암탉 15만 마리로 산란 수를 매년 조사하고 있다.

그 결과 알에서 갓 태어난 병아리에게 자활수를 계속 먹여보니 체중의 증가와 더불어 산란수가 10%나 증가된다는 것을 알게 되었다. 또, 혈액 중의 헤모그로빈, 칼슘, 인의 양이 표준보다 많아졌다. 이것은 병아리의 사망률이 1/2~1/3이나 감소하게 된 것과 무관하지 않다. 닭과 토마토를 똑같이 취급하는 것은 아니지만 품질 및 비육량도 좋아졌다고 한다.

보로네지Voronezh 농업대학에서는 두개의 양계장에서 1만 마리나 되는 닭을 사용해서 연구를 했다. 절반인 5천 마리를 자활수로, 나머지 5천 마리는 보통 물로 사육한 결과 사료 등은 동일하게 주었음에도 불구하고 산란율은 6~7% 증가하고 그리고 병아리는 성장이 빨라지며, 체중도 증가했다. 앞의 모스코바 수의학 아카데미와 동등한 결과를 얻은 것이다.

만약, 당신의 집에서 닭을 기르고 있다면 자활수를 마시게 하는 것이 보다 많은 양질의 맛있는 달걀을 손에 넣을 수 있게 될 것이다. 이와 같이 농업 및 축산에 자활수가 점점 더 활용되는 배경에는 그 놀라운 효과에 비하여 장치가 간단하고 저렴한 가격에 설치를 할 수 있다는 점도 한몫을 한다.

향후 실용화에 박차가 가해질 것이다.

의료분야에서의 자활수

다음은 의료분야를 보자. 의료분야에서의 자활수 사용은 오랜 역사를 갖고 있으며, 착실한 성과를 내고 있다.

예를 들면, **쥐를 사용한 실험**에서 먹이를 줄 때 자활수를 사용하면 쥐의 간의 콜레스테롤이 20일 후에는 2/3으로, 90일 후에는 2/5까지 감소하였다. 더욱이 혈중 콜레스테롤도 저감되는 것을 알 수 있었다.

쥐에게 효과가 있다면, 인간에게도 있을 것으로 기대되어 동맥경화증 환자들에게 자활수를 투여하니 예상대로 혈중 콜레스테롤은 확실히 감소했다.

또, **신장에 결석**을 갖고 있는 환자 30명을 자활수로 치료해 본 결과 19명이 2주 이내에 돌이 없어졌다. 무려 63%의 높은 확률이다(단지, 이 경우의 자활수는 칼슘이 포함되지 않은 특정한 물이어야 하며, 보통물의 자활수로는 이 정도까지 효과를 기대하기 어렵다).

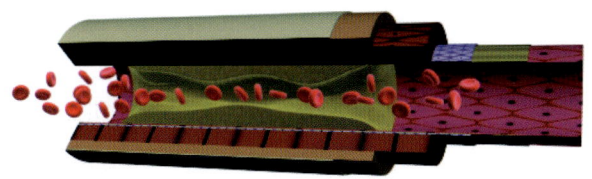

레닌기념 병원에서 재미있는 치료를 한 사례가 있다. **고혈압 환자와 동맥경화증 환자** 32명에게 행해진 자활해수(바닷물을 자활수화 한 것)를 사용한 치료였다. 36.7도의 자활해수 풀pool 속에 환자들을 하루에 10분씩 입욕시켰다. 그러니까 대부분의 환자들이 입욕 전에 호소하던 두통, 이명耳鳴, 심장 통증, 전신피로가 없어지고 밤에도 숙면을 할 수 있게 되었다고 한다.

그 중에서 고혈압 환자를 조사해 보니 치료 전에는 혈압이 149~87이었던 것이 130~81인 정상치로 회복되었다고 한다.

온천치료라고 하는 방법이 있다. 상처를 입은 사람이나 신경통, 류머티스로 고생을 하고 있는 사람들이 온천을 이용하고 많이 좋아졌다고 하는 이야기를 자주 듣는다.

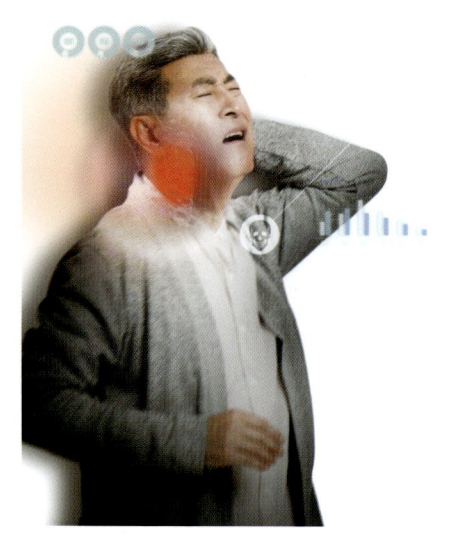

자활해수도 어떤 의미에서는 온천요법과 동일한 효과를 내고 있다고 생각한다. 더욱이 온천은 땅속에서 샘솟는 것이기 때문에 자연의 자장(지구자체가 자석인 것이다)을 통과해서 나오는 사이에 자활수가 된 물이라고 생각하면 자활해수와 같은 효과가 있다고 해도 전혀 이상할 것이 없다.

온천도 자연이 만든 자활수의 하나라고 생각해도 좋을 것이다.

또, 자활수로 **입가심**을 하면 치석이 떨어져 나가고 치육염의 치료에도 효과가 있다고 구강의학중앙연구소는 보고하고 있다. 또, 사라토프Saratov 의과대학에서는 알레르기성 피부염에 자활수 효과를 인정하고 있다. 직접 환부에 자활수 습포를 하면 염증이 빨리 줄어든다는 것이다.

나도 **아토피 피부염**을 갖고 있는 어린이가 자활수로 많이 좋아졌다는 이야기를 여러 곳에서 들었다. 자활수는 의학면에서도 크게 주목을 받고 있다.

공업분야에서의 자활수

자활수가 처음으로 실용화된 것이 보일러 수도관 입구에 설치된 자기처리장치로 시작하여 공업면에서의 이용은 활발하게 행하여져 왔다. 그 중에서 대표적인 자활수 효과를 정리해 보자.

① 자활수는 붉은 녹이 침착되지 않게 한다.

　러시아에는 자활수라고 하면, 물속에서 **붉은 녹을 없애 주는 것**을 연상할 정도로 붉은 녹에 대한 그 효과가 널리 알려져 있다. 보일러 등에서 물을 많이 사용하게 되면 관의 내벽에 녹슨 산화철이 침착되어 점점 막혀가면서 가동 능력이 떨어지게 되고 연료를 많이 소비하게 된다. 그래서 청소를 하게 되면 여분의 경비가 또 들어가게 된다. 청소하는 동안 운전을 정지해 두어야 하는 것도 큰 부담이 된다.

　일례를 들어보자.

　서부 보일러 스테이션〈로스토테프로세치〉에서는 1973년부터 급수용으로 사용하는 돈Don river 강물을 자기처리하고 있는데 붉은 녹이 침착되지 않아 연간 절약한 금액이 50만 루블에 이른다. 더욱이 자활수를 사용하게 되면서 이전에 보통 물을 사용하여 침착된 산화철 녹이 떨어져 나가 관 내부가 깨끗해졌다고 한다. 현재, 러시아를 중심으로 미국, 호주 등의 나라에서 수도관 내부의 녹슨 산화철을 제거하기 위해 사용하는 자활수(자기활성수) 처리장치는 수 만대가 이미 설치되었는데 거의 대부분에서 좋은 결과가 보고되고 있다.

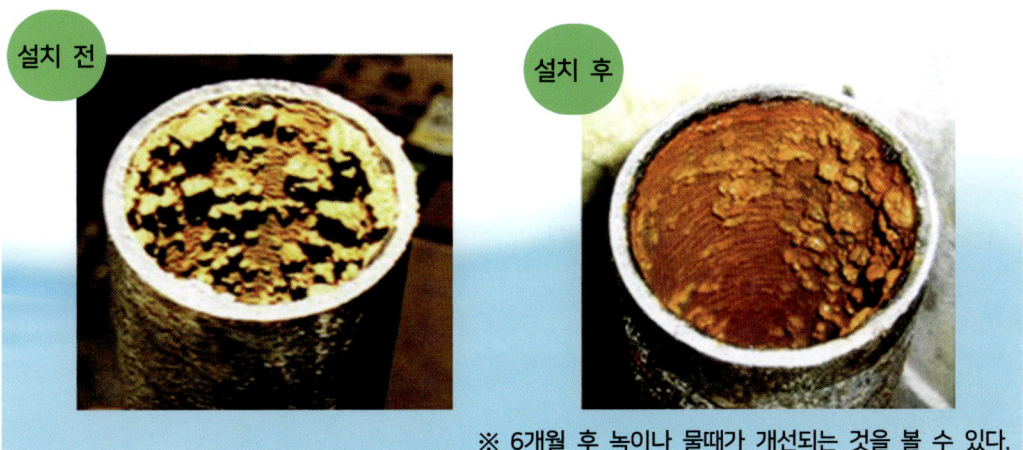

※ 6개월 후 녹이나 물때가 개선되는 것을 볼 수 있다.

② **자활수를 사용한 시멘트는 강도가 증가된다.**

자활수와 보통 물을 사용하여 만든 시멘트를 비교해 보면 **10~25% 정도 자활수 시멘트의 강도가 높다.** 시멘트 단면을 전자 현미경으로 관찰해 보면 자활수를 사용한 것이 대단히 치밀하게 되어 있는 것으로 나타났다. 이것은 내수성耐水性과 내한성耐寒性에 뛰어나다는 의미이다. 자활수를 사용하면 시멘트 소비량을 대폭 절약할 수 있게 되어 매우 경제적이기도 하다. 사실, 샤프스구스쿠 철근 콘크리트 제품공장에서는 자활수를 사용한 후로 매년 약 15%의 시멘트를 절약하는데 성공하고 있다.

자활수 콘크리트는 가옥 건축 시 교량 구조물 공장, 중앙도로건설관리국 등에서 많이 이용하고 있다. 이와 같이 자활수의 실용화에 대한 평가가 높다. 모스크바의 철근 콘크리트 연구소에서는 자주 자활수의 전문회의가 열려 매회 좋은 결과를 보고하고 있다고 한다.

③ **자활수는 수진(收塵) 능력이 높다.**

광산에서는 채굴 때문에 갱도 내에서 분진이 많이 발생한다. 그런 중에서 일을 하고 있는 사람들은 아무래도 분진을 흡입하게 되어 폐를 망치는 경우가 많다. 그래서 갱도 내에서는 분진을 방지하기 위하여 수막을 만들거나 암석 사이에 물을 뿌리거나 한다. 이것이 종래의 방법이었다.

그런데 그 물에 자활수를 이용해 보니 공기 중의 함진도含塵度가 3분의 1에서 2분의 1까지 저하되었다. 다시 말하면, 자활수는 보통 물보다도 **공기 중에서 분진을 흡수하는 능력이 높았던 까닭**이었다.

러시아는 광대한 토지를 갖고 있는 나라다. 광산의 수도 무수히 많지만 그 중에서 상당히 많은 곳의 채광 현장에서 자활수를 사용 노동 조건 개선에 큰 역할을 하고 있다.

④ **자활수를 사용한 종이는 강해진다.**

　종이는 물로 녹여낸 지섬유를 눈이 촘촘한 망 위에 몇 번이고 거르며, 얇게 펴서 만든다. 이 물에 자활수를 사용하면 **종이가 현저히 강해진다.** 더욱이 종이를 건조시킬 때에도 **시간이 단축된다**고 한다. 다 만들어진 종이를 관찰해 보면 보통의 물을 사용했던 종이는 섬유의 방향이 제각각이었던 것에 반해, 자활수로 만든 종이는 왠지 일정한 방향으로 배열되어 있는 것을 알 수 있다. 자활수의 어떤 힘이 작용한 것인지 불가사의한 일이다.

⑤ **자활수를 사용하면 포의 염색이 잘된다.**

　목면포木綿布에 색을 들이는 실험을 해 보니 **40%나 염색도가 증가**했다고 한다. 이것은 포섬유의 속으로 염료가 깊이 스며들어 가기 때문이다. 이렇게 해서 포제품의 품질 개량에도 커다란 역할을 하고 있다.

　이 외에도 자활수는 더욱이 고도의 연구와 실험을 통하여 점점 더 많이 실용화되고 있다. 이제까지의 보고는 아직 오염되지 않은 물, 말하자면 미사용했던 물을 자기처리해서 사용한 사례였지만 다음에는 한번 사용한 물 즉, 오염된 물을 자기처리하면 어떻게 되는지 그 연구결과를 보자.

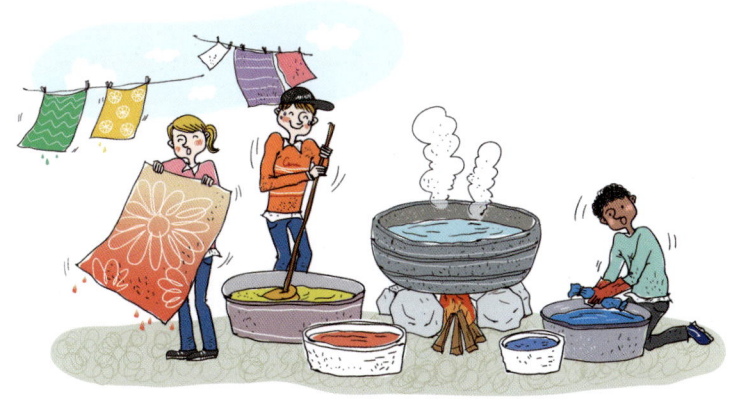

물의 정화에도 공헌하는 자활수

물 오염의 원흉, 다시 말해 **공업 배수, 가정 배수의 정화**에도 자기처리는 효과를 발휘한다.

배수에는 여러 가지 부유물, 화합물이 혼입되어 있는데 자기처리를 한다. 즉, 배수를 자활수로 바꿔줌으로써 함유된 물질이 쉽게 제거될 수 있게 해준다.

예를 들면, 우크라이나 플라스틱 연구소에서는 **생활 배수**를 자기처리해 줌으로써 **정화도가 30%나 높아진 결과**가 나와 있다.

또, 화학콤비나트의 **공업 배수**는 테스트 결과 **불순물의 침전속도가 2배**가 되고 침전된 것이 빨리 단단해지는 것을 알 수 있다.

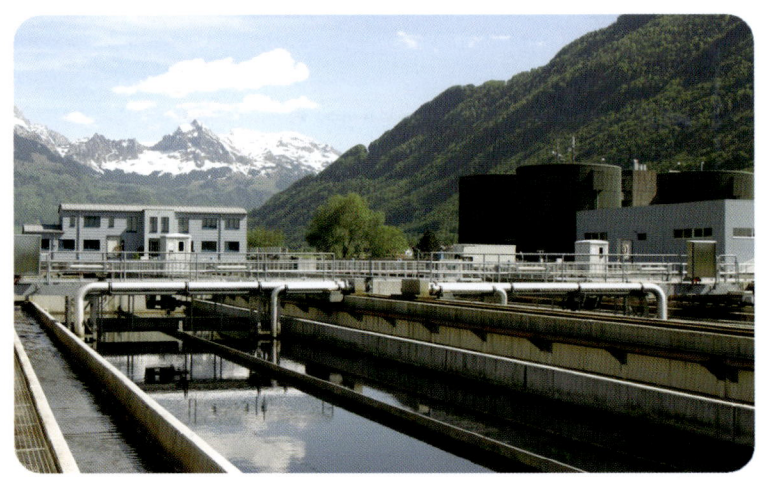

공업 배수 및 가정 배수는 오염된 상태로 강이나 바다로 곧바로 흘러들어가면 안된다. 일단 정화를 해서 배출해야 하는데 그러기 위해서는 불순물을 단단하게 하기 위해 응고제를 투입한다. 그러나 약품을 대량 사용하게 되면 더욱더 환경이 오염되어 제거할 수 없는 유해물질이 물속에 남겨지게 된다. 제2차 오염으로 이어지면서 지금 전 세계적인 문제가 되어있다. 이런 상태는 하루 빨리 해결하지 않으면 안된다. 가능하다면 대량의 약품을 사용하지 않는 것이 좋겠지만 그렇게도 할 수 없다는 것이 현실이다.

그런 이유 때문에 러시아에서 시행한 실험은 이런 점에서 주목해야만 할 것이다.

우선, 물의 혼탁도가 개선된다. 따라서 사용하는 약품의 양도 적은 양으로 끝낼 수 있어 경제적이다. 그에 더해 약품을 대량 투여하지 않아도 되므로 오염도 적게 됨으로써 이보다 더 좋은 일은 없다.

오염된 물은 소멸되어 사라지지 않고 끊임없이 순환되면서 지구상을 돌아다니고 있는 것이다. 만약 오염된 물이 오염된 상태의 그대로라면… 이것은 생각만 해도 끔찍한 일이다.

문명의 발달, 과학의 발달에 의하여 물의 오염은 복합적으로 매우 복잡화되어 가고 있다. 옛날에는 생각하지도 못했던 오염체가 마구 생산된다.

그런 오염된 물을 자기처리를 하여 자활수로 변모시키면, 빠르게 원래의 깨끗한 물로 되돌릴 수 있다. 환경청 등은 제일 먼저 이것을 검토하여야 한다. 생각해 보면 이 작용이 지금 우리들에게 가장 필요한 자활수의 효과가 아니겠는가!

이상과 같은 러시아에서의 연구는 더욱더 진척되어 갈 것이다. 자활수의 실제 이용은 더욱 광범위하게 이용되면서 후퇴하는 일은 없을 것이라고 단언할 수 있다.

중국에서의 자활수 이용

러시아와 마찬가지로 중국에서도 자활수는 효과를 올리고 있다. '**경락 자기요법**'[「미답(未踏)가공기술협회」 발간]에 의하면 의료면에서 자활수가 사용되며, 회복된 사례가 보고되어있다.

예를 들면, 서주徐州 교통국병원에서 시행된 치료에서 58세의 환자가 평생 당뇨병으로 고생을 하면서 초췌한 몰골로 지내는 상태였다. 매일 아침, 점심 그리고 저녁에 자활수를 1.5~2리터씩 마시게 하는 치료를 계속한 결과 1개월 후 혈당이 6~7% 저하, 1.5개월 후 혈당이 53% 저하, 2개월 후 혈당이 44% 저하되면서 당뇨도 나오지 않게 되었고 정상적인 표준치까지 회복되었다.

그리고 식욕, 밤에 잠들기, 아침의 배설, 불안정한 정신상태가 치료 전보다 크게 호전되었다.

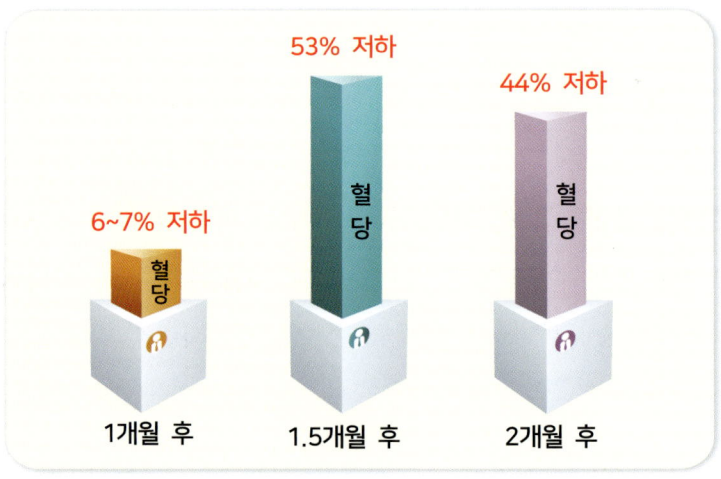

▲ 자활수 복용 후 혈당의 변화

그 책에 의하면 자활수는 당뇨병 이 외에도 **신장 결석, 담석**. 그리고 **소화기 계통의 질환에 효과**가 있다고 한다. 특히 결석은 자활수를 마시는 것만으로 몸 안에서 이동하며, 빠져나가는 것을 환자 자신이 느끼게 된다고 한다.

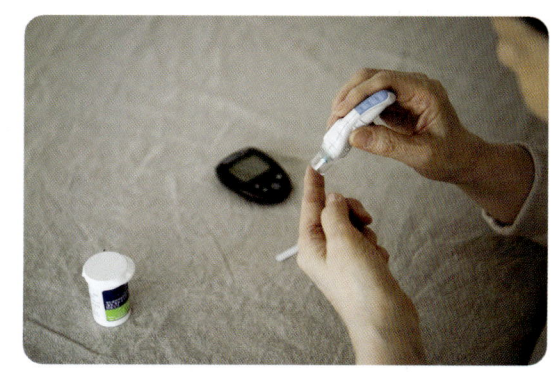

또, 이 경우 주의해야 할 것이 자기처리하여 사용할 물은 수돗물이 아닌 완전한 생수이어야 한다는 조건이 있다. 또, 현재 중국에서는 건강 음료수로 운동선수들이 이 자활수를 애용하고 있다. 과거 미국 로스앤젤레스에서 열린 올림픽 기간에도 중국 선수단은 자활수를 가지고 왔다고 한다.

다른 여러 나라 국가들의 선수들이 미국 측에서 제공한 스포츠 음료를 마시고 있을 때 중국 선수들은 결코 그 음료수에는 손도 대지 않고 가지고 들어온 자활수 이외에는 마시지 않았다고 한다. 세계 각국의 매스컴들은 그 사실에 대하여 '중국 선수는 마법의 물을 마시고 있다?'라고 보도했다. 올림픽에 첫 출전임에도 불구하고 건투하여 금메달 수는 미국, 루마니아, 서독 다음으로 당당히 4위에 오를 수 있었던 것이다. 이 자활수 덕분이 아닐까?

지금, 중국은 1980년대의 한국과 같이 가전 프레임으로 컬러 TV, 냉장고, 세탁기가 날개 돋친 듯 잘 팔리고 있다. 이것들의 보급은 한국보다 상당히 늦었지만 다른 한편으로 가정용의 자기처리기는 벌써 생산이 되어 이미 설치되어 있다. 이쪽의 보급은 한국보다 빠르다.

자활수는 이와 같이 러시아, 중국에서 폭넓게 인정받으며 활용되고 있다.

일본에서의 자활수 이용

자활수는 '일본에서는 아직 지명도가 낮다'. 하지만 러시아나 중국과 같이 넓게 이용되지 못하고 있는가 하면 그렇지도 않다. 사실은 이미 여러 분야에서 실용화가 진행되어 있다. 다시 말해 일반인들에게는 아직 잘 알려져 있지 않지만 일부 기업 등에서는 폭넓게 활용되고 있는 것도 현실이다.

예를 들면, **사진을 현상할 때**에는 이전부터 자활수가 사용되고 있다. 사진을 현상하려면 결코 물이 빠질 수 없다. 현상액이 묻어 물로 세정을 한다. 이 세정용 물은 자활수이다.

앞에서 자활수를 사용한 면포는 염색을 하기가 쉽다는 러시아의 예를 소개하였는데 사진의 현상 시에도 같은 일이 벌어진다. 다시 말해 자활수로 세정을 하면 색소가 잘 흡착되면서 선명하게 마무리되는 것이다.

이 자활수 세정은 후지, 코닥, 사쿠라 등 일본의 모든 필름 현상에서 행하여져 왔다. 우리들이 보통 무심코 보는 사진들이 이미 모두 다 자활수의 힘을 빌리고 있는 것이다.

또, 우리 주변에 있는 것으로 **수영장의 수질 정화**도 그렇다. 수영장은 잡균 때문에 대량의 염소를 투입하고 있다. 일주일에 한두 번 이용하는 경우에는 괜찮을지 모르지만 매일 풀에서 수영을 하게 되면 머리카락이 염소로 탈색되어 갈색이 되어 버릴 정도다. 특히 올림픽 등을 겨냥하고 있는 수영 선수들이나 다이빙 선수들은 머리카락 색이 전부 갈색으로 변색되어

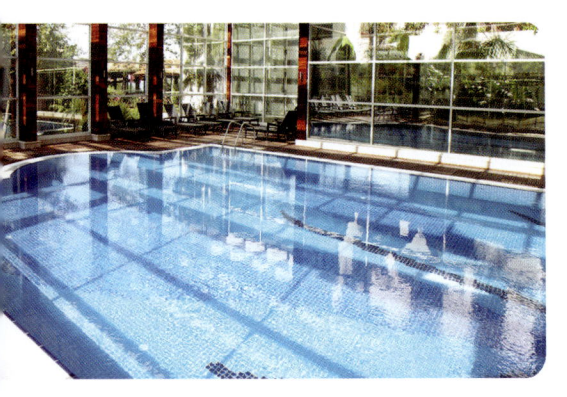

있다. 잡균의 번식을 막으려고 '펑펑' 염소를 투입한 결과로 그런 일이 벌어지게 된 것이다. 이 풀의 물을 자활수를 사용하면 과잉의 염소 투입을 막고 최소한의 약제 투입으로 물을 투명하고 깨끗한 상태로 보존할 수 있게 된다.

조사한 바에 의하면 기존의 반 정도로 염소를 투입하여도 똑같은 결과를 얻을 수 있었다고 한다. 그리고 저수조에도 이미 이것은 수질 악화에 원인이 되는 **조류**藻類 **및 박테리아의 번식을 자활수가 막아주기 때문**이다. 물탱크 내에 붉은 녹이 생기지 않게 되어 내부 청소를 아주 즐겁게 마무리 할 수 있기 때문에 실용화가 진척되고 있는 것이다.

도심의 저수조가 심하게 더러워진 것은 관리의 허술함이 지적되기도 하였다.

아파트의 저수탱크를 조사해 보니 그 속에 조류가 끼어 있거나 더욱이 바퀴벌레나 쥐의 사체가 떠다니고 있기도 했다는 등 믿기 싫은 일이 실제로 여러 건 발생했다.

수돗물의 맛을 운운하기 전에 조금 더 이러한 저수조의 위생관리에 신경을 쓰지 않으면 안 될 것이다.

또, **자활수는 대형 컴퓨터나 쿨러의 냉각수로도 사용**되고 있다.

보통의 물에는 아무리 해도 조류나 박테리아의 발생이 원인이 되어 기계의 기능이 현저하게 저하되어 버린다. 그 분량만큼 여분의 전력을 더 소비하게 된다. 그런 점에서 자활수를 사용하면 이런 문제점들은 발생되지 않고 일정한 수질을 유지하는 것이 가능하기 때문에 경비를 절감할 수 있게 되어 경제적인 것이다.

그 외에 보일러의 물, 양어장의 물, 분수 등에 이미 자활수는 활용되고 있다.

의료용으로 일본에서도 이미 여러 병원에 결석 치료를 위한 음료수로서 자활수가 등장해 있는 것이다.

3. 경이로운 자활수 파워

정수기의 한계

　가정에서도 물에 대한 관심이 급속도로 높아졌다. 옛날부터 맛있다고 소문난 천연수가 점점 상품화되어 TV에서 활발하게 선전을 하기도 하지만, 가정용 정수기의 인기도 상당하다. 이것은 수돗물 맛이 없어지면서 반영된 붐일 것이다. 수돗물 맛이 없게 된 원인의 하나는 그 **소독약인 염소** chlorine의 **냄새**인 것이다. 지금 대도시에서는 급격한 인구증가로 물을 대량으로 공급하지 않으면 안되는 상황이며, 상수원의 환경 악화도 겹쳐있다.

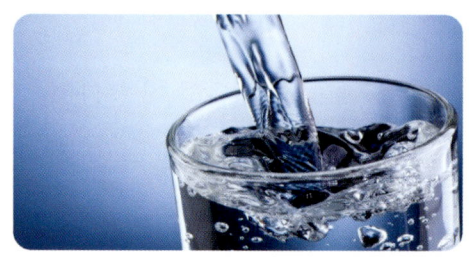

　예전 같으면 충분한 시간을 들여서 여과를 했지만 그 방법은 시간이 상당히 많이 걸려 더 이상 사용하기 힘들다. 그래서 대량의 염소를 살균 목적으로 투입하게 되었다. 그 결과 수도꼭지에서 나오는 물에 염소 냄새가 남아 있게 된 것이다.

　그리고 수돗물의 상수원이 지하수이거나 샘물이라면 그 정도로 나쁘진 않겠지만 도심에서는 아무리 해도 댐에 가두어 놓은 물에 의존할 수밖에 없게 되어 저수지에 번식한 녹조류, 박테리아, 곰팡이 냄새도 더해지면서 물이 맛없게 됨을 한층 더 조장하고 있다.

　유럽의 물은 미네랄 성분이 많이 함유되어 있는 경수인데 너무 칼슘이 많기 때문에 설사를 일으킬 가능성이 있다. 그런 점에서 우리나라의 물은 연수이기 때문에 걱정하지 않아도 된다. 문제는 주로 염소에서 나는 '**냄새**'인 것이다.

그래서 이 맛없는 물을 맛있는 물로 바꾸기 위해서는 냄새를 없애주면 되기 때문에 정수기가 등장하게 된 것이다.

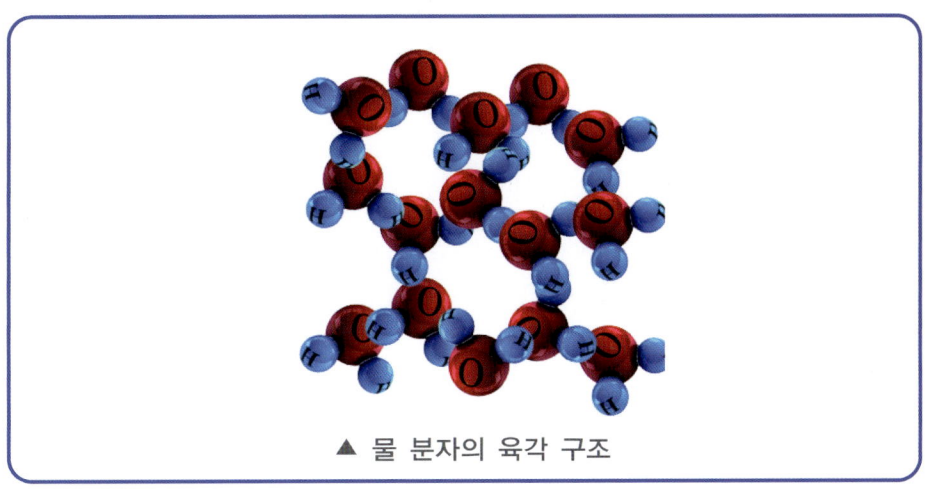

▲ 물 분자의 육각 구조

정수기의 구조는 물을 필터 속으로 통과시켜 카트리지를 통해 이 불쾌감을 주는 냄새를 제거해 주도록 되어 있다. 이 필터로는 활성탄을 사용한 것이 가장 많은데 최근에는 살균력이 있는 은이 함유된 활성탄, 지금 유행하고 있는 뉴세라믹을 사용한 '**하이테크 정수기**'까지 출시되고 있는 것이다.

그런데 이 정수기가 냄새를 없애는 것까지는 좋지만 아무리 해도 그 속에서 물이 정체되어 있을 수밖에 없기 때문에 수돗물 기준을 초과하는 일반 세균까지 번식시키게 되고 만다. '**대부분의 정수기에 문제가 있다**'라고 일본 후생성이 조사 발표한 것이 기억에 새롭다.

다시 말해 잔류 염소를 제거하기 위하여 사용한 필터가 그 자체로써 염소가 없어져 멸균 작용까지 없애 버리게 되어 필터 자체가 잡균의 온상이 된 것이다. 누구를 위하고, 무엇을 위한 정수기인지 알 수가 없다. 이런 점을 개선시키려면 정수기에 자활수장치를 설치하여 멸균시켜야 한다.

자활수는 안전하고 맛있는 물

그럼 자활수의 경우는 어떨까? 앞에서 서술한 바 있는 자기처리장치의 구조를 생각해 보기 바란다. 물과 자석은 직접 접촉할 필요가 없다. 흐르는 물이 자력에 의하여 자활수로 변하는 것이니까. 특별한 탱크에 물을 담아 두어야 하는 것도 아니다. 또, 자기처리장치 속에 물이 잔류해 있을 필요도 없다. 단지 물을 사용할 때 일정한 자장 속을 통과하기만 하면 되는 것이다.

정수기를 장시간 사용하고 있던 지인이 있었는데 근황을 들으려고 전화를 걸어보니,

"아아 그건 이제 사용하지 않아."하는 대답이 돌아왔다. "왜?" 하고 물으니 "카트리지를 갈아줘야만 하는 것이 귀찮아서… 그거 꽤 돈이 들어가더라구" 한다.

이 대답을 듣고 "사람들은 물과 안전은 공짜라고 생각한다'고 하는 대사가 얼핏 떠올랐다. 이렇게 생각하는 사람이 많이 있는 것 같다.

'유가피아협회 일본건강도장(나고야시)'에는 장기간 체재하는 회원들을 위하여 3개의 최신 가정용 자기처리기를 설치했다.

이 기구에 대하여서도 조사해 보니 염소 냄새를 약 70%나 제거해 준다는 테스트 결과가 나와 있어 안심했다.

어떻게 염소 냄새를 감소시키는가? 그 이유는 이렇다.

수돗물에 투입된 염소는 여러 가지 모습으로 물속에 존재한다. 일부는 이온 일부는 유기물(박테리아)과 결합된 염소로 되어 있고 또 일부는 유리형의 염소로 되어 있다. 염소 냄새라고 불리는 악취는 유기물과 결합된 염소가 제일 강하다. 거기에 수돗물을 자기처리하게 되면 이 결합된 염소가 절리되어 떨어져

이온 형태로 되어버린다. **악취가 없어지게 되는 것**이다.

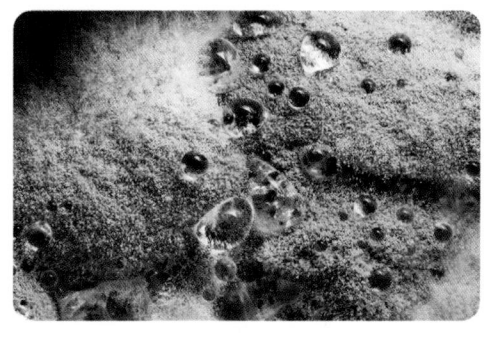

다시 말해 염소를 제거해 버릴 수는 없지만 물속에서 상태를 변화시킴으로써 **냄새를 낮춰주는 것**이 가능한 것이다.

더욱이 물속의 녹조, 박테리아 등에 의한, 말하자면 **곰팡이 냄새도 감소시켜** 준다. 그것은 박테리아의 먹이인 단세포의 균류가 자력선의 작용으로 없어지기 때문에 박테리아는 먹이가 없어지게 되어 결국 사멸해 버리기 때문이다.

마셔본 적이 없는 사람들로부터 "자기로 활성화된 물인 자활수는 혹시 맛이 없는 것 아닌가요?"하는 질문을 자주 듣는다. 사실은 그 반대다.

[자활수=맛있는 물]이라고 생각해도 좋다.

아주 최근에 입수한 정보에 의하면 동경도 수도국은 현재 염소로 소독하던 것을 오존과 염소의 조합으로 바꾸기 위한 실험을 하는 중이라고 한다.

오존의 살균력을 빌려서 그 부분만큼 염소를 적게 써서 '**냄새가 나는 물**'로부터 탈출하려는 시도이지만 "오존이 염소보다 더 비싸다는 점 때문에 골치가 아프다"고 관계자는 말했다.

어느 쪽을 택하든 당분간은 물과 염소는 떼려야 뗄 수 없는 관계이기 때문에 우리들은 스스로 맛있는 물, 그러면서 몸에도 유익하고 살아 있는 물을 섭취해야 한다. 지금이야말로 정말 '**건강은 스스로 지키는 시대**'가 되었다.

우선 그 첫걸음은 살아 있는 물을 섭취하는 것부터 시작하지 않으면 안된다. 그런 의미에서도 앞으로 이 자활수를 만드는 자기처리장치에 거는 기대는 높아질 것이다.

살균 효과도 있는 자활수

종래의 정수기는 잡균이 번식하는 골칫거리 문제가 걸려 있다.

그와 관련하여 여기에 흥미진진한 보고서가 있다.

작년 11월, 오사카에서 열린 일본공중위생학회에 의하면, 요코하마시 위생연구소의 스즈키 연구원 등은 [**정수기의 활성탄에 자석을 넣으면 놀랍게도 멸균 효과가 있다**]고 발표했다.

우선, 같은 연구팀은 시판되고 있는 3종류의 정수기에 1분간에 4리터의 물을 흘리면서 조사했다. 그러니까 2주간 정도 지나니 활성탄 필터 속에는 수돗물 기준인 1㎖ 당 100마리를 훨씬 상회하는 1000마리 이상의 잡균이 번식하고 있었다. 또, 연속적으로 물을 흘려도 정수기를 통과하는 물에는 잡균이 많아서 수돗물 기준으로는 '**불합격**'이라는 결과가 나왔다.

그 때 활성탄 5g당, 800가우스의 자석을 활성탄 안에 넣어 보았다. 그렇게 하니까 잡균이 1㎖당 100마리 이하로 줄어들었다.

현재, 어떻게 이런 결과가 일어났는지 그 메커니즘을 알아내려고 하고 있지만 이 보고서는 자활수 내에서 박테리아류가 사멸되었다고 기술되어 있다.

왜냐하면 활성탄 중에 자석을 넣어두면 그 속을 통과하는 물은 자연스럽게 자활수가 되기 때문이다.

수돗물 기준을 훨씬 상회하는 잡균을 억제해 주는 그 강력한 힘이 있다는 것에 대해 매우 놀랍다.

하지만, 수돗물은 처음부터 잡균을 기준 이하로 낮추고 있기 때문에 멀리 돌아갈 필요도 없다. 처음부터 자기처리기를 사용하면 잡균은 물론 근본적으로 염소 냄새도 상당히 제거하는 것이 가능하기 때문이다. 정수기의 경우 입력관에 강력한 자기장을 형성시키는 자활수장치를 설치해 두면 굳이 활성탄 속에 자석을 집어넣을 필요가 없는 것이다.

현재 정수기 붐이 일어난 것은 나쁜 물, 맛이 없는 물에 대한 우리 서민들의 부드러운 저항이지만 자활수는 정수기에서의 문제점을 크게 능가하고 있다고 해도 과언이 아니다.

수질 오염과 자기처리

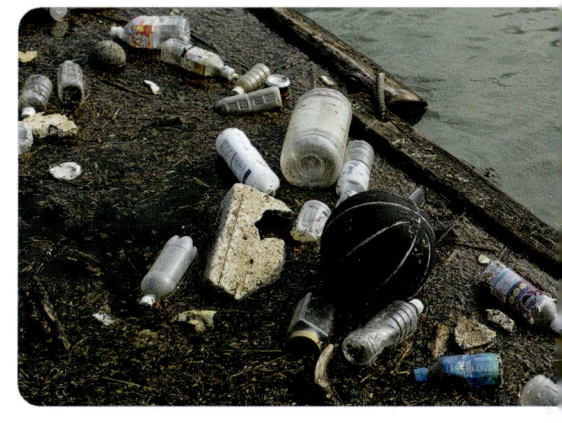

최근 문제가 된 것 중의 하나는 합성세제(중성세제)의 유해성이다. 합성세제는 때를 빼내기 위하여 **계면활성제**를 사용하고 있다. 이것은 LAS, POE계(비이온계), 고급 알코올계(AS) 등 3가지 타입으로 나누어진다.

문제는 이와 같은 계면활성제는 **인체에 대단히 유해**하다는 것이다. 그 이유는 계면활성제는 피부로 쉽게 흡수되는 성질이 있어 활성제의 독성이 그대로 간이나 신장(콩팥)에 장애를 불러일으키는 것은 물론 체내에서 발암 물질의 생성을 촉진시키기 때문이다. 그 중에서도 POE계(폴리옥시에틸렌)는 석유에서 대량으로 만들어지는 맹독성 물질분자(폴리머)로서 인체에 유해하게 작용하기 때문이다.

그리고 계면활성제가 갖고 있는 유해성은 한 가지 더 있는데 **가정용 배수에 의한 수질 오염**이다.

계면활성제를 물에 넣으면 섬유 및 피부에 잘 스며들며, 기름때가 떨어져나가기 쉽게 만들어 준다. 그 이유는 계면활성제가 기름이나 물에 용해되기 쉬운 구조로 되어 있어, 물속에서 기름을 쉽게 흡착하기 때문이다. 확실히 찌든 때는 잘 떨어져 나가게 하지만 이것이 잘 분해되지 않아 수질 오염의 원인이 된다.

그런데, 이 합성세제 액 속에 분말 형태의 **자석을 넣으면** 그 **계면활성제**를 **흡착해서 제거**해 버릴 수 있다.

데이터에 의하면, 95%의 계면활성제가 흡착된다고 한다.

즉, 폐기된 합성세제 액을 자기처리하면 정화가 된다. 현재, 치바현의 나가레야마시流山市와 아비코시我孫子市에서는 '비누 조례'를 제정하고, 합성세제의 추방을 추구하며 수질 악화에 제동을 걸고 있다.

또, 호수의 수질 정화를 목표로 '호수보전특별조치법'을 제정했는데 호수의 환경기준 달성률이 아직 40% 정도에 미치지 못하고 있다. 음료수 상수원으로서 이런 물을 마시고 있는 사람은 전 국민의 1/4 이상이나 된다고 한다.

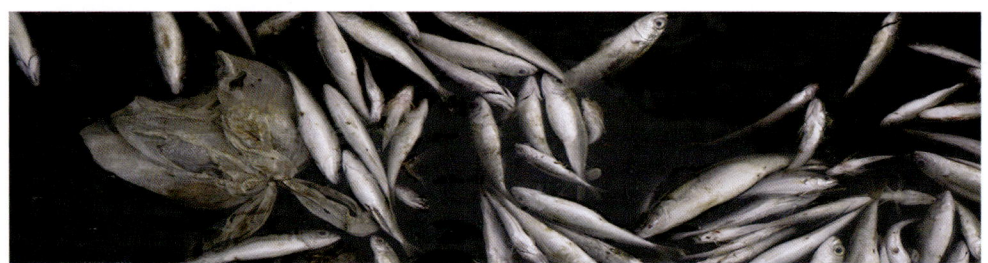

이런 배수의 정화에 자기처리는 지극히 유효한 것이다.

이와 같이 자활수는 생물에 생명을 불어넣어 주고 오염을 개선시켜 주는 힘을 갖고 있다.

자활수가 우리 인류의 문명과 함께 오염되어버린 지구를 한층 아름다운 대지로 되돌리려고 하는 신비한 의지가 있다는 생각이 든다.

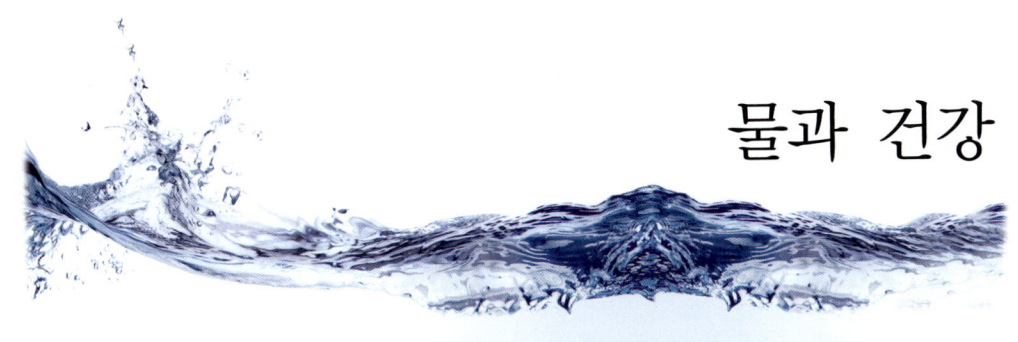

물과 건강

1. 물과 신체의 좋은 관계

자활수가 불가사의한 힘을 갖고 이미 각 방면에서 실용화되고 있는 사실은 충분히 알 수 있을 것이라고 생각한다.

자활수 이야기를 하기 전에 이 장에서는 "물" **살아 있는 물** 그리고 **죽은 물**이 우리들의 신체에 주는 영향에 대하여 말하고자 한다.

나는 물에 대하여 다른 사람들보다 곱절은 더 신경을 쓴다. 그것은 물의 소중함을 몸으로 느끼고 있기 때문이다. 매년 겨울을 단식기간으로 결정, 지난 10년간은 1월 5일에 입산해서 3월 15일에 하산하는 생활을 계속하고 있다. 그 단식기간 중에는 물만 마신다. 이제까지 내가 물까지 완전히 끊은 **[절음단식]**은 6일간이었다. 아마도 전 세계의 최장기록이라도 10일 이상은 무리일 것이다. 그 정도로 물은 몸에 필요한 것이다.

그러므로 나는 단식을 하는 장소를 엄격하게 선택하고 있다. 단식을 할 장소를 선택한다는 것은 물은 선택해 마실 수 있다는 것이기도 한다. 단식 중에는 몸의 오감이 겁날 정도로 예민해지기 때문에 좋은 물, 살아 있는 물이 아니면 몸이 거부반응을 나타내고 받아들이지 않는다. 살아 있는 물이란 한모금만 마셔도 몸속에 활력을 불어 넣어주는 에너지를 갖고 있는 산소를 함유하고 있는 물을 말한다.

살아 있는 물을 선택하는 중요함은 단식 중에만 한하는 것이 아니다. 일상생활 중에서도 마찬가지이다.

그럼에도 불구하고 물은 늘 주변에 널려 있기 때문에 몸과의 관계를 새삼스레 생각하지 못한다. 즉, 물은 우리들 체내에서 어떤 작용을 하고 있는지, 잘못된 방법으로 물을 마시고 있지는 않은지, 살아 있는 물을 섭취하고 있는지…

여기서 우선 몸을 구성하고 있는 물의 역할부터 이야기를 시작하면서 이런 문제점들을 생각해 보자.

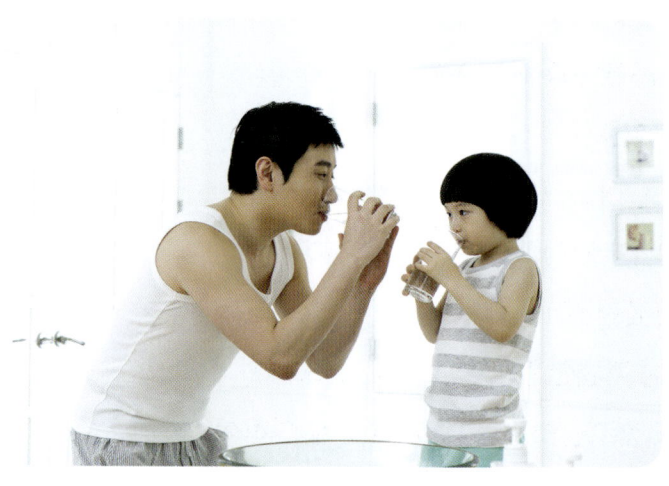

물로 이루어진 신체

목이 마르면 물을 마셔 체내에 수분을 공급한다. 더워지면 땀을 흘려 수분을 발산시킨다. 소변으로 수분을 체외로 배출한다. 이와 같이 인간은 새로운 물을 섭취하고 체내에서 순환시킨 후에 마지막에는 배출해 버리는 것이다.

누구나 알고 있듯이 인체의 약 70%는 물이다. 체내의 물은, 세포내 액으로서 혹은 세포 주위에 저장되어 있다.

뼈는 약 **50%**,
근육은 약 **80%**,
피부는 약 **70%**,
심장 등의 장기는 약 **80%**,
혈액에 이르러서는 **약 90% 이상**
이 **수분**으로 이루어져 있다.

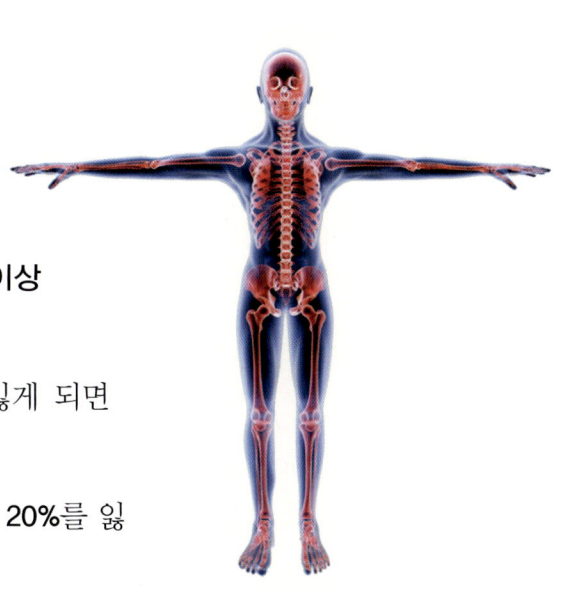

따라서 체내 수분의 **10%**를 잃게 되면 사람은 **이상을 호소**한다.
15%에서는 **탈수증**을 일으키고, **20%**를 잃으면 **죽을 위험**에 처한다.

그 정도로 물은 중요한 물질인 것이다.

음식을 먹지 않아도 2개월은 살 수 있다. 외국에서는 120일, 일본에서도 100일 살아있던 예가 있다. 그러나 **물을 마시지 않으면 10일도 견디지 못한다.**

한 여름에 격렬한 운동을 하거나 중노동을 하면 일사병, 열사병으로 갑자기 쓰러지기도 한다. 이것은 수분 부족에 의하여 땀으로 피부를 통해 방열하는 기능이 잘되지 않아 체온 조절기능이 마비되기 때문이다.

이러한 때에 체열에 가장 취약한 것은 뇌이다. 그러므로 쓰러지기 전에 반드시 두통, 현기증, 구토, 시력 장애 등이 나타난다.

쓰러진 후에도 땀을 흘리고 있으면 괜찮지만 땀이 나지 않고 피부가 거칠거칠하게 건조해져 있으면 이것은 주의를 요하는 긴급 상황이다.

그렇다면 '사전에 수분을 많이 섭취해 두면 좋지 않을까'라고 생각할 수 있지만 그렇지는 않다. 체내에 수분이 10% 이상 증가하면 혈액이 묽어지며 수중독을 일으키게 된다.

그럼, 우리들은 하루에 어느 정도나 물을 필요로 하고 있는 것인가?

성인의 경우 하루에 섭취하는 물의 양은 마시는 물과 차, 커피, 주스 등을 합하여 약 1리터, 음식과 과일 야채 등을 통해서 약 1리터라고 알려져 있다.

음식물 속에 수분이 그렇게 많은가? 라고 생각할지도 모르지만 음식물에 포함된 수분은 상상하는 것보다 상당히 많다. **쌀, 생선, 고기 등은 약 60%, 야채, 과일은 그것의 약 90%가 수분**이기 때문이다. 상당한 양의 수분을 음식으로 먹고 있는 것이다.

한편, 배출되는 물의 양은 어떤가 하면, **소변으로 약 1.5 ℓ**, **땀으로 약 0.6 ℓ**, 그 외에 호흡으로도 수분은 발산되며, 대변에도 수분이 포함되어 있어서 **하루 약 2.5 ℓ** 정도인 것이다.

섭취량보다 배출량이 많은 것은 단백질 및 지방, 당질이 체내에서 연소될 때에 생겨나기 때문이다.

소변으로 배출되는 것이 약 1.5 ℓ 이지만 **체내의 노폐물을 처리**하는 신장을 통과하는 물은 실제로 **하루에 180 ℓ** 나 된다. 큰 페트병으로 계산해도 100병이나 되는 엄청난 양이다. 체외로 내보내는 것은 약 1/100에 지나지 않는다. 남은 것은 신장에서 여과된 후에 다시 체내로 흡수된다.

이것은 평균적인 물의 출입량이지만 운동 등을 하는 경우에는 당연히 더 많은 물이 손실되므로 그만큼 더 보충해 마셔야 하는 것이다.

더운 날 운동을 하면 땀의 양은 가볍게 3~5ℓ가 된다. 이전에는 운동 중에 물을 마시면 피곤하니까 마시지 않는 것이 좋다고 알려지기도 하였지만 지금은 운동의학 측면에서 적절한 수분 보충은 필요하다고 한다. 마라톤 등을 TV에서 보면 준비된 음료수를 마시는 경우를 자주 볼 수 있으며, 테니스 등의 시합에서도 경기중에 음료수를 자주 마신다.

이와 같이 항상 우리들 몸은 수분을 필요로 하고 있다. 그 때에도 좋은 물이라야 좋은 몸을 만들고, 우리들의 몸의 기능을 정상적으로 보전할 수 있게 되는 것이다.

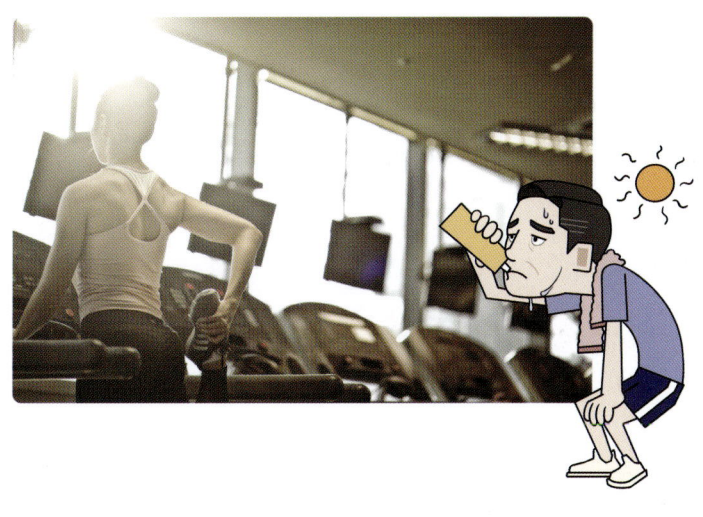

물의 역할

물을 마시면 몸에 어떤 변화가 일어나게 되는가? 일반적으로 잘 알려진 것처럼 땀으로 배출되며 체온 조절 작용을 하는 것 이외에도 물은 여러 가지 작용을 한다.

1. 몸의 신진대사를 촉진시킨다.

물을 마시면 소화기계통이 자극을 받으며 몸의 활동을 촉진시킨다. 혈액 및 림프액의 흐름을 좋게 하고 영양분을 온 몸 구석구석까지 전달해 준다.

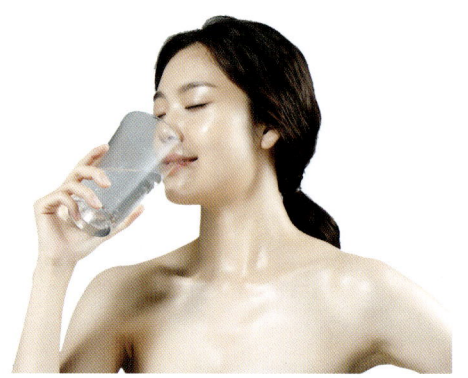

2. 이뇨 작용을 촉진한다.

좋은 물을 충분히 마시면 소변은 체내의 노폐물을 체외로 배출해 준다.

3. 해열 작용을 한다.

땀으로 체온 조절을 하는 것 외에도 물질 대사를 촉진시켜 열을 떨어뜨릴 수 있다. 예를 들면, 찬 물을 마시면 체온을 낮춰주는 것을 알 수 있다.

4. 진정 작용이 있다.

'냉수 마시고 정신 차려라!'라는 말처럼 흥분한 두뇌에 몰린 혈액을 위장으로 끌어내려 기분을 진정시켜 줄 수 있다.

5. 숙면 작용이 있다.

진정 작용으로 몸의 긴장을 풀어서 근육을 이완시켜 주며, 빈속을 어느 정도 채워주기 때문에 쾌적하게 숙면을 취하게 한다.

6. 변비에 효과가 있다.

'변비에는 물이 제일이다.'라고 하는 것은 옛날부터의 정설이다. 사실 그 말대로 물에는 변을 부드럽게 해 배설시켜 주는 효력이 있다.

7. 해독 작용이 있다.

체내의 독소를 묽게 하는 효과가 있다. 나쁜 것을 먹었다고 생각이 들 때는 우선 물을 많이 마시는 것이 좋다.

그 외에 체내의 저항력을 높여주고, 체액을 정화시키는 등 수도 없이 많다. 물의 힘은 성실하고 위대하다.

자활수는 물 중에서도 활성화된 물이다. 따라서 앞에서 서술한 작용은 보통 물보다 훨씬 활발하다. 특히 신진대사를 활발하게 하는 이뇨 촉진 작용은 보통의 물보다 훨씬 뛰어나다고 수많은 데이터들이 나타내고 있다.

물의 힘이 위대하다고 하면, 자활수의 힘은 정말 마법인 것이다.

산성이 되기 쉬운 체질

인간의 몸은, **체액과 혈액의 페하(pHh)가 7.2~7.4인 약 알칼리성**을 갖고 있는 상태에서 가장 건강하다.

일본은 화산 열도로 화산재의 토양으로 되어 있기 때문에 작물에는 알칼리성의 미네랄이 부족하기 때문에 몸이 산성화되기 쉽다.

그래서 일본인들의 선조들은 경험적으로 알칼리성 미네랄이 많이 함유된 해조류나 야채를 많이 섭취하면 건강을 지킬 수 있다는 것을 알게 되었다. 일본에서 옛날부터 전해져 오는 식사방법이 알칼리성이 풍부한 것은 이 때문이다.

그런데, 전후戰後에 일본인들의 식생활은 서구화되면서 크게 변화해 버렸다. 그 결과, 체질을 알칼리성으로 되돌리지 못하게 되어 산성화된 채로 건강을 심하게 해치게 되었다.

등뼈는 확실히 늘어나 키는 커졌지만 오장육부가 결함투성이인 것이 지금 청소년들의 육체인 것이다. 우선, 산성으로 기운다는 것은 무슨 말인지, 그리고 산성식품에는 어떤 것들이 있는지부터 보기로 하자.

대표적인 **산성 식품**에는 다음과 같은 것이 있다.

- **육 류** = 소고기, 닭고기, 돼지고기, 햄
- **난 류** = 알 속의 노른자, 어류의 알
- **곡 류** = 백미, 밀, 우동, 메밀
- **어패류** = 장어, 참치, 대구, 조개, 굴, 패주
- **주 류** = 맥주, 청주

단, 계란 흰자위, 와인은 알칼리성이다.

이에 반하여 알칼리성 식품은 다음과 같다.
- **야채류** = 양배추, 무, 당근, 시금치, 오이
- **해조류** = 미역, 다시마
- **과일류** = 사과, 귤, 포도, 딸기, 바나나, 매실
- **근채소** = 감자, 연근, 양파, 고구마
- **차류** = 녹차, 커피

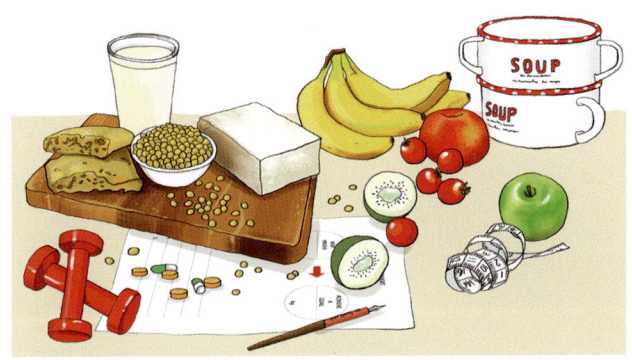

매실은 그 신맛 때문에 산성 식품이라고 오해할 수 있는데 아주 훌륭한 알칼리성이다.

이상으로 산과 알칼리의 식품분류를 보았는데 일본은 옛날부터 알칼리성 미네랄 부족이라는 숙명을 갖고 있다. 유럽의 미네랄이 풍부한 토양을 바탕으로 한 식생활을 무시하고, 그 식생활만을 따라하고 말았다.

그 결과 고혈압, 동맥경화, 당뇨병 등의 생활습관 병이 많이 생기게 된 것이다.

원래, 음식의 밸런스 측면에서 생각해 보면 육류를 먹을 때는 와인을 마신다거나 야채를 많이 섭취함으로써 우선 혈액이 산성으로 기울지 않도록 노력을 해야 한다. 얄궂게도 맛있는 것에 습관이 된 인간의 혀는 산성식품의 강한 맛에 빠져서 알칼리성 식품의 담백한 맛보다 산성 식품의 맛을 즐기게 되었다.

음식의 밸런스를 맞춘다는 의미에서도 **육류 4에 대하여 야채 6**의 비율로, **산성 식품 4대, 알칼리성 식품 6**인 비율을 지켜 나갔으면 좋겠다.

또한 작물에 알칼리성 미네랄이 부족해 있는 것과 마찬가지로 물에도 유럽이나 미국에 비하여 알칼리성 미네랄이 부족하다.

말하자면 **미네랄**이란 알칼리성인 칼슘, 칼륨, 나트륨, 마그네슘과 산성의 인, 황 등의 광물질을 말한다. 그 중에서도 **물에 가장 많이 함유되어 있는 것은 칼슘**이다.

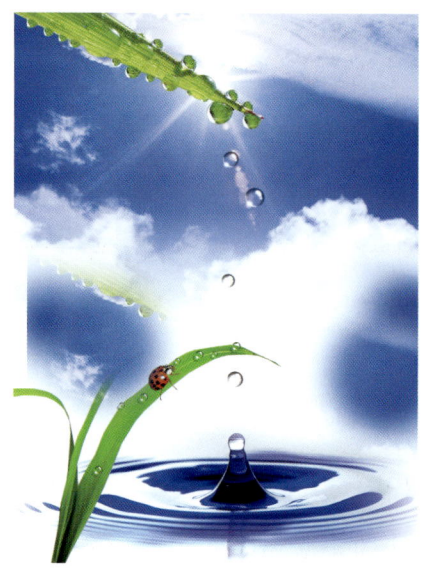

칼슘과 마그네슘은 특히 경도硬度 성분이라고 하여 물에 녹아있는 칼슘이온, **마그네슘 이온의 양이 많은 물이 경수**硬水, 그리고 적은 물이 **연수**軟水인 것이다.

유럽산 물이 맛이 없는 것은 미네랄이 많은 경수이기 때문이다. 일반적으로 설사를 일으키기 때문에 마시는 물로는 적당하지 않다.

일본의 물은 미네랄이 적은 연수이다. 이 물에서는 비누 거품이 잘 일어나며, 콩을 삶아 두부를 만들어도 경수를 사용한 물에서와 같이 딱딱해지지 않는다.

이와 같이 물도 음식도 미네랄 부족에 빠질 수밖에 없는 일본인은 음식으로는 알칼리성인 야채 식품을 충분히 섭취해야 하며, 또 하나는 자활수와 같은 물을 마시는 것이 중요해진 것이다.

그 이유는 **자활수는 체내의 칼슘 이온을 증가시켜, 산성의 체액, 혈액을 약알칼리성으로 이끌어 주는 작용**이 있기 때문이다.

어린이들에게는 양질의 물이 필요

어린이는 몸집이 작음에도 불구하고 많은 수분을 필요로 한다. 성인에게 필요한 수분량은 체중 1kg당 환산하면 약 0.04ℓ라고 알려져 있다. 유아기의 **갓난아기는 체중 1kg당 약 0.15ℓ, 유아기에는 약 0.1ℓ, 소년기에는 약 0.08ℓ**이다.

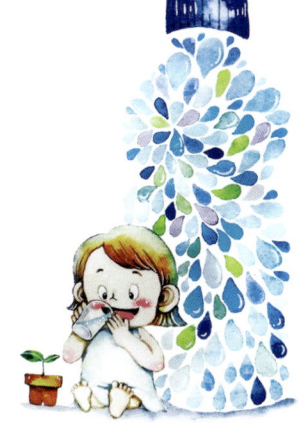

다시 말해 생후 4개월이 되는 갓난아기를 예로 들면, 체중은 태어났을 때의 약 3kg보다 거의 2배인 6kg정도가 되는데 작은 몸집을 하고 있지만 0.15×6=0.9 즉 0.9ℓ의 수분이 필요하며, 이것은 성인의 약 1/2에 해당되는 양이다.

소년기에는 체중 30kg인 어린이가 0.08×30=2.4ℓ로서 거의 성인과 동등한 수분을 필요로 하고 있다. 그런 한편, 음식 섭취량이 성인보다 적은 것을 감안하면 보다 많은 물을 마셔야 되는 것이다.

성장기에는 신진대사가 활발하여 다량의 물을 소비하기 때문이며, 많이 움직이기 때문에 운동에너지가 활발하게 쓰인다. 그와 동반하여 땀을 흘리는 발한發汗 작용도 성인보다 활발하기 때문이다. 더욱이 체중에 비하여 몸의 표면적이 크기 때문에 수분을 잃게 되기 쉬운 점도 있다.

성인의 감각으로 '우리 아이는 물을 너무 마시는 것 아냐?' 하며, 걱정할 수도 있지만 몸이 필요로 하는 것이니 이런 걱정은 하지 않아도 된다.

그 보다는 청량 음료수나 스포츠 드링크를 가급적 마시지 않게 신경을 쓰는 것이 더 중요하다. 어린이들에게 진정한 살아 있는 물을 마시게 해야 하기 때문이다.

자주, 젊은 엄마들이 육아 상담에서 "끓이지 않고 생수를 어린아이에게 주어도 괜찮습니까?"하는 질문을 하는데 오히려 끓이는 것보다 생수를 주는 것이 좋다.

물론, 어린 아이가 좋아하는 것도 아닌데 무리하게 마시게 할 필요도 없지만 땀을 많이 흘린 후나 목이 말라 할 때에는 마음껏 물을 마시게 해도 된다. 자활수처럼 활성화된 물이라면 더욱 건강에 좋다.

물은 미인을 만든다

미인의 조건 넘버원은 누가 뭐라고 해도 탄력 있는 싱싱한 피부일 것이다. 태어난 후에 얼마 되지 않은 아기 피부처럼 곱고 언제까지라도 탄력을 유지하고 싶은 것은 누구라도 마찬가지이지만 유감스럽게도 나이를 들어감에 따라 몸에서 수분이 빠져나가며 피부는 거칠어지게 된다.

피부에 대해서는 **여성이 남성보다 수분을 잃는** 것이 빨라서 **남성의 약 2배**나 된다. 40세 및 50세 정도의 남성과 여성을 비교해 보면 그 차이는 더욱 분명해진다.

여성은 화장을 하고 있기 때문에 얼핏 보면 광택이 나는 것처럼 보이지만 맨 피부는 다른 경우가 많다. 메이크업용 화장품의 사용은 피부의 수분을 빼앗기 때문에 결국 더 피부가 건조해지는 결과를 불러온다.

그래서 더욱더 맨 얼굴로는 살 수 없게 만든다. 보다 더 높은 효과가 있는 화장품을 사용하여야만 하는 악순환에 빠지게 만드는 것이다.

살결은 피부막 위에 금이 나있어 모공에서 분비하는 피지와 수분이 자연스럽게 혼합되면서 자연 크림이 되어 살결을 보호해 주고 있다. 그러므로 함부로 화장품을 사용하게 되면 외부로부터의 기름 성분과 수분의 보급에 길들여지면서 피부가 게으름뱅이가 되어 피지와 수분을 충분히 분비하지 않게 되어버리는 것이다.

화장품을 쓰지 말고 외부의 힘을 빌리지 말고 내측으로부터의 싱싱한 피부를 만드는 것이야 말로 진정한 미인이라고 말 할 수 있다. 그러기 위해서는 농약을 사용하지 않은 **야채, 과일 등** 수분이 많은 **자연식을 섭취**하는 것도 필요하지만 더 중요한 것은 살아 있는 물을 마시는 것이다.

살아 있는 물을 마시고 있는 사람은 체내의 **신진대사가 활발**하며, 혈액이 졸졸 흐르게 되어 **생생한 피부**를 갖게 될 수 있다.

전 세계에서 1등 미녀라고 알려진 아메리카의 여배우 브룩 실즈는 그녀의 저서에서 "**아름다움을 갖는 비결은 물을 많이 마시는 것이다**"라고 서술하고 있다.

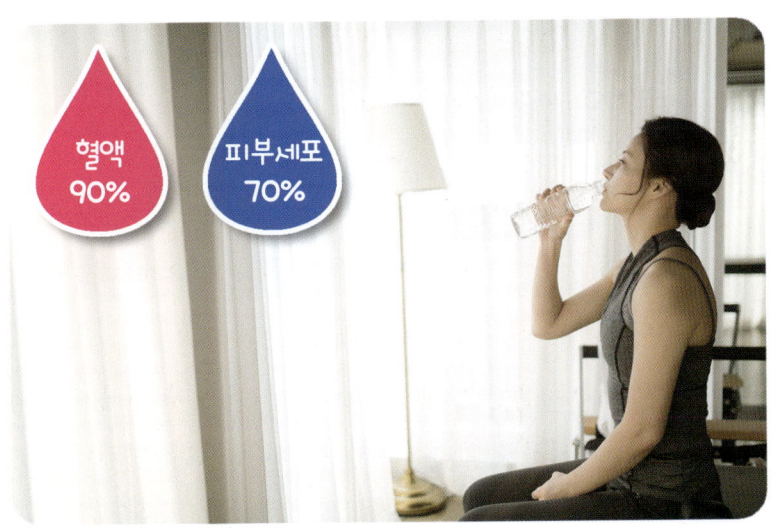

이 물은 어디까지나 생수이어야 한다. 결코 가열했던 물이 아니다. 산소가 많이 함유한 물이 아니면 의미가 없다. 그런 의미에서 활성화된 자활수를 마시는 것이 보통 물을 마시는 것보다 더 아름다운 미인을 만들어 주는 것은 말할 필요조차 없는 것이다.

또한, 하나의 유행인지 모르지만 담배를 피우는 여성이 증가하고 있다. 여성의 경우 특히 여러 가지 문제를 불러올 수 있다.

예를 들면, 피부가 거칠어지고 불면증을 일으킨다. 그리고 임신한 경우에는 태아에게 커다란 악영향을 준다. 임신부가 흡연을 하는 경우 태아는 태내에서 목이 메어 기침을 한다고 한다. 그 결과 유산, 미숙아, 경우에 따라서는 기형아를 출산하게 될 수도 있다.

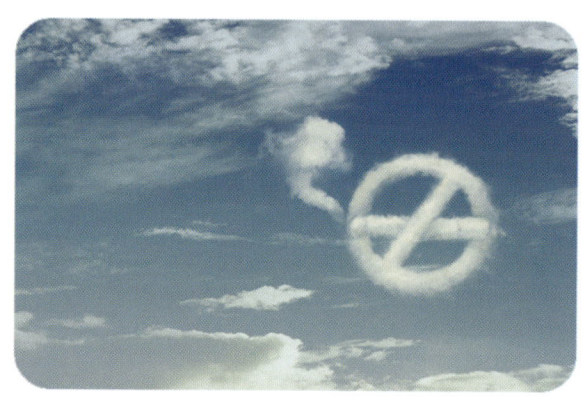

"지금까지 담배를 피워왔는데 이제 와서 끊는다고 해도 마찬가지 아닌가요?"라고 하는 여성은 크게 잘못된 생각을 하고 있는 것이다. 담배 연기 속에 함유된 니코틴은 물에 쉽게 녹는다. 물 파이프 등은 이런 성질을 응용해서 미리 체내로 들어가는 니코틴의 양을 제한하고자 하는 물건인 것이다.

체내에 들어온 **니코틴도 물을 충분히 마시면** 녹아서 함께 **체외로 배출**된다.

옛날부터 담배를 끊는 방법의 하나로 '**대량의 물을 마시는 법**'이 있다. 물로 체내의 작용을 활성화하는 동시에 니코틴 중독에 빠져 있는 몸속을 물로 대청소를 하여 니코틴을 세류洗流 해 버리는 효과가 있는데 성공률이 대단히 높다.

본격적으로 체내의 니코틴을 전부 배출하고 싶은 사람은 '**수단식**水斷食'이 제일 좋다. 수단식으로 체내에 축적된 숙변과 동시에 니코틴을 배출하여 완전히 육체 내부를 정화시키는 것이다. 이것은 어느 일정한 시간을 정해서 일정량의 물을 마시는 방법으로 [건강 도장]에서는 연간 수백 명이 참가해 이 육체 정화를 목적으로 단식 체재를 하면서 효과를 올리고 있다.

잠깐 여담이지만 담배를 피울 때 필터 부분을 자활수에 담갔다가 피면 담배 맛이 순해지는 것을 알게 된다.

담배의 해로움에 대하여 여기저기서 말들을 하는 탓일까?

최근에는 순한 것을 즐기는 사람이 늘어나고 있다. 그렇다면 이참에 금연을 해 버리면 좋겠지만 어지간해서는 생각대로 되지 않는 자기 자신을 자책하며, 순한 담배로나마 자신을 달래고 있는 것 같다.

그래서 아무리 해도 담배를 끊을 수 없는 사람은 이 자활수 파이프로 맛을 순하게 하는 것도 좋을 것이다.

2. 공포스러운 물의 경고

청량 음료수가 몸을 망친다.

　바다에서 조난을 당하여 구명보트로 표류하고 있는 사람은 절대로 해수를 마시면 안된다. 물에 빠져 있는데도 불구하고 하늘에서 내리는 빗물을 모아 마셔야 한다.

　이는 해수와 같이 나트륨(염분) 및 마그네슘이 대량 함유된 물을 마시면 체내의 수분이 급격하게 변하며, 쇼크사를 일으키기 때문이다.

　바닷물 정도는 아니지만 몸에 나쁜 영향을 끼치는 것으로 착색 음료, 콜라 등의 청량음료가 있다. 말하자면 산소가 없는 죽은 물인 것이다.

　더욱이, 청량 음료수는 당분이 많아 갈증을 유발시키는데 마시면 일시적으로는 갈증이 해소되는 듯하지만, 당분의 단맛 때문에 잠시 후에는 갈증을 더 일으킨다. 그래서 또 마시게 되고 또… 이렇게 반복하여 마시지 않으면 안되게 만든다.

　당분은 피로를 회복시켜 주는 작용이 있어 격한 운동 등을 했을 때 섭취하면 좋지만 보통 생활 속에서 과잉으로 섭취하면 여러 가지 장애를 일으킨다. 한편, 여기에서 말하는 당분이란, 백설탕, 그래뉼러당, 전당, 합성감미료, 사카린 등을 말한다(천연 흑설탕, 삼온당, 과당, 유당 이외의 것).

　우선, **당분을 과잉으로 섭취하면 몸속의 칼슘이 빼앗기는 결과**를 초래한다.

　칼슘은 체내의 미네랄 중에서 제일 많은데 **체중의 약 28%**나 된다. 이 중에서 99%는 뼈나 치아 등의 주성분을 구성하고 있고 나머지 1%가 혈액과 림프액 속에 포함되어 있다. 겨우 1%냐고 생각할 수도 있지만 이 칼슘이 몸에서는 대단히 중요한 작용을 하고 있는 것이다.

즉, 혈액을 약알칼리성으로 유지하게 하거나 외부로부터 침입한 병원균의 번식을 억누르고 세포에 영양을 보급하거나 **혈액을 응고시키는 작용** 등을 하고 있다. 혈액이나 림프액 속에 칼슘이 부족하게 되면 뼈나 치아 속의 칼슘을 빼내어 혈액 속으로 보급하게 되기 때문에 골다공증은 물론, 충치나 골절의 원인으로 연결되는 것이다.

또, 청량 음료수 속에는 상당히 많은 양의 인이 함유되어 있다. 인과 칼슘은 서로 잘 결합하는데 인은 체내의 칼슘과 계속 결합한 후에 배설되어 버린다. **인**은 부지불식간에 계속 칼슘을 빼앗아 결국 **골다공증을 유발**하게 된다.

인은 청량 음료수뿐만 아니라 인스턴트 식품에도 많은 양이 포함되어 있다.

인스턴트 식품을 자주 먹으면 역시 칼슘이 부족하게 되고 만다. 칼슘이 점점 몸속에서 빠져나가 부족하게 되면 어떻게 되는 것일까? 예를 들면, 넘어져 상처가 나면 지혈이 잘 안 되거나 뼈와 치아가 약해진다.

그런 배경도 있어 최근에는 어린이들도 쉽게 골절된다. 풀장에서 수영을 하다가 턴하기 위하여 풀장의 벽을 발로 찬 순간 골절이 되었다는 믿기 어려운 사례도 있다.

치아도 약해진 탓에 치과 의사에게 들으니 어린이 치아를 연마하거나 갈아낼 때 쉽게 갈려 즐거워졌다고 한다. 오히려 어른들 치아가 더

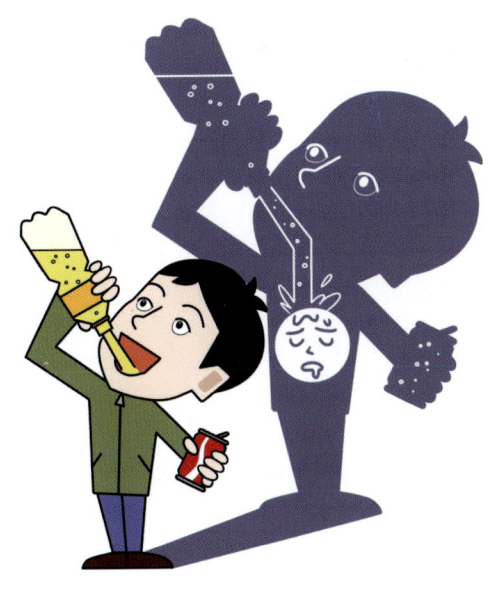

단단해 갈아내는데 힘이 든다고 한다.

더욱이 당분이 많이 든 **청량 음료수를 많이 마시면 몸이 파괴**되는 것뿐만 아니라 **정신적으로도 점점 이상**이 나타난다.

어느 중학교에서 작년 여름 방학과 겨울방학 때 청량 음료수 음용실태를 조사했다. 여름방학 때 조사한 바에 의하면 매일 청량 음료수를 마신 남학생은 52%, 여학생은 45%나 되었는데 그 중에서도 매일 1ℓ 이상 마신 남학생의 경우 15%나 되었다고 한다.

또, 겨울방학 때 조사한 경우 남학생은 30%, 여학생은 22%가 매일 마셨다고 응답했다. 1ℓ 이상 마시지 않으면 안되었다는 학생도 있었다.

청량 음료수 1ℓ 속에는 약 100g의 당분이 들어있기 때문에 당분의 과잉섭취를 짐작할 수 있다.

당연히 식욕은 떨어지게 되고 식사도 제대로 할 수 없게 된다. 더욱이, 당질대사에 필요한 비타민 B1 부족을 초래하여 정신적으로 안절부절 하게 만들거나 각기병의 원흉이 되는 것이다.

이 조사를 실시하게 된 배경은 양호실로, 복통을 호소하거나 몸이 나른하고 조바심 등을 호소하는 학생들이 너무 많았기 때문이다. 조사한 결과 학생들이 청량 음료수를 너무 많이 마셨다는 공통점이 드러났다고 한다.

각 지방에서 교내 폭력 및 괴롭힘과 따돌림 등의 문제가 심각화 되어 있다는 것도 이 칼슘부족, 청량 음료수를 많이 마신 것이 주원인이라고 지적한 바 있다.

청량 음료수는 얼핏 보아도 선명한 색과 맛있을 것 같은 겉모습으로 어린이들을 유인하고 있지만 몸속을 망가뜨리고 있다는 점에 대하여 빨리 어른들이 알려주어야만 한다.

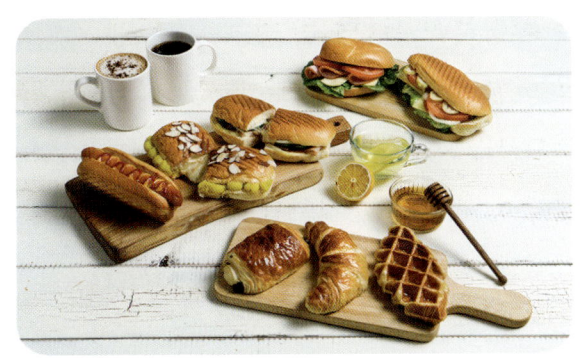

    지금, 우리나라는 평균수명이 매년 늘어나면서 고령사회가 되었다. 그러나 먼 미래에는 고령사회가 절대로 오지 않을 것이다.

    왜냐하면, 지금의 노인들은 어린 시절 청량 음료수 등은 마시지 않았기 때문이다. 아니 마시고 싶어도 없었던 것이다. 그렇기 때문에 뼈나 치아가 튼튼하다. 몸의 기초가 단단하게 만들어져 있다.

    그에 반하여 지금의 어린이들이 성인이 되어 노년기에 들어가면 도대체 어찌 될 것인가? 몸을 만들어두지 않으면 안 되는 중요한 성장기에 뼈는 허약하고 치아는 흔들흔들, 눈은 극도의 근시. 이런 지경에 처해 있는 어린이들이 오래 살 턱이 없다. 끊임없이 안절부절못한 정신 상태로 안정이 결여되고 있는 지금의 아이들에게는 지금과 같은 미래는 없다고 해도 과언이 아닐 것이다.

    어머니는 아이의 습관이나 교육을 말하기 이전에 우선 유해 식품과 청량 음료수를 엄격히 체크할 필요가 있다. 마시고 싶어 할 때는 자활수를 마시고 싶은 만큼 양껏 마시게 하는 것이 좋다. 습관이 되면 어린이들도 쓸데없이 청량 음료수를 손대지는 않게 될 것이다.

    자활수를 계속 마시게 하면, 몸이 정상화되어 되돌아오는 것을 어린이 자신도 알게 될 것이다.

미네랄 첨가 워터는 죽은 물

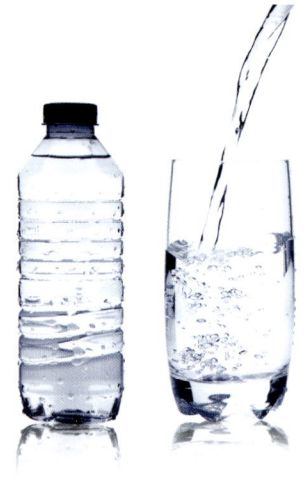

레스토랑 등에 술 한잔하러 가보면 위스키에 타는 물로 미네랄워터가 나온다. 미네랄을 첨가한 워터는 문자 그대로는 미네랄이 많이 포함된 물이지만 그대로 마셔보면 맛은 별로다.

원래 외국은 수도의 질이 대단히 나쁘기 때문에 마시는 물을 미네랄워터에 의존할 수밖에 없다. 예전에 올림픽 수영선수였던 키하라 木原光知씨는 현역 시절에 멕시코에서 열린 국제대회에 참가했을 때 1주일 전에 현지에 도착해 있던 아프리카 선수단 전원이 설사를 하고 얼굴빛이 푸르게 변해있는 것을 보고 절실히 "물"에 두려움을 느꼈다고 한다.

우리나라는 그다지 이와 같은 일은 일어나지 않지만 외국에서는 흔히 있는 일이다.

원래, 생수는 천연에서 좋을 물을 그대로 사용 용기에 담은 것을 말하지만 현재 시판되고 있는 것은 미네랄워터 대부분은 인공적으로 가공하고 있다.

일본의 어느 미네랄워터 메이커는 전국 9곳에서 유명하다는 물을 사용하고 있다. 예를 들면, 홋카이도의 시코츠코支笏湖 호수의 물, 교토 야마자키山崎의 물 등이다. 그리고 취수된 물은 다음과 같은 순서에 의하여 미네랄워터로 시판이 되는 것이다.

① 물을 취수한다.
② 활성탄을 사용하여 이물질과 냄새를 제거한다.
③ 세라믹(도기) 필터에 의하여 먼지 등을 제거한다.
④ 5초 동안 비등(끓여서) 살균한다.
⑤ 미네랄 성분을 첨가한다.

이 메이커에서는 1970년부터 미네랄워터를 발매하고 있다. 지금처럼 물맛에 대하여 운운하지 않았던 때부터이다.

그것은 바로 재해시의 긴급용 음료수로 팔기 시작했기 때문이다.

병이나 캔에 넣은 물은 2~3년은 보존할 수 있고 유사시에 도움이 된다.

그러나 여기에서 문제가 되는 것은 살균을 위해 펄펄 끓이고 있다는 점에 있다.

몸에 있어서 좋은 물이란 살아있는 물, 다시 말하면 가열하지 않는 물을 말하는 것에 대해 미네랄워터는 한번 끓인 죽은 물이라는 것이다.

덧붙이자면 수돗물은 어떠할까?(수돗물의 수질 기준에 대해서는 표 참조)

① 수원지에서 모래나 쓰레기를 제거
② 침전지에서 고형물을 침전시켜서 제거, 필요하면 유산알루미늄 등의 응집 침전제를 첨가하여 작은 입자나 부유물, 세균 등을 제거
③ 모래 여과층이 있는 여과 침전지에서 가벼운 부유물이나 세균을 제거
④ 염소를 투입하여 소독, 세균(병원균)을 살균

[수질 기준에 관한 규정]

검사항목	기준치	검사항목	기준치
초산성 질소 및 아초산성 질소	10mg/liter이하	6가 크롬	0.05mg/liter이하
		카드뮴	0.01mg/liter이하
염소 이온	200mg/liter이하	비소	0.05mg/liter이하
유기물 등 (과망간산 칼륨 소비량)	10mg/liter이하	불소	0.8mg/liter이하
		칼슘 마그네슘 등 (경도)	300mg/liter이하
일반세균	100마리/㎖이하		
대장균 군	검출되지 않는다	증발 잔류물	500mg/liter이하
시안 이온		페놀 류	0.005mg/liter이하
수은		음 이온계면 활성제	0.5mg/liter이하
유기 인			
동(구리)	1.0mg/liter이하	pH 값	5.8~8.6
철	0.3mg/liter이하	냄새	이상없음
망간	0.3mg/liter이하	맛	
아연	1.0mg/liter이하	색 도	5도 이하
납	0.1mg/liter이하	탁 도	2도 이하

※ 자료: 일본 후생성

즉, 가열처리는 어디에서도 시행하지 않는다.

시판중인 미네랄워터 중에는 천연수를 사용하지 않고 수돗물을 단지 끓여서 병에 넣는 것도 있다. 혹은 조금 미네랄 성분을 첨가하는 것 등 조잡한 것도 있으니 세심한 주의를 기울여야 한다. 이에 대하여, 사이타마현의 오오미야 소비생활센터가 5종류의 미네랄워터를 조사한 적이 있었다. 1984년 1월 23일자 아사히신문에 의하면 그 결과가 관심을 갖고 본 미네랄 성분은 수돗물과 동일하였고 맛도 수돗물을 끓였다 식힌 것과 같았다.

그러므로 가열한 미네랄워터는 마셔도 물배만 찰 뿐 '**살아있는 물**(활성수)'하고는 커다란 차이가 있다는 것을 인식하기 바란다.

스포츠 음료가 건강에 좋은가?

스포츠 붐을 타고 스포츠 음료와 건강 음료의 매출이 늘어나고 있다.

청량 음료수에 반하여 스포츠 드링크는 몸에 정말 좋은가?

결론부터 말하자면, 청량 음료수와 스포츠 드링크는 큰 차이가 없다.

스포츠 드링크가 인기를 끌고 있는 비밀은 체액과 같은 삼투압으로 흡수되기 쉽게 만들었다는 점에 있다.

보통 **물을 마시면** 흡수되어 **혈액까지 도달하는데 약 30분** 정도가 걸린다. 그러나 스포츠 드링크는 체액과 같은 삼투압이기 때문에 그의 약 1/10인 3분 정도에 혈액으로 스며든다.

그리고 땀으로 소실된 염분을 보충하기 위하여 염화나트륨(소금)이 첨가되어 있는데 개중에는 비타민C를 더 첨가한 것도 있다.

이렇게 얼핏 보면 좋아 보이지만 문제는 그 내용물 속에 있다.

스포츠 드링크를 조사해 보면 시판되고 있는 대부분이 **청량 음료수와 같은 정도의 당분을 함유**하고 있는 것이다.

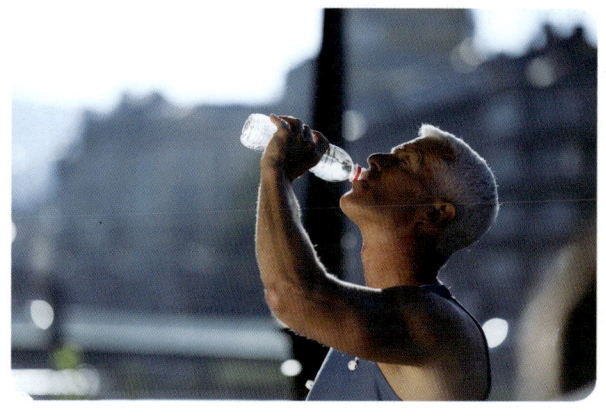

더욱이 염화나트륨 양도 1개당 0.3g이지만 습관적으로 많이 마시게 되면서 염분을 과잉 섭취하게 될 우려도 있다.

무엇보다도 건강에 좋을 것이라는 생각으로 벌컥벌컥 마시는 것은 청량 음료수와 마찬가지로 위험이 많다는 것을 말하지 않을 수 없다.

인기가 높은 이와 같은 음료수가 하나의 유행이 되면서 자칫 목이 마를 때 보통수를 마시는 것이 마치 대단히 시대에 뒤지는 것 같은 착각에 빠지기도 한다.

자동판매기가 전국 어디에나 설치되어 있어 아무리 외진 곳이라도 손쉽게 이런 청량 음료수들을 마실 수 있다. 오히려 제대로 된 마실 물을 찾는 것이 어려울 지경이다.

산책을 할 때 풀숲 주위를 지나다 보면 빈 깡통이나 빈병이 버려져 뒹굴고 있는 것을 흔히 볼 수 있다. 빈 깡통이나 빈병의 공해도 다른 면에서 심각한 문제를 갖고 있지만 그 정도로 많이 마시고 있다는 반증이다.

그러나 인간의 몸에 필요한 것은 진정한 물이다. 당분이나 염분을 인위적으로 가미한 물이 아니다.

인간의 미각은 자극이 강한 것과 맛이 짙은 것을 좋아하는 경향이 있다. 그래서 자꾸 입에 대다 보면 그것이 습관화되면서 미각이 둔해져 점점 더 자극적인 것을 찾게 된다. 당분이 많은 음료수를 마시고 있는 사람은 더 많은 당분이 들어있는 것을 찾게 되면서 당분이 적게 들어가 있는 것은 맛없다고 느끼게 되는 것이다.

항상 청량 음료수나 스포츠 드링크를 마시고 있는 사람은 물을 마시면 왠지 모르게 싱겁게 느껴진다. 이것은 몸이 당분의 단맛에 익숙해져 버렸기 때문이며 미각을 잃게 된 것이다.

미각이 죽어가기 시작했다

같은 요리를 자주 먹으면 그 맛에 익숙해져 싫증이 난다. 그리고 좀 더 강한 맛을 찾기 시작한다.

어느 유명한 햄버거 메이커 사장의 말에 의하면 2년 전의 햄버거 소스 맛과 작년의 소스 맛이 다르고 또 작년과 올해의 맛도 달리하고 있다고 한다. 작년과 같은 맛이라면 손님은 맛이 없어졌다고 생각하기 때문이다.

그래서 매년 조금씩 맛을 진하게 하고 있다고 한다. 햄버거 맛을 점점 강하게 자극이 강하게 하지 않으면 매상이 늘어나지 않는다고 한다.

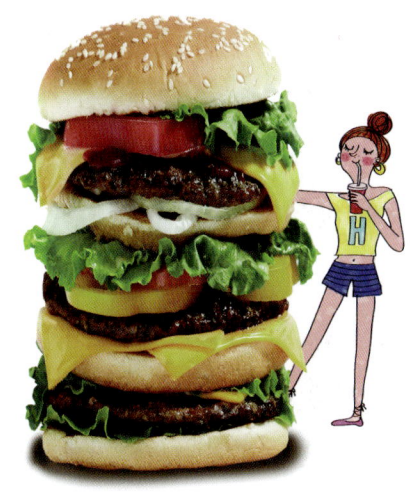

이것은 단지 햄버거만의 일이 아니다. 맛이 없어지면 손님이 떨어지고, 결국에는 도산까지 몰린 규돈(소고기 덮밥) 체인점도 원인은 소스를 바꾸었기 때문이다.

소스를 분말로 바꾸었더니 맛이 연해진 것이다. 현재의 상태를 유지하더라도 손님들이 맛이 예전만 못하다고 느낄 텐데 거꾸로 맛을 싱겁게 하는 것이야말로 외면 받지 않을 리 없다. 아무리 원래의 맛으로 되돌리더라도 한번 떠난 손님이 되돌아 올 리 없다.

식품 메이커에서는 후발주자인 경우 반드시 앞서 발매하던 것보다 맛을 강하게 하여 팔기 시작한다는 철칙이 있다. 앞서 팔기 시작한 맛에 익숙해진 고객은 조금 강한 맛을 요구하게 되고 그것을 만족시키는 맛을 팔기 시작하면 손님들이 맛있다고 느끼게 되어 매상으로 이어지기 때문이다.

이런 현상은 **현대인의 미각 마비**를 단적으로 나타내고 있다.

콜라 회사가 종래의 것보다도 맛을 싱겁게 가볍게 한다고 발표하면서 맛의 전환을 노렸을 때 손님으로부터 클레임이 이어졌다. 결국에는 원래의 맛을 가진 콜라를 부활시키지 않을 수 없게 된 이야기는 새삼스럽지도 않다.

이런 이야기는 얼마든지 있다. 우리 주변에서는 맛이 점차로 강해진다. 어느새 자극이 강한 것만을 먹으려고 하기 때문이다.

그 결과 신체적으로나 정신적으로도 **밸런스가 깨지고 늘 짜증이 나며**, 항상 **욕구불만인 정신 구조**를 띄게 한다.

교통사고를 일으킨 사람들만이 유치되는 교통형무소에서 조사를 해보니 대부분의 사람이 카레라이스를 선택하였고 청량 음료수를 시켜 벌컥벌컥 마셨다는 보고도 있다.

정신적으로 혼란스러운 상태에서 핸들을 잡으면 사고를 일으키지 않는 것이 이상한 것이다.

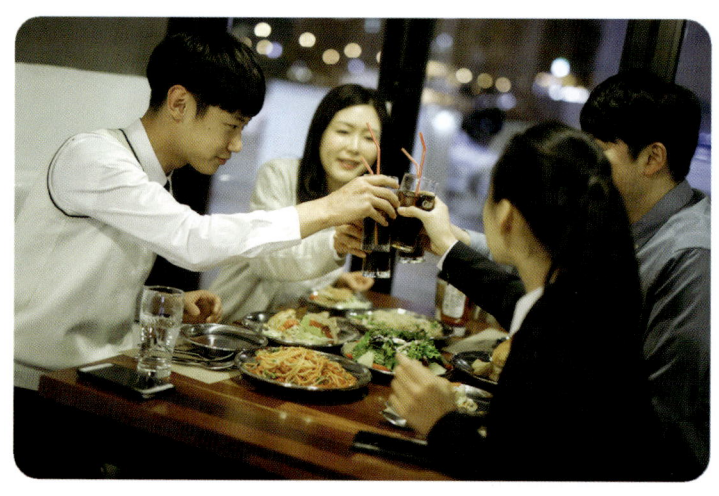

음료수, 음식물의 오염이나 합성감미료에 의하여 [죽은 물] [죽은 음식]은 섭취해야 그저 내장의 공복감을 채워 줄 뿐 진정한 [물] [음식물]을 섭취하고 있다고는 말할 수 없다.

이런 현상을 깨닫고 있는 사람이 적다는 것은 실로 우려할 만한 일이다.

식사나 음료수는 일상적인 만큼 간단히 간과되고 만다. 누구도 음식물의 탓이라고는 생각하지 않는다.

다쳐서 그 후의 몸 컨디션이 나빠지면 '아!' 그 부상의 후유증 때문인가 하고 생각하지만 아프지도 가렵지도 않은 음식물이 원인이라고는 도저히 생각하지 못한다. 그러나 매일 조금씩 쌓인 축적이 우리들의 마음과 몸을 고장나게 하고 있는 것이다.

우리의 미각을 정상화시키고, 몸을 원래의 상태로 되돌리기 위해서는 좋은 물, 살아 있는 물을 마셔야 한다. 그리고 음식물에 유의해야 한다. 이해는 하면서도 하나하나 신경을 써가며 먹기는 쉬운 일이 아니다.

그러면 우선 물만이라도 좋은 물을 마셔 몸의 안쪽부터 생기가 도는 건강체를 만들고 사소한 트러블을 만회하는 힘을 갖도록 하는 것이 가장 좋은 방법은 아닐까?

식품의 오염 공해 속에서 그렇지 않아도 산성으로 기울어지기 쉬운 우리들은 청량 음료수, 합성착색 드링크로 건강이 깨지고 미각 음치가 되면서 산성화로 박차를 가하고 있다. [미각 이상]을 일으킨 혀는 점점 자극이 강한 진한 것을 찾게 될 것이다.

그것을 방지하는 유효한 수단은 진정한 살아 있는 물이다. 바로 미각을 건강한 인간이 본래 갖고 있던 [정상 미각]으로 되돌리는 것이다.

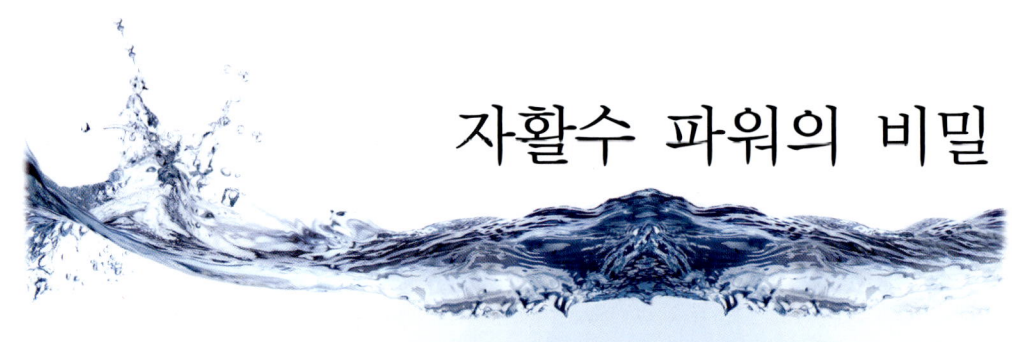

자활수 파워의 비밀

1. 현대인은 자기 결핍증

자기(磁氣)와 인간

우리들의 몸에 산소가 함유된 살아 있는 물이 얼마나 중요한 의미를 갖고 있는지는 충분히 알고 있을 것이라고 생각한다.

앞 장에서 자활수가 현대인의 반 건강체(미병 상태)에 도움을 줄 수 있다고 서술하였다. 지금 우리들에게 필요한 것은 산소가 녹아 있는 살아있는 물을 자력선으로 처리한 자기 활성수 즉, [**자활수**]인 것이다. 단순한 물이 아니다.

그러면 왜 자활수일까?

그것은 현대인이 [**자기 결핍증**] 즉, 몸으로 받는 지자기가 부족한 상태에 빠져 있을 뿐만 아니라 오히려 인공적인 나쁜 자기를 계속해서 쐬고 있기 때문이다.

우선 먼저 [자기 결핍증] 이야기부터 시작해 보자.

이 과학 만능의 시대에 왜 현대인은 [자기 결핍증]에 빠져버리는 것일까?

이것을 증명하기 위해서는 우선 자기와 인간의 관계부터 설명하지 않으면 안된다.

우리들이 살고 있는 지구는 하나의 커다란 자석이다. 나침반이 항상 남북 방향을 가리키고 있는 것도 이 지구의 자력선 때문이다. 이와 같은 지구의 자기장을 [환경 자장]이라고 부르며, 측정 단위는 **가우스(G)**인데 단위면적당 자속(자력선의 총량)의 밀도를 나타내는 단위이다. 우리나라는 거의 0.5가우스의 자장을 유지하고 있다. 따라서 그 속에서 생활을 하는 우리들은 늘 0.5가우스의 자력선을 쐬고 있는 것이다.

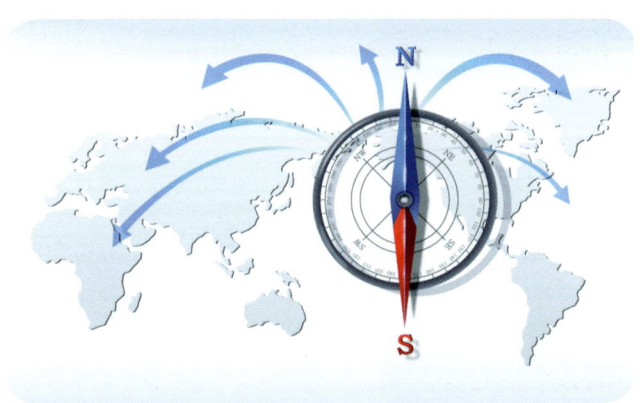

한편, 이와는 별도로 인간의 몸도 자기를 띠고 있다. 설마하고 생각하는 사람이 있을지도 모르기에 조금 더 자세히 설명해 보자.

인간의 몸에는 전기를 일으키는 힘 = 기전력이 있는데 전압을 갖는 [동물 전기]가 흐르고 있다.

이런 사실을 최초로 발견한 사람은 18세기 이탈리아의 의학자 갈바니Galvani 이다. 그는 개구리를 해부하다가 죽은 개구리의 다리가 경련을 일으키는 것을 보았다. 원인이 무엇일까 이런저런 생각을 하다가 어쩌면 개구리 다리에 전류가 흐르고 있을지도 모르겠다는 생각이 떠올랐다. 몇 번의 실험을 거듭한 결과 근육이 전기 쇼크에 의하여 움직인다는 사실을 확인하였다.

근육이 움직이는 것은 뇌의 명령을 신경이 전달하기 때문이다. 그러면 뇌에서 전해지는 명령의 실체가 전기는 아닐까?

이렇게 그는 생체에 흐르는 **[신경 전류]**를 발견하게 되었다.

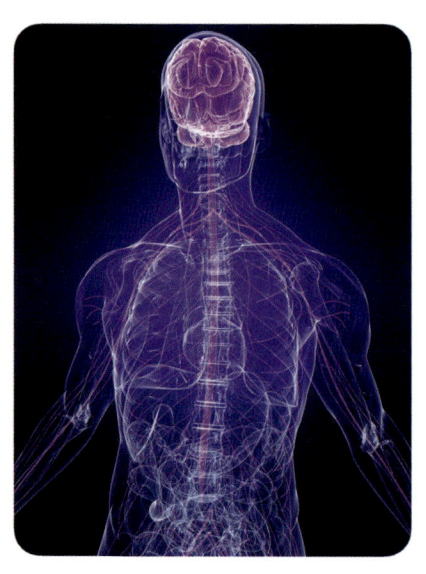

사실, 어떻게 인간의 몸에 기전력이 생기는지에 대하여 현재 과학자 중에서도 여러 설이 있으나 확실히 규명되지는 않았다. 하지만 갈바니가 생체 전류를 발견함에 따라 인간의 몸에는 틀림없이 전기가 흐르고 있다는 것은 증명되었다.

건강진단을 할 때 실제로 보는 심전도나 뇌파의 그래프는 이 전기를 과학적으로 취해서 눈으로 볼 수 있게 나타낸 것이다. 인체에서 전기가 일어나 흐르고 있다는 사실은 분명히 이해하기 쉬울 것이다.

그리고 전기가 발생하면 반드시 그곳에는 자력선 즉, 자기가 발생한다. 전기와 자기는 한 덩어리로 분리하여 생각할 수 없는 것이다.

코일에 전기를 흘리면 전자석이 되는 것은 학교 과학시간에 실험을 보았을 것이다. 그리고 전자석이라는 것도 이 원리를 응용한 것이기에 간단히 납득할 수 있을 것이다.

즉, 전기가 흐르고 있는 인간의 몸은 동시에 자기도 띠게 되는 것이다. 그리고 이 몸의 **[자장]**은 육안으로는 보이지 않는 주파수를 발하고 있다. 그 인간의 **[건강 상태] [정신 상태]**에 따라서 주파수도 변하고 그 세기도 변한다.

미국이나 러시아 같은 곳에서는 심전도心電圖가 아닌 심자도心磁圖도 있다. 심장에서 일억 분의 1가우스라는 약한 자기를 검출하기 위해서는 지구의 자기장이 방해가 되므로 지자기를 차단하기 위하여 그 장치가 상당히 크게 되어 있다.

이렇게 자기를 띠고 있는 몸의 자장을 앞에서 말한 지구의 **[환경 자장]**에 반하여 **[생체 자장]**이라고 부른다. 이 두 자장이 서로 균형을 이루고 있으면 비로소 인간의 몸은 건강을 유지할 수 있게 되는 것이다.

자기 결핍증은 문명병!?

유니온자화요법연구회 이사인 바바 노부카츠馬場信勝씨의 이야기를 들어 보면 우리들의 몸에 흐르는 전류를 측정해 보면 어린이는 약 55mV, 어른이 되면 약 30mV, 노인이 되면 약 25mV가 된다고 한다. 나이가 들어감에 따라 전압이 차차 낮아져 당연히 몸의 자기도 약해진다.

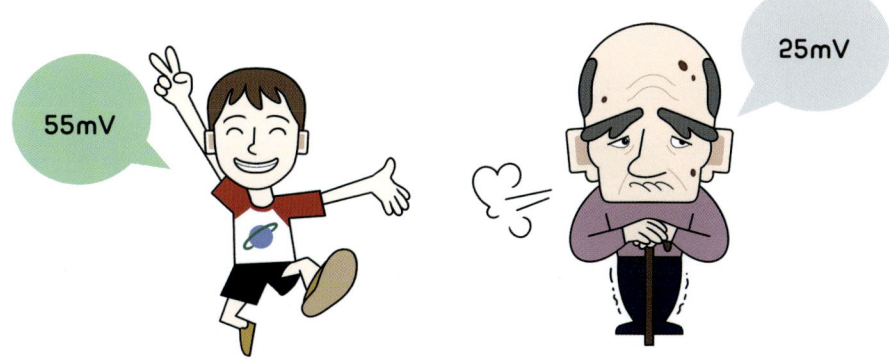

이렇게 되면 뇌로부터의 명령이 잘 전달되지 않아 몸의 각 부분의 컨트롤이 흐트러지게 된다. 그 결과 각종 호르몬의 분비가 나빠지고 자연 치유력이 떨어지는 등의 현상을 겪게 되며, 우리의 몸이 완전 건강체로 남아 있기 어려워진다.

나이가 들면 들수록 몸 스스로 만들어 내는 기전력이 약해져 건강을 유지하는 일이 곤란하게 되는 것이다.

그러면 어떻게 하면 좋을까? 우리들이 언제까지나 완전 건강체로 살기 위해서는 부족한 만큼의 자기를 몸에 보충하면 된다. 자신에게 부족한 분량만큼 자기를 받으면 건강을 회복할 수 있는 것이다. (여기에서 주의하지 않으면 안되는 것은 과분하게 너무 많이 취하게 되면 또 해가 된다는 점이다. 그러나 이 과학문명 속에서 살고 있는 현대인은 대부분이 자기 에너지가 부족한 상태라고 말해도 좋다)

그것은 우리들의 주변을 둘러보면 알 수 있다. 철근으로 된 빌딩 속에 살고 철제 자동차나 전차를 타고 있다. 지구의 자력은 원래 0.5가우스 정도인데 철에 흡수되면서 그 안쪽으로는 도달되지 못하기 때문에 우리가 생활하고 있는 공간에서는 우리 몸이 지자기를 충분히 받고 있지 못하고 있는 것이 현실이다.

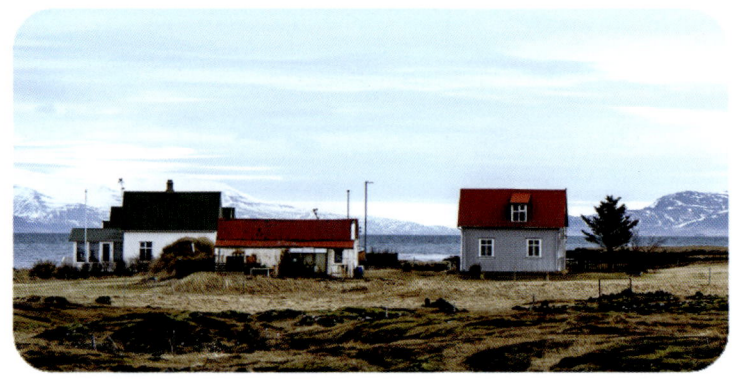

몸은 자기를 필요로 하고 있는데 필요로 하는 최소한의 자기조차 지구로부터 얻을 수 없는 것이다. 이것은 노인뿐 만이 아니라 어린이부터 어른까지 현대사회의 환경 때문에 모든 현대인이 [자기 결핍증]에 걸리기 쉽게 되는 것이다.

예전에는 목조 주택에 살았고 포장이 되어 있지 않은 도로를 걸었으며, 모래밭이나 강변에서 맨발로 지구를 빈틈없이 감싸고 있는 자력선을 온 몸 전신으로 쬐고 살았었다. 그 시대에는 사람이 더 건강할 수 있었다.

문명이 진화하면서 단단한 철근으로 몇 십층 올려다보는 빌딩에 둘러싸이고 발밑도 철근 콘크리트로 포장되어 비가 와도 진흙탕에 발이 빠지는 일이 없어진 [풍요로움의 상징]에 우리들의 몸은 병들기 시작한 것이다. 대기 오염은 눈에 보인다. 그러나 자기가 결핍되고 있는 사실은 눈에 보이지 않는다. 그야말로 알아차리지 못하는 사이에 [병이 진행되는(未病) 상태인 반 건강체]라는 이름으로 현대병이 뒤덮어버린 것이다.

공포스런 자기 결핍 증후군

자기 부족으로 일어나는 여러 가지 병적 상태를 [자기 결핍 증후군]이라고 부른다.

이 말의 제창자는 자기 치료에 대하여 오랜 기간 연구를 거듭해 온 의학박사 나카가와 코이치 中川恭一 씨이다.

나카가와 박사에 의하면 자기 결핍은 혈행 장애, 자율신경 실조 등을 일으키며, 다음에 열거하는 자기 결핍 증상들로 나타난다고 한다.

3. 자활수 파워의 비밀 **75**

어깨 결림

여성은 남성에 비하여 목이 가는데 무거운 머리를 지탱하지 않으면 안되기 때문에 아무리 해도 남성보다 더 쉽게 어깨 결림을 일으킨다. 직업상 항상 같은 자세로 장시간 노동을 하거나 사무를 보는 사람도 근육의 긴장과 피로로 정맥의 피가 몰리고 응어리가 생기기 쉬워진다.

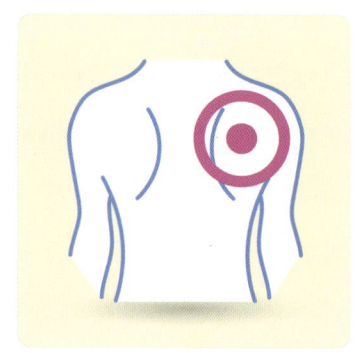

요통

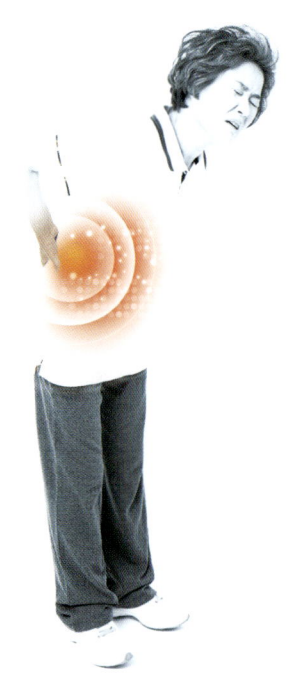

허리는 혈관이나 신경이 지나는 길로 몸의 중심이라고 말할 수 있는 중요한 곳이다. 특히 스포츠맨은 허리가 튼튼하지 않으면 대성하지 못한다고 할 정도로 가장 중요한 곳이다. 이렇게 인간 활동에 가장 중요한 허리임에도 불구하고 유감스럽게도 요통은 현대인의 숙명적인 병이라고 말할 정도로 많은 사람들을 괴롭히고 있다.

평상시에는 잘 깨닫지 못하지만 우리들은 아침에 일어나면 누구든지 약 1~2cm 정도는 신장이 늘어난다. 그렇지만 일어나서 활동하면 불과 30분이 지나 원래의 크기로 되돌아가고 만다. 이것은 두 다리로 서 있는 동안 척추가 활모양으로 휘기 때문이다. 여성의 경우는 특히 심할 수 있는데 뒤축이 높은 구두를 신으면 허리가 더 휘어져 만곡彎曲 현상에 박차를 가하게 되기 때문이다.

이렇게 허리는 뒤틀린 상반신을 안쪽에서 지탱하며 외부의 힘을 견디게 되어 있다.

예를 들면 엉거주춤한 자세로 10kg의 물건을 든다면 요추의 추간판에는 그의 10배 약 100kg의 힘이 걸리게 된다. 우리의 몸은 견딜 수 있는 근육으로 튼튼히 방어하지 않으면 일상생활에서 지장을 초래하게 된다.

이처럼 중요한 허리를 평소부터 복근법, 허리 회전 운동 등으로 강화하고 단련해 두면 요추증이나 허리가 삐끗하는 것을 예방할 수 있겠지만 전혀 단련되어 있지 않으면 허리의 근육이 약해지면서 소위 [요통]이 발생하는 것이다. 이로 인하여 요추나 선골仙骨의 이상이 없더라도 [통증]을 느끼게 되는 경우가 있다.

실제로 X선 검사에서는 아무런 이상이 없는데도 불구하고 허리가 아픈 경우는 얼마든지 있다. 이것은 허리의 근육 및 둔부 근육의 약화에서 오는 것이다. 그리고 이 약화는 자기 결핍에서 온다.

변비

여성은 자궁이 있는 관계로 변비에 걸리기 쉽다. 약을 사용하거나 섬유질 음식을 먹는다고 해도 일시적으로는 좋아지지만 곧 원래대로 되돌아가버리는 사람이 많다. 이 변비 해소법에 대해서는 나중에 자세히 설명하겠지만 이것도 하나의 자기결핍 증상이다.

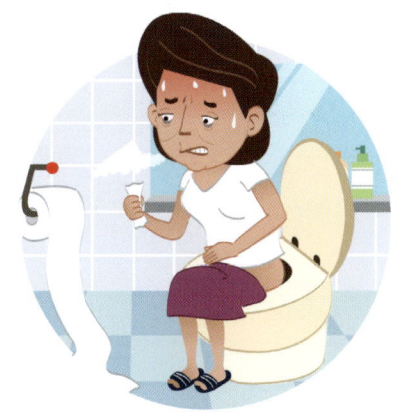

자율신경 실조증

자율신경은 몸의 기능을 컨트롤하는 신경이다. 위장이나 심장 등 자신의 의지와는 관계없이 움직이는 내장에게 명령을 하고 지배하는 것이다. 심장은 멈추고 싶다고 하여도 멈출 수 없다. 이것은 자율신경이 그 작용을 조절하고 있기 때문이다. 혈관도 마찬가지로 자율신경의 지배에 있다.

이 자율신경의 기능이 원활하지 않은 상태를 **자율신경 실조**라고 하며, 몸에 나타난 트러블을 **자율신경 실조증**이라고 한다.

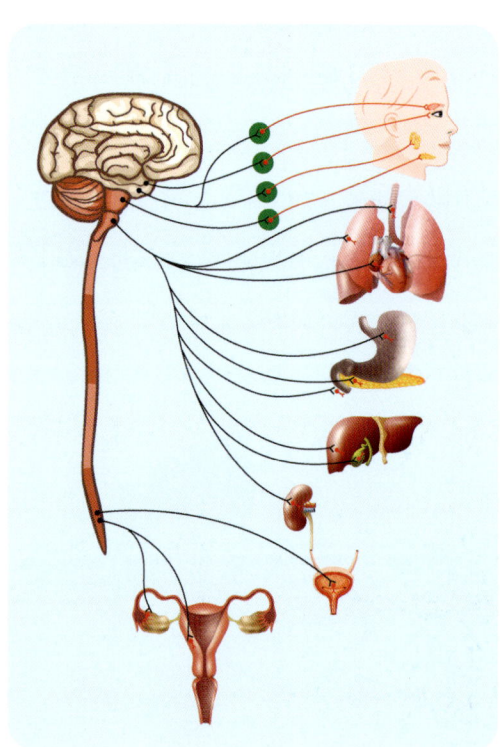

자율신경 실조에서 오는 가장 일상적인 예로는 **냉증**이나 **화끈거림**이 있다. 자율신경이 원활하게 작용하지 않아 혈관이 수축되어 혈류가 나빠지는데 어느 일부의 피부 온도가 내려가는 현상이 **냉증**이고, 이것과 반대로 혈관이 팽창하여 온도가 올라가는 것이 **화끈거림**이다.

냉증이나 화끈거림도 결국은 자율신경의 컨트롤이 나빠져서 오는 것이다.

자율신경 실조의 증상은 이 밖에도 심장이 두근거리는 동계動悸, 어지러운 현기증, 머리가 무겁거나 아픈 두통, 땀이 겨드랑이 밑이나 이마에서만 나온다거나 왠지 쉽게 피로를 느끼고 나른해진다는 등의 증상을 들 수 있다.

그리고 앞에서 말한 어깨 결림, 변비 등도 자율신경의 실조가 원인인 경우도 있다.

이런 증상은 다쳤다던가 골절 등과는 달리 제삼자가 보았을 때 확실하게 판단할 수 있는 것이 아니다.

쉽게 자율신경 실조의 증상은 나른해져 병원에 가 검사를 받아보면 그 결과는 특별히 나쁜 곳도 발견되지 않는다. 의사는 "피곤한 탓이겠지요. 충분히 쉬면 괜찮아 질 겁니다."라는 등의 말을 하며, 가볍게 결말을 내고 마는 것이다.

이때 "아! 너무 일이 많아 과로를 했었나?"라고 생각하는 사람은 아직 괜찮지만…… 이렇게 쉽게 피곤하고 괴로운 것은 분명 무엇인가 다른 원인이 있는 것이 틀림없다고 생각하면 점점 불안해지면서 자기 스스로 스트레스를 받게 된다.

이런 증상을 [**정신적인 것**]이라고 한마디로 치부해 버리기 쉽지만 매우 위험한 일이다.

어떤 원인은 반드시 있는 법이다. 이 자율신경 실조증의 경우에는 자기 결핍이라는 원인을 우선 생각할 수 있다.

우리들 인간의 몸은 밸런스가 깨지면 온갖 증상으로 경고를 보낸다. 그 경고는 하나만이 아닐 수 있다. "어깨가 결린다", "쉽게 피곤하다", "졸음을 참을 수 없다", "머리가 멍해서 집중할 수 없다"는 등은 무엇인가의 원인으로 [**당신의 밸런스가 깨지고 있습니다!**] 라고 몸이 보내는 경고이다. 그 원인을 제거하면 몸은 어느 샌가 본래의 건강을 되찾게 된다.

2. 자기의 작용과 해로운 자기

자기가 혈행을 좋게 한다.

현대인을 괴롭히는 [자기 결핍 증후군]의 치료법으로 자기를 외부에서 인공적으로 작용시키는 방법이 있다. 자기 매트리스나 자기 목걸이 등은 이러한 외부의 자력선으로 효과를 올리려고 하는 자기 치료기이다.

확실히 이 방법은 효과가 있지만, 그러면 외부에서 자기를 작용시키면 몸의 내부에 어떤 변화가 일어나서 건강을 회복할 수 있게 되는 것일까? 대부분의 사람들은 "혈행을 좋게 하기 때문이겠지요"라고 말한다.

"그렇다면 어떻게 자기가 혈행을 좋게 할까요?"라고 물으면 압도적으로 많은 사람은 머리를 갸우뚱거리면서 이렇게 대답한다.

"왜 그런지는 모르지만 좋아진다고 생각합니다."

그러나 이것으로는 자신의 건강을 유지하거나 되찾기에는 왠지 미덥지 않다.

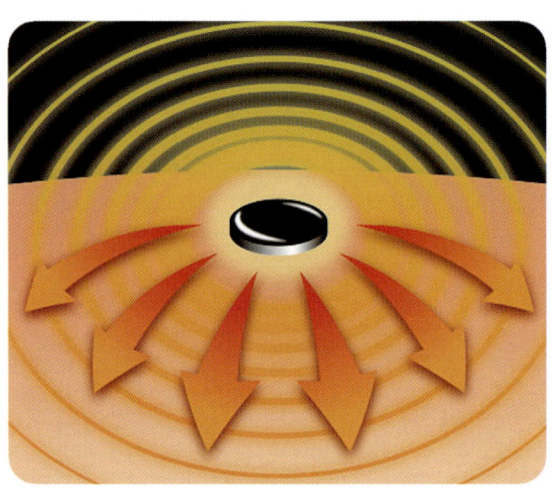

확실히 일본에서 시판되고 있는 자기 매트리스 등의 자기 치료기는 후생성의 약사법에 근거하여 인허가가 되어 있고, **[혈행을 좋게 하고 결림을 치료한다]**는 효능, 효과의 표시를 해도 좋다고 되어 있다. 자기가 혈행을 좋게 한다는 것을 나라가 인정하고 있는 것이다.

그러나 이것만으로는 납득하기가 어렵다. 자기가 혈행을 좋게 하는 것은 왜일까?

어떤 메커니즘으로 **[자기 결핍증]**을 해소할 수 있는 것일까?

앞서 말한 나카가와 박사가 주장한 **[혈액의 이온화]**라고 한다.

혈액 안에는 여러 가지 성분이 녹아있고 일부는 이온으로 나뉘어져 있다. 이온이란 양(+) 또는 음(−)의 전기를 띠는 원자를 말하는데 양 전기를 띠고 있는 것을 양이온, 음 전기를 띠고 있는 것을 음이온이라고 한다. 원자에는 이온으로 되기 쉬운 것과 되기 어려운 것이 있으므로 모든 원자가 다 이온이 되는 것은 아니다.

그리고 자기를 작용시키면 움직이는 혈액의 운동에너지 일부가 전기에너지로 변화되고 혈액 안에 새로운 전기가 발생한다. 그 전기에 의하여 지금까지 이온이 되지 않았던 것이 이온화되는 것이다. 즉 혈액 중에 이온이 증가하게(이온화한다) 된다. 그것이 자율신경에 작용하며, 흐름이 나빠졌던 혈액 순환을 좋게 하는 명령을 더 잘 내릴 수 있게 되는 것이다.

그리고 혈액 순환이 좋아지면 몸의 구석구석까지 산소를 보낼 수 있게 되면서 노폐물의 제거가 빨라지고 어깨 결림, 요통, 변비 등이 해소된다.

자율신경에 작용하기 때문에 물론 자율신경 실조증에도 큰 효과가 있다.

자기로 죽을 사람이 살아나다?

지구의 자력선과 인간의 관계를 나타내는 재미있는 이야기를 해보자. 당신은 **[북침北枕 : 머리를 북쪽으로 두고 잠]**이라는 말을 들어 본 적이 있을 것이다.

예전부터 사람이 죽었을 때 **[북침]**으로 유체를 안치하는 습관이 남아 있다. 북쪽으로 머리를 두고 즉, 몸을 남북 수평으로 놓는 것이다. 이유는 무엇일까? 그것은 한번 죽은 사람을 소생시키기 위한 하나의 사상적 의식이다.

몸을 지구의 자력선 방향과 같게 함으로써 체내에 자력을 흡수하기 쉽게 하고 활력을 주려고 하는 것이다. 이렇게 하면 소생하는 경우가 있었다. 실로 이것은 고대인의 경험을 계승한 의식인 것이다.

옛날에는 지금과 다르게 죽음 판정이 허술하여 **[죽었다고 생각했는데 다음날 아침에 숨이 돌아 온 경우]**가 많이 있었다. **[자기를 좀 더 몸에]**… 이것은 어느 누구도 가르쳐 주지 않았을 텐데 고대인들은 경험상 북침으로 하면 소생률이 높아진다는 것을 알고 있었던 것이다. 그리고 그것이 자연스럽게 관습이 된 것이다.

[잘 때 머리를 북쪽으로 하면 재수가 없다]고 흔히 말들 하지만, 나는 오히려 북침을 추천하고 싶다. 머리를 북쪽으로 향해서 가능한 많은 자기를 받도록 하는 것이 중요하다. 그리고 몸에 자기를 받아서 활력 있는 몸으로 되돌리는 것이다.

이전에 이 말을 **[건강 강연회]** 석상에서 하니까 대다수의 사람들은 미신이라고 하니까 한 고승이 일어나 "아니 그것은 정말입니다! 나는 산에서 수행하고 있는데 지금 들은 말은 불교의 가르침 안에서도 실증할 수 있습니다. 잠을 잘 때 '**북침**'이 제일 좋습니다."라고 하였다.

나쁜 자기가 몸을 습격하고 있다

현대인을 미병상태(반 건강체)로 떨어뜨린 원인은 **[자기 결핍]**뿐만은 아니다. 우리들이 평상시 그다지 알아차리지 못하는 사이에 전자기나 전자파가 우리들의 몸을 통과해 나가고 있는 것이다.

얼마 전 사단법인 총평이 발표한 **[VDT노동과 건강조사]** 보고서에 의하면 컴퓨터나 모니터 등의 디스플레이 장치(VDT)를 쓰는 임산부 여성들에게서 이상 증상이 많이 나타난다는 것을 알게 되었다고 한다.

나타난 이상 증상으로는 임신 중독증, 절박 유산, 유산, 조산, 사산 등으로 무려 36%나 되는 여성이 임신과 출산 과정에서 이상이 나타난 것이다.

이것은 내가 이전부터 지적했던 것과 같이 **[유해 전자기]**나 **[유해 전자파]**때문인 것이다.

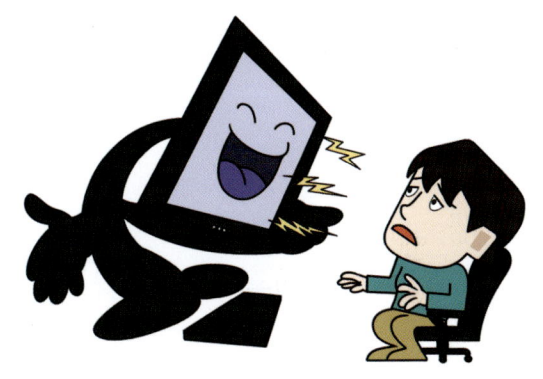

음식물이 몸에 들어와 영양이 되는 것과 설사를 일으키는 것, 심한 경우에는 죽음에 이르게 하는 유해한 것이 있다. 물도 생명수가 있는 반면 단지 몸을 물주머니로 만들어 버리는 물도 있다.

마찬가지로 자기에도 몸의 균형을 맞추어 줘서 건강하게 이끌어 주는 유익한 자기가 있는 반면, 역으로 몸을 해치는 무서운 유해 자기도 있다.

유해한 자기는 어느 가정이나 있는 형광등, TV, 전자레인지 등에서 나오는 전자파와 직장에서 쓰는 컴퓨터기기에서 방출되는 전자파를 말한다. 조사에 의하면, VDT 조작 시간이 길어지면 길어질수록 이상률이 높아진다고 한다. 1시간 미만에서는 25%인데 반하여 3시간 이상 4시간 미만에서는 46%, 6시간 이상이 되면 64%나 올라간다고 한다.

VDT로부터 끊임없이 나오는 유해한 전자파에 노출되고 있기 때문에 시간이 길어지면 길어질수록 몸에 이상이 나타나는 것은 당연한 것이다.

이번 조사 결과는 임신이나 출산과 같이 여성의 몸이 예민한 상태에서 의미 있는 이상이 나타나기 쉽다는 것이다. 그러면 "임신하지 않은 여성이나 남성의 경우에는 VDT가 무해한가?" 그렇지 않다. 어디에도 그런 보장은 없는 것이다.

아니, 현실적으로는 원래 건강했던 사람들도 점차로 그 악영향을 받고 있는 것이다.

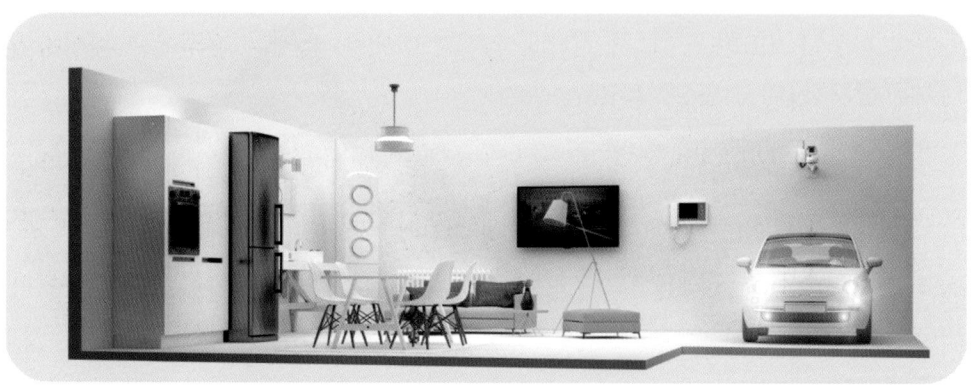

예를 들면, X선에서 방출되는 유해 전자파 때문에 정자가 사멸되어 아이를 가질 수 없는 몸으로 되어버린 X선 기사를 많이 알고 있다. 또, 최근에 많아진 것은 청소년의 정서불안과 폭력성, 더욱이 만성두통, 불면, 신경통, 집중력 결여 등은 유익한 자기의 결핍과 유해 전자파의 영향이 큰 것이다. 이와 같이 현대인의 몸은 나쁜 전자파에 노출되면서 반 건강인이 되어버린 것이다.

이와 관련하여 나는 금년 3월에 한 달간 미국으로 조사를 다녀왔다.

당연히 이 문제는 미국에서도 화제가 되고 있고 새로운 공해로 크게 주목을 받고 있다. 그런 와중에 우주복 개발자이면서 유해 전자장을 20년간 연구해온 죠지 T·F 야오 박사와 침식을 같이 하면서 많은 보고서를 볼 수 있었다.

야오박사가 이 유해 전자파에 관심을 갖게 된 것은 20여 년 전 일이다. 일의 성격상 관계가 있는 우주 비행사가 유해 전자파가 난무하는 우주에 나간 순간 모두 이구동성으로 몸 컨디션이 나빠진다고 호소했기 때문이다. 그는 이것이 무엇 때문이었는지 좀처럼 알 수가 없었다고 한다.

다양한 조사를 해 본 결과 인공위성이나 우주탐사 위성 등의 교신 전파나, 방송 전파가 원인이라고 판명되었다. 그리고 그것을 어떻게 막을 수 있을지 그러기 위해서는 어떠한 장치를 구비하면 좋을지에 대한 것이 우주복의 과제가 되었다고 한다. 그리고 드디어 이것을 완전하게 막을 수 있는 우주복을 완성하였다. 그것이 현재의 우주복이라고 한다.

그러나 우주복을 입을 수 없는 우리들에게는 이 정도로 나쁜 유해 전자파를 이젠 피할 수 없기 때문에 큰 문제가 된다. 유해 전자파가 TV, 라디오, 스피커, 세탁기, 에어컨, 전자레인지, 냉장고, 형광등 등 가정의 전자제품 대부분에서 대량으로 방출되고 있는 것이다. 정말로 무서운 일이다.

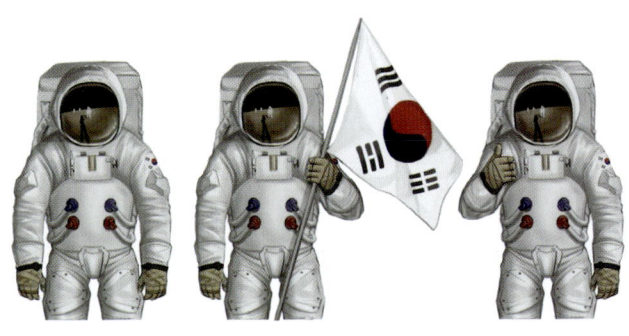

그러나 현대인이 형광등을, TV를, 냉장고를, 생활 속에서 몰아내는 것이 가능한 것일까? 이 문명의 이기에서 벗어나 사는 것이 과연 가능한 것일까? 이것은 피할 수 없는 현상이다. TV나 라디오나 냉장고 없이 자연 속에서 태울 수 있는 불로 불빛을 얻었던 태고로 돌아간다는 것은 도저히 있을 수 없는 일이다.

그렇다면, 우리들은 어떻게 하면 좋을까?

우리들 자신의 힘으로 방어할 수밖에는 달리 방법이 없다. 현대사회는 이와 같이 매우 위험한 상황 속에서 우리가 일상생활을 보내고 있다는 것을 인식하고, "지금" 우리들이 할 수 있는 **[완전 건강체]**로의 길을 추구해 나아가는 수밖에는 달리 방법이 없는 것이다.

3. 건강을 되찾아 주는 자활수

자활수로 건강 회복을

우리들 자신의 몸을 완전 건강체를 만드는 하나의 방법은 신체 안쪽에서 해가 없는 음식물, 생명력이 있는 음료수를 섭취하는 일이다.

그러나 현실에서 주변을 살펴보면 규칙적으로 입에 넣는 음식물은 농약이나 식품 첨가물로 지나치게 오염되어 있다.

그래서 [살아 있는 물]이고, 자기 활성수로 처리된 불가사의한 파워를 지닌 자활수가 필요한 것이다. 자활수를 매일 마시면 몸을 새롭게 만들고, 신체 안쪽으로부터 [완전 건강체]를 만들기 위한 근본이 되는 것이다.

몸의 약 70%를 차지하면서 생명을 지탱해 주는 물을 자활수에 의지함으로써 몸은 서서히 긍정적으로 변화해 갈 것이다.

지구 물리학자에 의하면 지구 자력의 세기는 현재 점점 줄어드는 추세로 500년 전과 비교해 보면 약 반 정도밖에 안된다고 한다. 이것과 반대로 우리들이 받고 있는 유해 전자파는 무서울 정도의 속도로 매일매일 증가하고 있는 것이다.

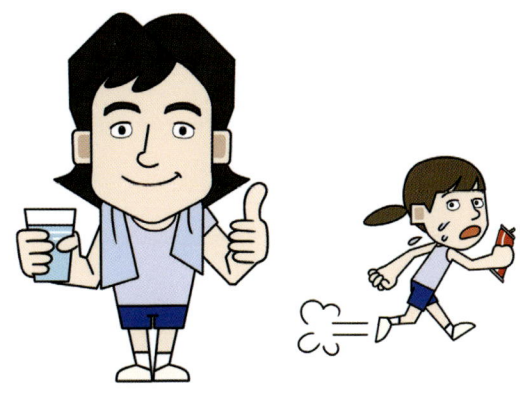

유해 전자파는 앞으로 늘어나기는 해도 결코 줄어들 일은 없을 것이라고 단언할 수 있다.

본래의 건강을 되찾고 외부의 유해물을 잘 배출하여 [완전 건강체]가 되는 것이 절실하게 요망되는 이 시대에서 자활수를 마시는 간단한 방법으로 그 목적을 달성시킬 수가 있다.

물은 매일 마신다. 당연한 것처럼 마신다. 물을 마시는 것이 힘들어 마실 수 없다거나 아파서 도저히 마실 수 없다는 일은 없다.

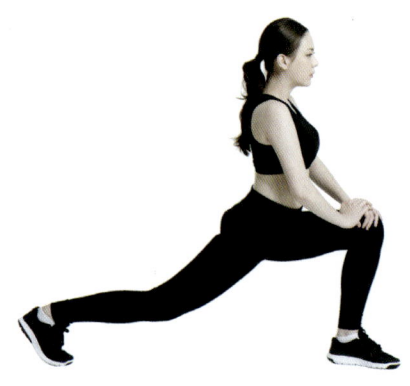

여성은 건강하고 슬림한 몸을 유지하기 위하여 여러 가지 방법을 시도한다. 다이어트를 하거나, 스포츠를 하거나…… 그것이 [단련하는 일], [땀을 내는 일]이 너무 즐거워서 하는 것이라면 대찬성이다.

그러나 입안에 도는 군침을 꾹 참으며, 좋아하는 케이크를 절제한다거나, 비가 오는 날이나 바람이 부는 날에도 조깅을 한다거나, 힘들고 싫어도 억지로 해야 하는 것처럼 기가 막히는 일도 없다. 많은 사람들은 건강을 되찾기 위하여 무엇인가를 참거나 절제하고, 노력에 노력을 거듭하며 무리를 하고 있다.

그러나 물을 마시는 일은 그 정도의 노력이 필요치 않다. 단지 자활수를 마시면 되는 것이다. 이 정도로 쉽고 간단한 방법도 없다.

부디 자활수를 매일 마시고 그 불가사의한 파워를 체내에 넣어 하루라도 빨리 생기가 넘치는 건강체 (완전 건강체)를 만들기 바란다.

이상으로 자활수가 현대인들에게 얼마나 중요한 지에 대하여 설명을 했지만, 다음에는 자활수의 과학적인 비밀을 밝혀보자.

자활수 과학

이 자활수의 실체는 도대체 무엇일까?

단순히 물을 자기(자력선)로 처리하면 물의 내부에서는 어떤 변화가 일어나는 것일까?

이에 대해서는 여러 가지 설이 있고 의견이 분분하지만 일반적으로는 다음과 같이 생각할 수 있다.

앞서 말한 자기에 의한 혈액의 이온화를 상기해 보자. 이 혈액을 물로 바꾸어 생각해 보면 이해가 쉬울 것이다.

물을 자기처리하면 물의 움직임에 의해 전기에너지가 만들어진다. 이 현상이 물에 영향을 주는 제1단계이다.

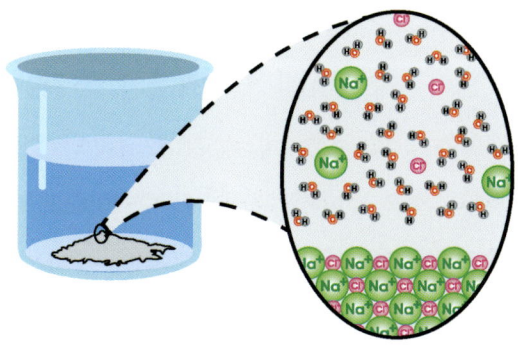

물질은 말할 필요도 없이 분자로 이루어져 있으며, 그 분자는 원자로 구성되어 있다. 예를 들면 물은 H_2O라는 분자식을 가지고 있는데 H^+ (양이온 수소)와 O^- (음이온 산소)의 원자로 형성되어 있다. 자력선을 가하면 이온화율이 높아지는 것이다.

물은 수소와 산소의 화합물이지만 그 이외의 여러 가지 물질들이 녹아들어 있어 외각 전자 즉, 원자의 가장 외측에 있는 전자가 빠져나가거나 들어오면서 이온이 된다. 그리고 물에 녹아서 이온이 생기게 하는 물질을 **전해질**이라고 부른다.

제2단계는 이러한 물속에 있는 전해질의 이온이 다른 것과 결합하기 쉬운 상태로 활성화되는 것이다.

그리고 물속에서는 수화水和라는 녹아 있는 물질의 분자 또는 이온이 그 주변에 몇 개의 물 분자를 끌어당겨서 하나의 분자 집단을 만들고 있다.

조금 어렵지만 예를 들면, 물속에서 나트륨(Na)이 녹아서 이온이 되었을 때 Na^+라고 나타내지만 실제로는 $Na(H_2O)n^+$와 같은 **수화이온**이 되어 있다.

자기처리는 이 수화에도 영향을 준다.

다시 말해 물을 자기처리하면 흐르고 있는 물의 운동에너지가 일부 전기에너지로 바뀌고 이온을 활성화시켜 수화에 영향을 준다. 그 결과 물의 물리적 화학적 특성에 변화를 주게 된다. 이러한 물의 변화를 물의 [활성화]라고 부른다.

따라서 전해질을 포함하지 않는 순수한 물은 활성화되지 못하지만 이 지구상의 자연 상태에 존재하는 물은 순수한 물이 아니고 다소의 차이가 있긴 하여도 전해질을 포함하고 있기 때문에 반드시 자력선을 가하면 활성화된다.

자기처리된 물의 성질을 조사해 보면 보통의 물과는 다음과 같은 점에서 차이가 보여진다.

- 표면 장력이 낮아진다.
- 용해도가 증가한다.
- 산소 농도가 증가한다.
- 전도율이 증가한다.
- 물에서 얼음으로 결정結晶 스피드가 늘어난다.
- 살균 효과가 있다.

자활수와 같이 보통의 물과 다른 성질을 갖는 물을 [이상수異常水]라고 한다. 겉모양은 보통의 물과는 전혀 다름이 없지만 그 성질이나 작용은 상당히 다르다.

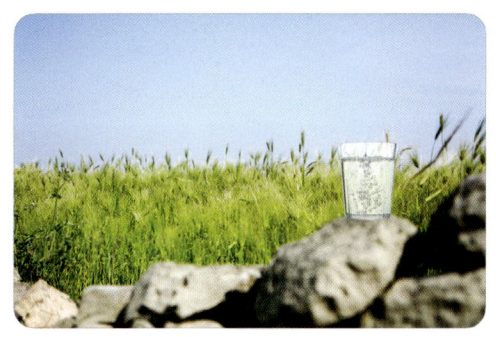

자활수는 보통 자기처리라고 하는 인공적인 과정을 거치지만 물론 자연 중에도 있다. 지구가 하나의 커다란 자석이기에 [환경 자장]이라는 것을 생각하면 당연하다.

오히려 천연의 물이 자활수인 것이다.

물은 분자식이 H_2O이지만 단독으로 존재하는 것이 아니라 여러 가지의 물질이 이온화되어 섞여 있고 지구 자기 즉, 환경 자장의 영향을 받아서 원래 자활수가 되어있는 것이다. 그러나 우리들이 마시는 것은 천연의 물이 아니라 대부분이 수돗물이거나 가공되어 장시간 갇혀 있는 물이다. 수돗물은 토사로 여과하거나 약제가 투입되면서 서서히 자연 본래의 자활수의 모습이 흐트러진다. 그러므로 자기처리를 다시 하여 물을 원래의 천연의 자활수 상태로 되돌리려고 하는 것이 자기 활성화 장치에 의한 물의 활성화이다. 자활수가 건강에 공헌하는 근거는 바로 여기에 있다.

이렇게 생각해 보면 자활수는 인간이 특별히 생각해 낸 특수한 물은 아니라고 말할 수 있다. 자연이 그 메커니즘 안에서 짜놓은 대로 생명을 불어넣어 활성화 시킨 물이다.

그동안 가려져 있던 그 천연 자활수의 파워를 지금에서야 인간이 깨달았을 뿐이다. 그리고 인공적이기는 하지만 힘을 잃은 죽은 물을 다시 자력선으로 처리하여 자연의 힘이 깃든 천연자활수와 비슷하게 되돌린 것이 자활수이다.

피라미드 파워와 자활수

지금부터 여러해 전에 '피라미드 파워'가 대유행을 한 적이 있다.

5000년 전에 세워진 거대한 피라미드. 그 내부에는 불가사의한 에너지가 충만해 있다고 한다.

원래 이 피라미드 파워를 발견한 계기가 된 것은 한 관광객이 피라미드 안에서 미이라화 된 쥐의 사체를 발견한 것이 발단이었다.

피라미드 안은 습기가 매우 높은데도 불구하고 사체가 부패하지 않고 미이라화 되어 있는 것은 무엇인가?

탈수현상이 작용하고 있는 것은 아닐까?

모형 피라미드를 만들어 실험한 결과 피라미드 파워의 존재를 확인하게 된 것이다.

그 후, 전 세계에서는 이 피라미드 파워가 화제가 되며, 침대 위에 매달거나 피라미드형의 건물을 만들거나 생활 속에 받아들이는 사람이 많아졌다.

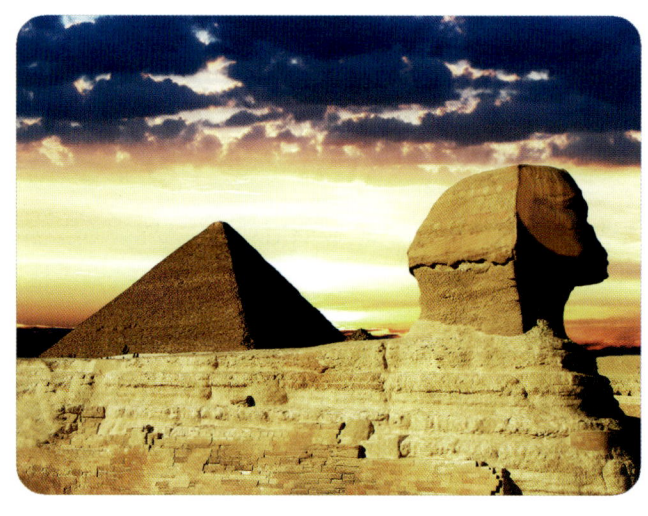

그러면 이 피라미드 파워라는 것의 정체는 무엇일까?

사실은 나도 이 피라미드 파워의 붐을 일으킨 사람 중 한 사람이다. 연구자인 나카오카中岡俊哉씨와 TV에서 토론하거나 자신의 연구실에서 실험이나 연구를 거듭했지만 이 정체는 솔직히 말해서 지금까지도 명확하게 파악할 수 없었다.

여기서 피라미드 파워의 이야기를 하는 것은 이 파워가 자활수의 파워와 매우 비슷하기 때문이다.

피라미드 파워와 자활수 파워.

어떤 메커니즘으로 다양한 작용이 일어나는 것인지 그 정체가 해명되지 않는 점도 비슷하지만 그 작용 자체도 매우 닮아 있다. 여기서 공통적인 항목만을 뽑아보자.

우선 **음식물의 맛이 좋아지는 점**이다.

커피의 쓴맛이 부드럽게 마일드해지고 주스나 위스키의 맛도 순해진다.

인공 피라미드 안에 둔 경우와 마찬가지로 자활수로 내린 커피류는 맛이 좋아진다. 그리고 커피나 주스나 위스키를 자기처리하면 같은 일이 일어난다.

다음으로 **식물의 성장을 촉진**시키는 점이다.

러시아 실험에서 이미 소개한 것처럼 자활수가 종자의 발아와 성장을 촉진하는 것에 대해서는 확실한 데이터가 있고 실용화도 되고 있다. 피라미드 파워도 같은 맥락이다.

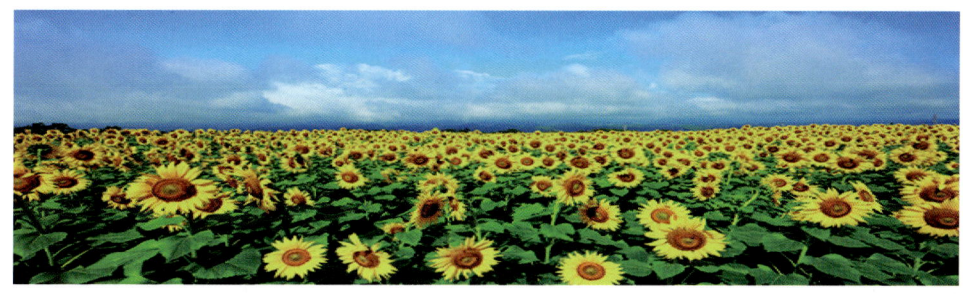

병을 고치는 점이다.

피라미드 파워는 어깨 결림, 두통, 위장병을 고친다고 한다. 자활수도 마찬가지이다. 미국의 정신병원에서 지붕을 피라미드형으로 하니 노이로제 환자가 줄어들었다고 한다. 이것은 레닌 기념병원에서의 자활 해수욕의 예를 상기해 보면 재미있다고 생각한다.

물을 정화시키고 방부防腐**하는 점**이다.

오염된 물을 정화하거나 물이 부패하는 것을 방지하는 파워도 완전히 같다. 이와 같이 피라미드 파워와 자활수 파워는 놀라울 정도로 매우 닮아 있다.

피라미드 파워의 정체는 불분명하지만 여러 가지의 설이 있다. 우주 에너지설, 전자파설, 중력파설, 생체 에너지설, 자기 에너지설 등으로 분분하지만 명확한 답은 아직 나오지 않고 있다.

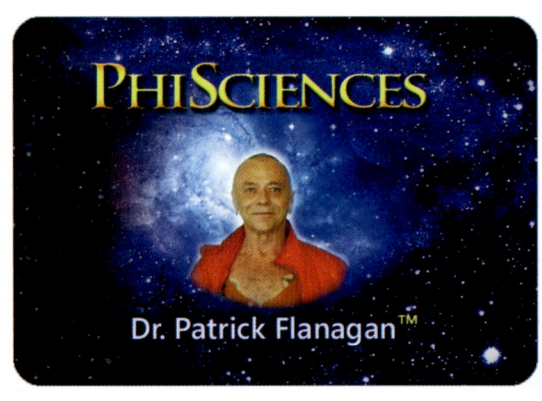

그러나 흥미로운 설로 미국의 과학자 Patrick Flanagan은 "생체 우주에너지는 자기의 특수 성질에 의하여 일어나는 현상이고 우주의 많은 힘과 밀접하게 연결되어 있다.

자기형태 공명共鳴에 의하여 마이크로적인 차원의 에너지는 피라미드와 같은 매크로적인 차원의 형태 안에서 응집화되는 것이 틀림없다."라고 말하고 있다. 혹시 피라미드 파워가 우주에너지라고 한다면 반드시 자활수와 관계가 없다고는 말할 수 없다.

실제로, 피라미드 안에 1~2주간 넣어둔 물로 식물을 키우면 발육이 좋아지고 오래 간다고 한다. 자활수도 마찬가지이다.

같은 미라클 파워를 지닌 이 양쪽 모두 아직도 무한한 가능성을 간직하고 있다는 점에서도 매우 비슷하다.

이 지구상에는 아직도 불가사의한 현상이 많이 일어나고 있다. 언젠가는 과학이 명확하게 그 근거를 밝혀줄 것임에 틀림이 없지만 지금은 그중에서 활용할 수 있는 파워를 더욱 더 활용해가는 것이 현대인의 지혜라고 생각한다.

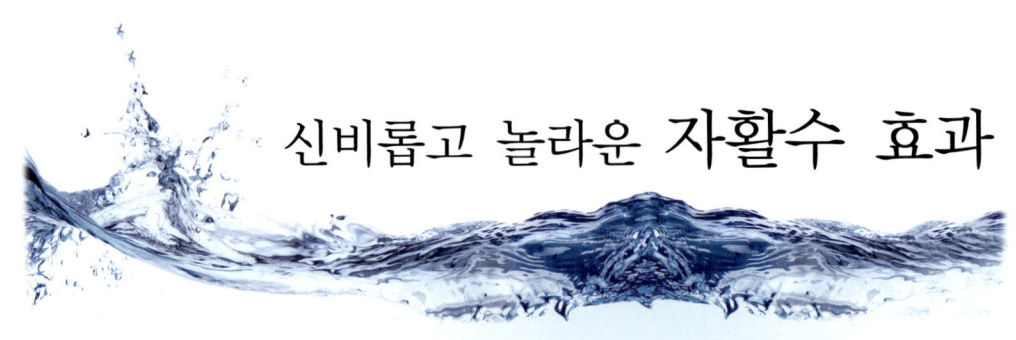

신비롭고 놀라운 자활수 효과

1. 효과를 체험한 사람들

이론보다는 우선 실천

자활수를 언제든지 손쉽게 만들기 위해서는 시판되고 있는 자기 활성수장치를 수도꼭지에 장착하면 된다. 목욕탕용으로는 욕조 안으로 들어가는 물 공급 배관이나 샤워기에 연결하여 사용하면 간단히 자활수 목욕물이 되는 욕실용도 있고 주스나 위스키 등을 통과시켜 자기처리하는 탁상 타입도 있다.

이 자기처리기가 **[자기 활성수 처리장치]**로서 시판되고 있다.

아무리 실용화가 진행되더라도 일반 가정에서 사용하지 않으면 매일매일의 우리들 건강에 아무런 도움이 되지 못한다.

자활수는 결국 농업이나 공업에만 이용되면서 끝나버리게 된다.

이것은 몹시 유감이 아닐 수 없다. 왜냐하면 자활수를 시험해 본 대부분의 사람들이 자활수의 대단한 효력에 [믿을 수 없다]는 생각을 공통적으로 느끼고 있기 때문이다.

어느 사람은 지인의 소개를 받았고 누군가는 흥미를 갖고 모니터를 했다. 또 어떤 사람은 반신반의하면서 기구를 구입한다. 과정이야 어찌되었건 자활수를 "한번 마셔보자! 사용해 보자!"라는 새 마음으로 출발한 사람들이다.

어째서 자활수가 몸에 좋은 영향을 주는 것일까?

"우선 스스로 시험해 보고 나서"라는 사람이 많은 것도 사실이다.

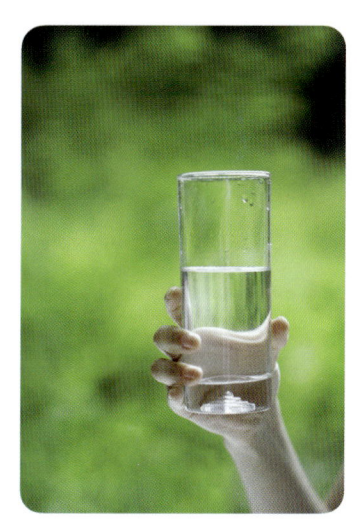

시험해 보고 좋은 결과가 나오면 비로소 '이게 왜 그런 것일까?'라며 의문을 제기한다.

백 명의 학자가 이론적으로 아무리 멋진 설명을 하더라도 한 사람도 좋은 결과를 얻을 수 없다면 그건 아무런 도움이 되지 못할 것이다.

반대로, 소수 학자들의 추론이라도 백 명이 효과를 인정한다면 그것으로 의미 있는 것이다.

이론보다도 결과이며, 또 실천이다. 실제로 여러 나라에서의 자활수도 실험, 경험을 토대로 실용화가 진행되고 있다.

여기서는 실제로 자활수를 마시고 사용한 사람들의 목소리를 소개하고자 한다.

자활수의 기적과 같은 파워를 알기 위해서는 이러한 사람들의 사용 후기가 중요하다고 생각한다. 그리고 그 중에는 독자에게도 반드시 참고가 될 만한 부분이 틀림없이 있을 것이다.

요통이 치료된 사례

카와가미 나오미川上直美씨는 38세 미나토구에 살고 있으며, 어느 일류 호텔에서 근무하고 있다.

카와가미씨가 요통을 느끼기 시작한 것은 15~16년 전부터이다. 특별히 무거운 물건을 든 것도 갑자기 무리한 자세를 취한 것도 아니었다.

걷던 중 사람이 말을 걸어와 뒤를 돌아보다가 갑자기 통증을 느끼면서 더 이상 걷기가 힘들게 된 것이 요통의 시작이다.

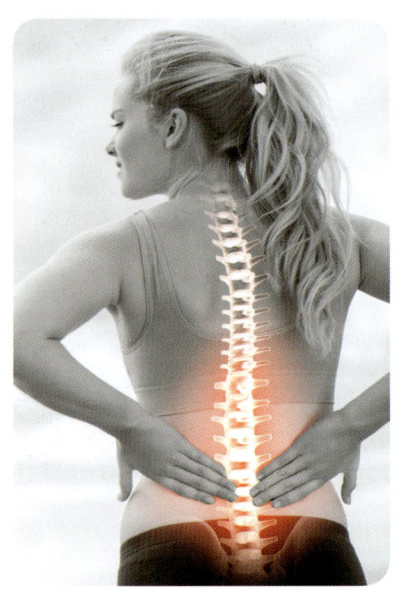

매년 한번은 반드시 이런 요통이 느닷없이 덮치면서 1개월 정도를 병원에 다니게 된다. 정형외과에서 기구를 사용하여 허리를 늘리거나 파스를 붙이면 서서히 회복은 되지만 매년 이와 같은 패턴이 반복된다.

"30살 이후부터는 허리가 아프기 쉽다고 의사들이 말하긴 하지만……. 손님을 상대하기 직업으로 온종일 서서 일하기 때문에 직업병일지도 모르겠다."라고 생각하며 지냈다.

매년 반복해서 일어나는 통증으로 침치료, 척추 교정치료(카이로프랙틱), 지압 등 온갖 요법을 모두 시도해 보았다고 한다. 2년 전 연말에는 발작적으로 또다시 통증이 일어나 유명한 침구원에 주 2회, 이번에는 3개월 정도나 계속 다녔다. 그런데도 통증은 사라지지 않았다.

새로운 것에 호기심이 많은 지인이 이 이야기를 듣고, 욕조용의 자활수 처리기를 시험 삼아 사용해 보면 어떻겠느냐고 추천하였다. 카와가미씨는 즉시 자활수 욕조에 들어가 보았다.

그 결과는 어찌 되었을까?

1주일도 안 돼 어느 샌가 요통이 사라지고 완전히 치료가 되었던 것이다.

예전에는 목을 뒤로 돌릴 수도 없었지만 지금은 상당히 돌릴 수 있게 되었고 몸 컨디션이 훨씬 좋아졌다. "매일 반드시 자활수 목욕을 하고 있는데 나에게는 딱 맞는다고 생각합니다."고 말했다.

카와가미씨의 경우는 매년 1월부터 3월초가 주의해야 할 때였다. 요통은 그 시기가 되면 생기기 쉽다. 요통은 습관이 된다고 흔히 말하지만 겨울이 되면 또 통증이 생기는 것은 아닐까 하며 우울한 생각이 든다고 한다. 긴 시간 정형외과나 침구원에 다니느라 힘들었기 때문에 무리도 아니다.

카와가미씨는 "침은 치료비가 무시할 수 없습니다. 다니는 곳이 회원제이기 때문에 입회비, 연회비 등의 비용도 늘어납니다. 그런 점에서 자기처리기는 한 번 구입하면 유지비도 들지 않고, 반영구적으로 사용할 수 있어 크게 도움이 됩니다. 그리고 통원 때문에 쉬는 일도 없게 되었습니다. 지인 중에 요통으로 일을 그만둔 사람도 있었기 때문에…"라며, 완치된 것을 매우 즐거워하였다.

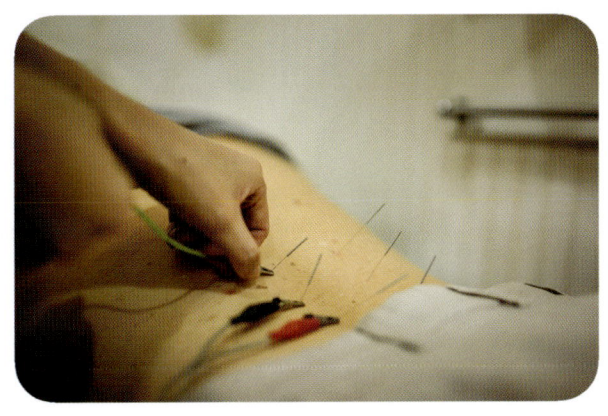

"목욕 후에 한기를 느끼지 못합니다. 따끈따끈해서 닦아도 닦아도 땀이 납니다."라고 하면서 이제는 더 이상 자활수와 자신의 삶을 떼어놓을 수 없다고 말하는 카와가미씨이다.

카와가미씨와 같이 허리에 특별한 쇼크가 오지 않더라도 요통이 일어나는 경우는 많다. 찻주전자를 들고 일어나는 순간 통증을 느낀 사람이나, 옷을 옷걸이에 걸려고 손을 뻗는 순간 움직일 수 없게 된 사람도 있다.

허리는 인간에게 핵심인 중요한 부위이다. 그 허리를 강화시키고 단련하기 위해서는 체조가 가장 좋다. 그러나 "통증"을 없애기 위해서는 이와 같이 자활수를 이용하는 방법이 가장 무리가 없는 좋은 방법이라고 생각한다.

현대인은 허리가 약해져 있다. 요통은 개인차는 있지만 자활수로 회복된 이와 같은 예는 내가 수집한 정보에도 많이 있다.

무좀이 치료된 사례

무좀으로 고생하고 있는 사람은 상당히 많다. 전국에서 수백만 명이 무좀 환자라고 할 정도이므로 상당한 수이다.

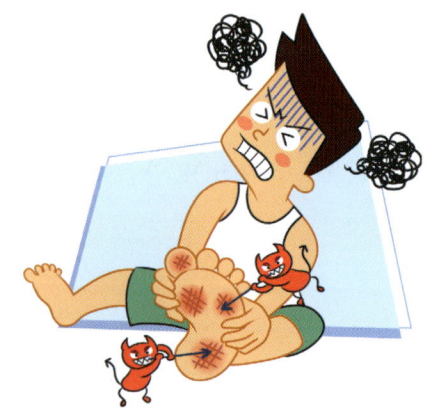

키시노 준이치岸野純一씨는 코가네이小金井시에 살고 있는 24세의 회사원인데 역시 무좀으로 고생을 하고 있었다고 한다.

이 무좀은 계절적으로는 봄부터 여름에 걸쳐서 증상이 나온다. 겨울에는 자연히 증상이 가벼워지긴 하지만 완치된 것이 아니라 또 봄이 돌아오면 같은 일이 반복된다.

키시노씨도 무좀으로 고생하는 사람들과 좋은 약의 정보를 서로 교환하고 있지만 좀처럼 좋아지지 않는다.

키시노씨의 경우 회사 영업상 외출하는 직종인 까닭에 하루 종일 구두를 신고 있는 경우가 많다. 아무래도 발에서 땀이 나며, 화끈거려 치료가 어려웠다.

발이 가려워도 마음대로 긁을 수도 없다. 심해지면 짓물러서 피부가 갈라진다. 게다가 작은 수포도 생긴다.

무좀으로 몹시 고생을 하고 있을 때 어느 지인이 자기 활성수 처리기를 소개해 주었다. 목욕용 타입으로 물이 자기 활성화되어 무좀에 효과가 있을지도 모르겠다는 이야기였다.

키시노씨는 설마 하는 생각이 들었다고 한다. 그런 것으로 무좀이 낫는다면 어느 누가 고생을 하겠는가라고 반문하면서 그래도 혹시 하는 생각으로 반신반의 하면서 아무튼 사용해 보기로 하였다.

"놀라웠습니다. 1주일 만에 나았기 때문에"

키시노씨는 이렇게 말했다. 올해는 5월 중순경부터 증상이 나오기 시작하여 예년보다도 빨라 무엇이라도 해보고 싶다는 생각도 강했다고 한다.

1주일이 경과하여 관찰해 보니 발가락과 발가락 사이가 완전히 깨끗해지고 발가락 뿌리 쪽으로 조금 건조하다는 느낌과 약간의 자국이 남아있을 뿐 그 후에는 약을 전혀 사용하지 않게 되었다고 한다. "다른 사람 앞에서 도저히 맨발을 벗을 수 없던 지경이었는데… 이제는 완전히 깨끗해졌습니다."

이제까지는 발에 작은 수포가 생기기 때문에 소독한 바늘로 찔러서 진물을 빼내고 약을 발라왔다. 주로 연고를 사용했으므로 양말에 묻어 더럽히기도 한다. 반창고를 붙이면 오히려 물러져서 도저히 할 수가 없다. 정말로 무좀은 성가신 존재이다.

2일 정도 골프를 계속한 후 발의 피부가 벗겨지고 물러져서 발가락에 힘을 주면 너무 아픈 적도 있었다.

타인의 집을 방문해서 구두를 벗으면 가려움을 더욱 의식하게 되는데 사람들 앞에서 마음 놓고 '벅벅' 긁을 수도 없기 때문에 슬며시 손을 쓰는 그런 형편이다.

일반적으로 무좀 치료는 오래 걸린다고 한다. 끈기가 중요한 만큼 완치는 어렵다. 대부분의 사람은 그럭저럭 포기해 버리는 것이 현실일 것이다.

식초를 바르면 좋다, 해변에서 햇볕을 쬐면 좋다, 마늘을 갈아 붙이면 좋다는 등 여러 가지 말들이 난무 하지만 "그래, 바로 이거야!"하는 결정적인 방법은 없는 것 같다.

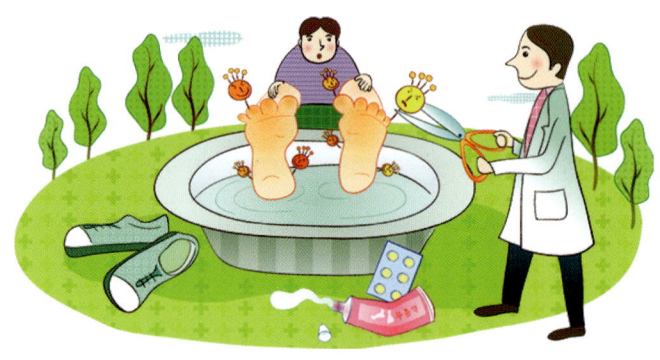

무좀은 백선균이라는 일종의 곰팡이가 피부에 기생하여 생기는 병으로 피부뿐만 아니라 발톱도 침범하는 일이 있다. 발톱이 울퉁불퉁하게 불투명해지다가 결국에는 푸석푸석 부서져버리게 된다.

그리고 발뿐만 아니라 손에도 수포가 생기는 경우가 있고 드물게는 전신이 침범당하기도 한다.

기껏해야 무좀! 이라고 말할 수가 없는 것이다.

"수고스럽게 약을 바를 필요도 없어지고 오로지 욕조에 들어가기만 하면 되니 이처럼 편할 수가 없습니다." 키시노씨는 대만족이라고 말한다. 지금은 아무리 늦게 귀가하더라도 반드시 자활수 욕조에 들어간다고 한다.

항상 구두를 신고 있어서 일어나는 일종의 문명병이라고도 하는 무좀! 이 무좀은 균을 뿌리 뽑지 않는 한 완전히 낫지 않는다. 그것이 자활수 욕조에 들어가면 낫기 때문에 "이렇게 편한 일은 없습니다!"라고 말하는 것도 당연하다.

이 밖에도 나에게 보내온 자활수의 효과에 대한 보고가 많다. 그 중에서 몇 개를 골라 게재해 본다.

주부 습진에 효과 있는 자활수

주부는 물을 만지는 경우가 많아 아무래도 손이 거칠어지게 된다. 부엌용 세제는 "손에 순하다" "부드럽다"라는 점을 판매 전략으로 내세우는 세제도 적지 않지만 매일매일 사용하다 보면 피부가 약한 사람은 아무래도 거칠어진다.

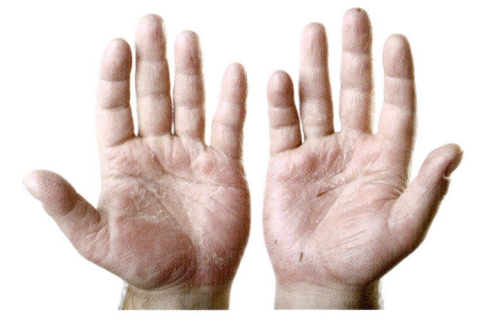

동경 구로다구에 사는 주부 야마노우치 히사코山內壽子씨는 손톱이 갈라지고 손끝이 거무스름해지며, 단단해진 상당히 심한 증상을 보이고 있다. 벌써 7~8년이 되었다고 한다. 특히 초봄에 심해지는데 물을 쓸 때는 비닐장갑을 낀다고 한다.

그런 야마노우치씨는 어느 메이커에서 자활수 처리기의 모니터를 요청받은 것이 계기가 되어 자활수를 사용하게 되었다.

그러자 어찌된 일인가! 사용하기 시작하여 2일째 손끝에 갈라진 금이 없어지기 시작했다. 자활수 때문일까 라고도 생각했지만 치유의 속도가 너무 빨라 그저 우연일지도 모른다고 생각했다고 한다.

1주일간 자활수를 사용하다 보니 점점 거칠던 손이 좋아졌다. 그런데도 야마노우치씨는 우연히 손에 무엇인가 좋은 조건이 겹쳐진 탓이지, 그것이 자활수 때문이라고는 믿지 않았다고 한다.

그 메이커에서는 모니터를 할 때에 우선 1주일간 자활수 처리기를 장착해서 자활수를 사용한다. ➡ 2주째는 처리기를 빼고 보통의 수돗물을 사용한다. ➡ 3주째는 다시 처리기를 장착해서 자활수를 사용한다라는 사용법을 제시했기 때문에 야마노우치씨도 첫 1주일이 지나 처리기를 빼내고 원래의 수돗물을 사용하였다.

그러자 다음날부터 모처럼 좋아졌던 손가락이 다시 거칠어지며, 악화되기 시작했다고 한다. 1주일이 지나서 손가락은 이전과 같이 거무스름하고 단단해져 버리며, 거칠어졌다.

이렇게 되고 나서야 야마노우치씨는 "자활수 때문에 좋아졌던 것은 아닐까‥" 라고 생각하기 시작했다고 한다.

다시 전과 같이 자활수 처리기를 수도관에 장착하고 수돗물을 사용해 보니 예측한 대로 거무스레하던 손가락이 다시 깨끗해졌다. 틀림없이 자활수의 힘이라고 믿게 되었다고 한다.

"자활수는 정말 놀라운 것입니다." 야마노우치씨의 솔직한 사용후기이다.

또 다른 한사람 치바현 카시와시에 사는 주부 쿠라하시 사토코倉橋聰子씨(34세)는 물로 손이 거칠어져 고생을 하고 있었다.

쿠라하시씨의 경우는 손가락 끝에 작은 수포가 생긴다. 벌써 몇 년이나 만성화되어서 작은 자국으로 피부가 벗겨지고 있다. 역시 부엌용 세제 탓일 것이다.

여담이지만 쿠라하시씨가 사는 히카리가오카 단지는 수돗물이 아니라 우물물을 사용하고 있다. 이전에 동경시내에 살고 있을 때에는 수돗물이었다. 역시 우물물은 뭔가 다르게 물맛이 좋다고 느끼고 있다.

쿠라하시씨도 자활수 처리기를 장착하여 자활수를 사용해 보니 거칠었던 피부가 매끈해지고 벗겨지지 않게 되었다. "정말로 불가사의 합니다."라며 그녀도 자활수 효과에 놀라고 있었다.

"손도 거칠어지지 않게 되었지만 아이들의 기저귀 발진에도 좋다."고 말하는 사람은 카나가와현 가와사키시의 노다 키요코 野田淸子 씨(30세).

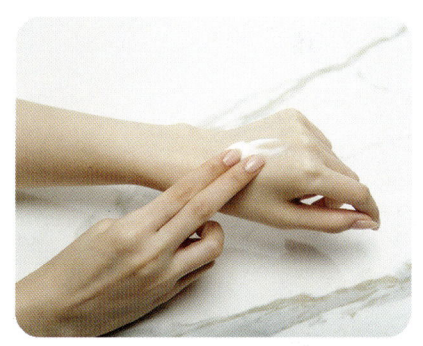

노다씨에게는 3살과 1살 남자 아이가 있다. 아직 기저귀를 못 뗀 1살 아기는 때때로 빨갛게 짓무르는 경우가 있어 밤에 목욕을 시키고 나서 약을 발라주고 있다.

욕조에 자활수 물을 받아 그 물로 아기를 씻기고 나서 노다씨는 시험 삼아 약을 바르지 않고 두었다. 평소라면 빨갛게 된 채로 낫지 않지만 다음날 아침에 살펴보니 완전히 깨끗해져 있었다고 한다.

노다씨 자신도 청소용 세제 등을 사용하면 곧바로 손이 거칠어져서 속상했지만 자활수를 사용하게 되면서 그런 염려는 없어져 버렸다.

이밖에도 뜨거운 물에 손이 거칠어진다는 사람이나 정원수 손질에 손이 거칠어지는 사람들에게도 자활수는 효력을 발휘하고 있다.

여성에게는 손이 아름다운 것보다 더 좋은 일은 없다. 손이 거칠어서 항상 핸드크림을 놓지 못하는 사람에게는 이보다 더 좋은 낭보는 없을 것이다.

구내염, 피부염이 치료된 사람들

그리고 노다씨는 구내염도 자활수로 좋아졌다.

걸핏하면 입속에 하얀 염증이 생기는 체질 때문에 상당히 오래전부터 생겼다 낫다를 반복하고 있었다고 한다. 보통은 생겨도 1주일 정도 놔두면 저절로 낫기 때문에 특별히 약을 바르는 일도 없지만 식사를 할 때 아프기 때문에 역시 신경이 쓰인다.

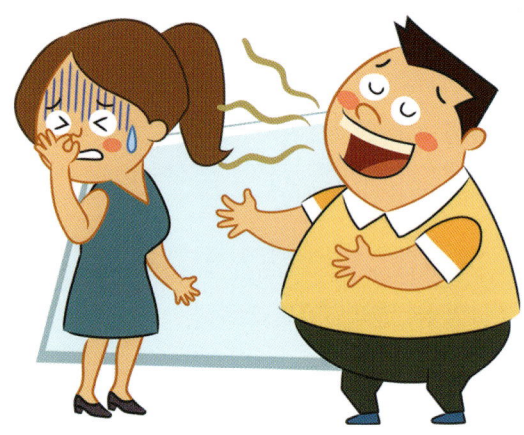

그것이 자활수를 마시기 시작하자 겨우 2일째 되는 날 나아버렸다. "보통은 1주일 정도 걸렸지만 어느새 좋아져서 놀랐습니다."라고 말하는 노다씨.

치바현 노다시의 주부 사토 카요 佐藤香代씨(33세)도 같은 체험자이다. 사토씨도 입속에 부스럼이 자주 생긴다. 커피나 홍차 등을 자주 마시기 때문에 그것 때문일지도 모르겠다는 생각은 하고 있던 중 자활수를 사용하게 되면서 어느새 부스럼이 없어지고 그 이후에는 생기지 않게 되었다고 한다.

그리고 사토씨는 3명의 여자 아이를 키우고 있다. 그 중에서 9살 딸은 아토피성 피부염으로 겨울이 되면 겨드랑이 밑에 백선과 같이 각질이 생기고 거칠거칠해진다.

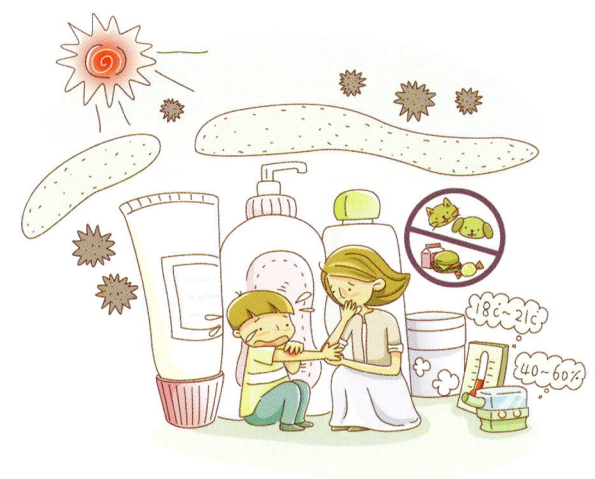

여행사에 근무하는 남편이 알레르기성 체질이라 유전이 아닐까하는 생각도 든다. 역시 부모에게 이런 체질이 있으면 아이에게도 생기기 쉽기는 하다. 그러나 알레르기성 체질은 정확하게는 유전이 아니다. 가족이 체질에 맞지 않는 동일한 음식물이나 몸에 반응하는 나쁜 음료수를 계속해서 섭취하면 그 가족에게 많이 생기는 것일 뿐이다.

여하튼, 이 아이는 부신피질 호르몬이 들어있는 약을 바르면 낫긴 하지만 사토씨는 약에 의존하는 것이 염려되어 알로에를 발라주고 있었다.

그랬던 것이 자활수로 채운 욕조에 들어가면서부터 우선 거칠거칠함이 없어졌다. 왠지 모르게 피부가 촉촉해지고 긁힌 상처와 같이 남아있던 자국도 깨끗해진 것이다.

"건조해져서 거칠거칠해지기 때문에 꼭 크림류를 발라왔지만 자활수 욕조에 들어가고 난 이후로는 그럴 필요도 없어지고 피부가 촉촉해집니다. 자활수가 정말 효과 있네요!" 사토씨의 말이다.

카나가와현 가와사키시에 살고 있는 주부 사카구치坂口知子씨(32세)도 자활수의 효과에 놀란 한 사람이다.

3살이 된 딸에게 역시 아토피성 피부염이 있다. 앞가슴에 항상 피부염이 생기는데 더운 계절에는 더 심해진다.

금년 초여름 1주일 정도 무더워졌을 때 앞가슴에 상당히 넓게 피부염이 생겼다. 보통 때 같으면 점점 악화해져 갔겠지만 자활수 욕조에 들어가기 시작하면서 거칠거칠함이 없어지고 2~3일 후에는 완치가 되었다고 한다.

"이제까지는 열심히 약을 바르고 있었지만 이제부터는 바를 필요가 없어질 것 같습니다. 이젠 무더위에도 안심입니다."하며 크게 기뻐하고 있다.

앞에서 러시아의 사라토프 의과대학의 보고서에서도 알레르기성 피부병에 자활수가 효과가 크다는 것을 기술하였었다.

어지간한 피부염, 피부병은 자활수 욕조에 들어가면 곧 나을 수 있다는 보고서를 보면, 피부병으로 고민하는 사람들에게는 큰 낭보인 것이다.

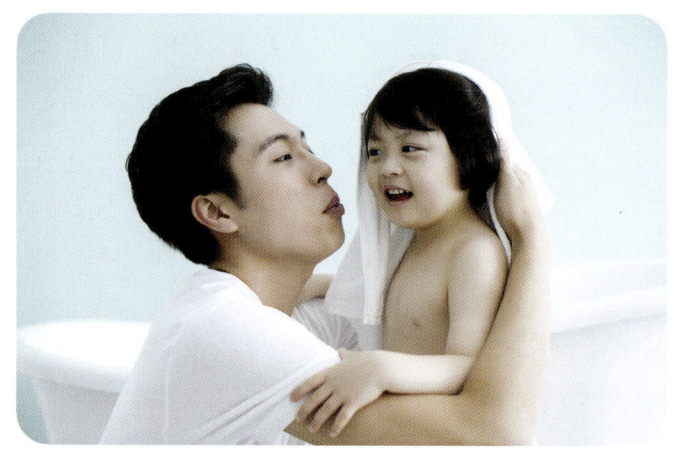

아토피를 극복하다

중학교 3학년이 되는 딸아이는 생후 6개월경부터 아토피성 피부염에 걸려 매일 밤중 2~3시가 되면 여기저기 가려워서 몸을 긁기 시작한다. 몸이 따뜻해지면 강렬한 가려움이 습격을 해 심하게 긁다보면 피가 날 때도 있다.

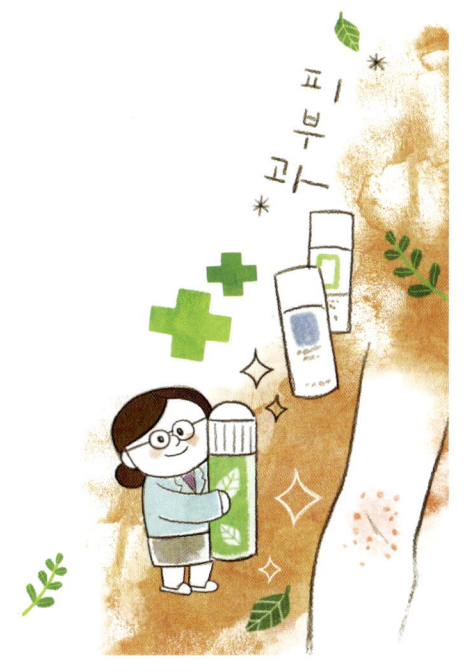

그런 모습은 정말로 가슴 아프지만 할 수 있는 일이라고는 바람을 몸에 쐬게 하여 온도를 떨어뜨려 일시적으로 가려움이 줄어들게 하는 것뿐이다.

그래서 남편과 교대로 딸아이를 데리고 한밤중에 밭길을 걸은 적도 한두 번이 아니다. 스테로이드(부신피질호르몬 연고)라고 하는 가려운 증상을 완화해 주는 바르는 약을 사용했었지만 그 약기운이 떨어지면 또 가려움증이 반복된다. 약의 부작용이 신경 쓰여도 이와 같은 효과를 내는 약도 없기 때문에 이 약을 쓰면서 가려움과 싸워갈 수밖에 없었다.

초등학교에 들어간 후에 건강식품에 의한 식사요법 등으로 병증이 좀 완화되기도 하였지만 목이나 눈 주변, 입 주변, 손발, 무릎의 뒤쪽 등 코끼리 가죽과 같이 피부가 단단해지고 꺼칠꺼칠한 피부로 변해 버렸다.

그러던 어느 날 지인인 무라야마씨는 부인도 아토피성 피부염으로 고생을 했지만 자활수 덕분에 깨끗이 완치되었다는 이야기를 듣게 되었다. 딸의 아토피에 조금이라도 좋아진다면 하고 지푸라기라도 잡는 심정으로 우리 집에도 그

'**자활수**'를 만들어 주는 장치를 설치하게 되었다.

그리고 나서는 기도하는 마음으로 매일 아침저녁으로 딸에게 자활수를 마시게 하고 자주 자활수 욕탕에 들어가게 했다.

1주일 정도 지나니 서서히 코끼리 같았던 딱딱하고 거칠었던 피부가 얇은 종이를 벗겨내듯이 조금씩 떨어져 나가기 시작했다. 오랫동안 꿈에도 그리던 매끈매끈, 반들반들한 피부로 되살아나기 시작했다.

이건 정말로 깜짝 놀랐다. 가는 곳마다 학교에서 선생님과 친구들, 미용사 등은 "따님의 피부가 어떻게 그렇게 깨끗해졌느냐?"라며 모두 한마디씩 했다. 그 소리를 옆에서 듣고 있는 딸의 기쁜 얼굴을 보면 무슨 말이 더 필요하겠는가!

이 체험을 사람들에게 들려줄 때는 무척 기뻐서 눈물이 나고 감격한 마음이 가슴 한가득 들이찬다. 그리고 이 자활수와 만나게 된 것을 마음속으로부터 감사하고 있다.

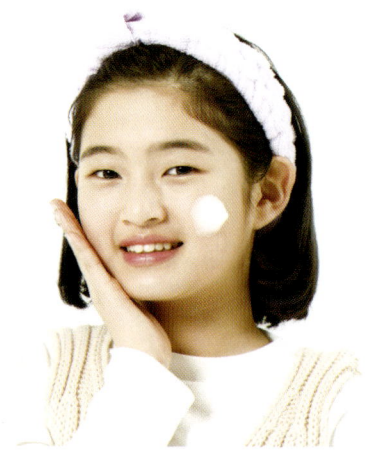

전립선 비대와 싸우다

나의 전립선 비대는 병이 많이 경과되어 말기이다. 전립선이 4월 초경에 날뛰기 시작했다. 소변은 찔끔찔끔, 배설 시에는 살을 에는 듯한 통증이 동반되었고, 화장실에 가는 횟수는 많지만 배변량만 아주 소량에 불과하다.

마침내 4월말에는 어쩔 수없이 수술 이야기가 오고갔다. 1996년(68세) 1월 왼쪽 신장 암으로 적출 수술, 1997년 1월 2월에 2번이나 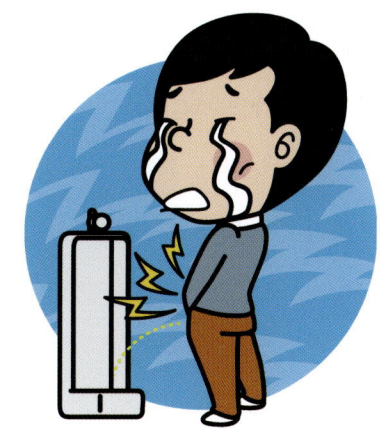 방광 종양 수술 등 수술이 모두 비뇨기계에 집중되어 있었기에 이번 수술은 내 나름대로 각오를 하지 않으면 안되었고 솔직히 말해서 망설여졌다.

어떻게든 수술만은 하지 않고 끝낼 좋은 방법은 없을까? 생각하고 있던 중 멀리 현 외에 살고 있던 친구가 예전에 "자활수로 전립선을 치료했다"고 들은 이야기가 생각이 나 서둘러 그 친구의 소개를 받아 카나자와에서 자활수 설명회에 참가하게 되었다.

설명회에서의 내용은 자기 활성수 제조장치에서 송출되는 자활수는 지금까지의 수돗물에 비해 H2O의 클러스터 사이즈가 작아진다는 것과 기존에 있던 수도관에 그대로 설치하는 타입이기 때문에 집안 전체의 물이 '**자활수**'가 된다는 것이었다.

서둘러 1997년 5월 11일에 집에 설치를 하게 되었다.

자활수를 마시고 나서 1주일이 되니 다량으로 소변을 배설할 수 있게 되었다. 나날이 통증도 줄어들어 지금은 완전히 통증이 사라졌다.

내가 생각하기에 전립선 그 자체는 어떻게 변화되었는지 알 수는 없지만 나의 변비상태가 방광 및 전립선 주변을 둘러싸고 있었으니까 그것이 없어지면서 환경이 정비되어진 것은 아닐까 하는 생각이 든다.

현재도 자활수는 매일 1.5~2 리터를 아침부터 마시고 있는데 그 덕분에 소변이 시원하게 잘 나온다. 통쾌, 상쾌하게 하루하루를 지내고 있다.

내가 물 설명회에서 얻은 지식으로는 '**자활수**'의 특성이다. 침투성이 높고 용해력, 세정력이 증가한다고 한다. 그리고 자활수는 체내에 보급되는 산소가 보다 크게 작용을 해 준다고 한다.

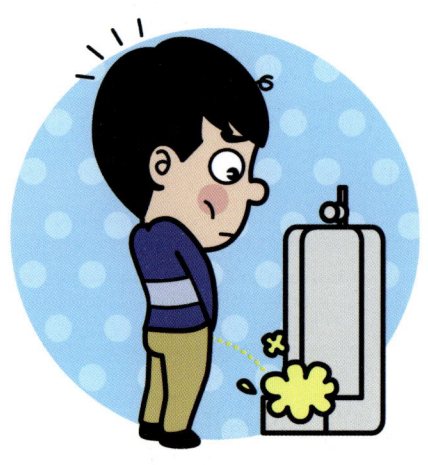

나는 선천성 부정맥과 당뇨병을 가지고 있다. 그런 상태에서 몇 번인가 수술을 했기 때문에 몸에는 보통사람 이상으로 신경을 쓴다. 좋은 일이라면 일단 부딪혀 보자! 라는 기분이었지만 지금은 건강하게 될 수 있는 미래를 보게 된 것 같다.

현재도 국립 카나자와 병원에 월 2회 외래로 가고 있지만 '**자활수**'를 애음하고 나서 1달이 된 6월 12일에 주치의로부터 방광 종양수술 후의 검사결과를 듣게 되었다. "흔적도 멍울들도 모두 없어졌다. 문제가 전혀 없다."고 하며 의사가 갸웃거렸다. '자활수'와 만난 덕분에 나의 후반 인생은 빛을 발하고 있다.

꽃이 피면 오래간다

방에 장식되어 있는 꽃이 자활수로 성장이 빨라지고 오래가는 것은 많은 사람들이 이구동성으로 말하는 일치된 효과이다.

동경도 신주쿠구에 살고 있는 코모리 小森悅子 (33세)씨는 자연식품 애호가이다. 사람들로부터 "꽃이 오래간다."는 말을 듣고 즉시 실험을 해보았다.

코모리씨는 이전부터 물을 산성 이온수와 알칼리 이온수로 나누는 전해수 제조기를 사용하고 있었다. 수돗물이 이 기구 안을 통과해서 산성 이온수와 알칼리 이온수로 나뉘어져 각각의 물 꼭지에서 나오는 구조로 되어있는 기구이다.

이 산성수와 알칼리수 그리고 자활수와 보통의 수돗물, 이렇게 4종류로 나누어서 히아신스의 알뿌리를 수경 재배하여 보았다고 한다. 이 실험은 나도 매우 흥미가 있어 그 결과를 흥미롭게 지켜보았다.

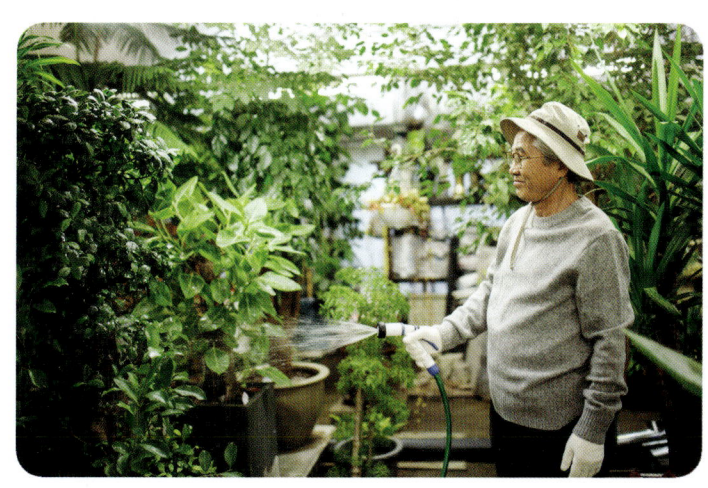

"시작하기 전에는 알칼리 이온수가 제일 성장이 빠르고 오래갈 것으로 생각했습니다. 그렇지만 실제로 시험해 보면 ① **자활수** ② **알칼리 이온수** ③ **산성 이온수** ④ **보통의 수돗물**의 순으로 성장이 빠르고 오래 갔습니다. 보통 수돗물은 그대로 두면 부패하든지 물이 탁하게 됩니다. 그러므로 수돗물을 사용한 것은 때때로 갈아주었지만 그때마다 다른 3종류의 물도 새로운 것으로 갈아주면서 실험하였습니다."

그리고 치바현 가마가야시의 주부 나카지마 中島芳子 (34세)씨는 "앞마당의 원추리를 잘라서 꽃병에 꽂아두면 평소에는 1주일 정도면 시들어버리는데 자활수에 꽂으면 10일간이나 갔기 때문에 조금은 놀랐습니다."라고 말한다.

자활수는 활성화된 물이기에 수돗물에 비해서 잘 부패하지 않는다는 특징이 있다. 또한 생화를 꽂으면 개화가 빨라지고 평소보다 꽃이 피어 오래간다.

동경도 스기나미구의 주부 시마바라 島原 由紀江 (34세)씨는 "꽃이 오래간다는 말을 지인에게 듣고 글라디올러스로 시험을 해보았습니다. 아직 꽃봉오리 상태인 것을 자활수와 수돗물로 나누어서 매일 물을 갈아줄 때마다 꼼꼼히 살펴보았는데 자활수 쪽의 꽃이 갑자기 피기 시작하는 느낌이었습니다."라고 말한다.

수돗물을 사용한 꽃은 아래에서 하나씩 차례로 피기 시작하는데 비해 자활수 쪽은 2개의 꽃봉오리가 비슷하게 피기 시작했고 꽃이 전부 핀 것은 자활수가 4일째, 수돗물은 그보다 3일 늦었다.

"빨리 피기 시작했으므로 시드는 것도 빠를 것이다라고 생각하고 있었는데 정반대로 수돗물 쪽이 마지막 꽃봉오리가 필 때에 맨 처음에 핀 아래의 꽃은 벌써 시들어가고 있었습니다. 자활수 쪽은 생생하였지만……"

시마바라씨는 경제적이라 좋다고 웃으면서 이렇게 말하였다.

"결국 꽃은 1.5배 정도 자활수 쪽이 오래가는 것 같다. 이전에는 자른 꽃을 오래 가게 하는 약품을 사용하였지만 꽃이 드라이플라워와 같은 느낌이 되어 기묘하게 시든 모양을 띤다. 확실히 길게 피긴 하지만 왠지 부자연스럽고 꽃이 가엾다는 생각이 들어 지금은 계속해서 자활수를 사용하고 있습니다."

시마바라씨 만큼 치밀하게 관찰은 하지 않더라도 [**꽃이 오래간다**]는 느낌을 가진 사람은 많다.

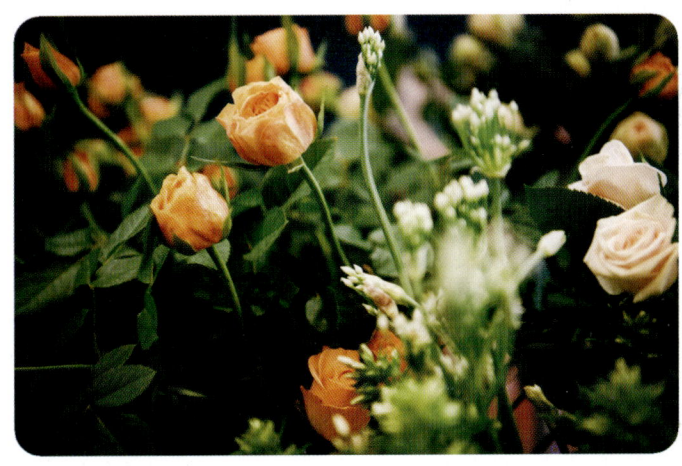

"도깨비부채꽃을 꽂아보니 물 빨아들임이 좋고 싱싱하게 평소보다 오래 피어 있었다."

"결혼식 피로연에서 받은 카네이션이 1주일이나 피어 있다"

"장미꽃이 평소보다 2배 정도나 버텼다"는 등 자활수의 힘에 놀란 말들이 들려왔다.

일본 TV의 인기 아나운서 도쿠미츠德光和夫씨의 자택에도 지인에게 받은 자활수 처리기를 달아놓고 있다. 도쿠미츠씨는 "아내의 말이 꽃꽂이가 오래가는 것은 확실하다고 한다."며 이상하다는 듯 말해주었다.

이 꽃에 대한 실험은 나도 지방 지도원 8명에게 실험을 하게 해 보았는데 5명이 "확실한 차이를 보았다"하였고 다른 2명은 "그다지 잘 알 수 없었다"라는 보고를 받았다. 이것은 지역에 따라서 수돗물의 질이 다른 점, 꽃 가까이에 TV나 비디오, 형광등 등이 있는지 없는지 등의 실험 조건, 장소의 차이에 따라서 결과가 달라진다. 엄밀하게 하는 것이 제일 중요하지만, 누구나 한 번쯤은 시험을 해보기 바란다.

치바현 우라야스시에 사는 주부 와다和田徹子(35세)씨는 자활수를 무씨에 뿌려 싹을 재배하는데 성장이 빠르고 맛이 상당히 매워진다고 한다.

"무싹은 원래 얼얼한 맛이 있지만 자활수를 사용하면 더 매워집니다. 너무 매운 것은 아닐까. 원래 무 싹이란 이런 것일지도 모르겠다는 생각이 듭니다. 자활수로 식물 본래의 맛이 살아난다고나 할까……"

무싹을 자활수로 재배하면 발아는 수돗물보다도 조금 늦는 경향이 있다고 한다. 그 대신에 발아한 후에는 성장이 부쩍부쩍 빨라지고 길이도 길어진다.

무싹은 가정에서도 손쉽게 재배할 수 있으므로, 이것도 한번 시도해 보면 어떨까요?

대호평을 받는 자활수 목욕탕

목욕용 자활수 처리기를 사용한 사람들의 감상은 매우 호평적이었다.

동경도 가쓰시카구의 주부 마에다 前田 景子(51세)씨는 "수돗물 욕조에 한번 들어가고 나면 목욕물이 미끈거리는 느낌이 들고 욕조 안쪽에 때가 끼지만 자활수를 사용하면 그런 미끈거림이 적어지고 목욕물이 깨끗한 채로 오래갑니다. 욕조 청소가 편해 졌습니다."라며 크게 기뻐했다.

그리고 에도가와구의 주부 도요타 豊田 八重子(37세)씨도 "평소에는 다음 날 욕조의 뚜껑을 열면 독특한 싫은 냄새가 났지만 자활수 욕조에서는 그런 냄새도 안나고 욕조가 더러워지지 않으므로 목욕물을 가는 것이 아까울 정도입니다. 다시 데워서 기분 좋게 목욕할 수 있게 되었습니다"라고 말한다.

자활수가 실용화된 제1탄이 "물때가 끼지 않는" 점에 있다는 것을 다시 생각해 보면 욕조 안에 미끈거림이 적고 청소가 편해지는 것은 당연한 것이다.

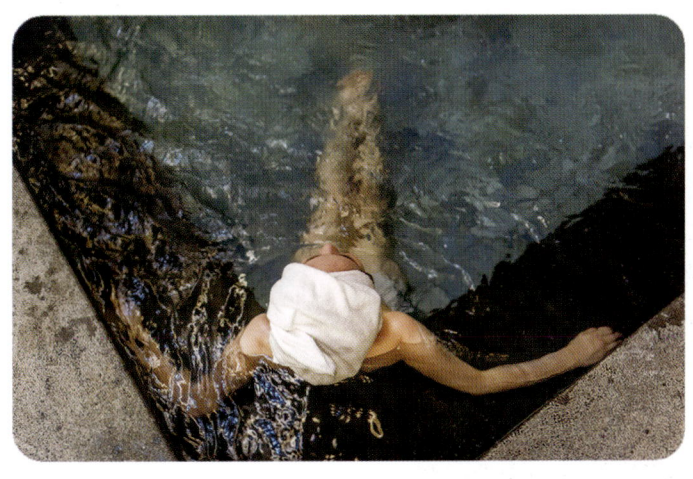

욕조 청소는 주부에게 힘든 노동이다. 자활수를 사용하면 그 수고를 지금의 몇 분의 1로 경감할 수 있다.

그리고 자활수 목욕의 특징으로 목욕물 자체가 부드럽고 피부에 좋다는 것을 들 수 있다. 마에다씨는 "남편도 **목욕물이 부드럽다!**라고 말합니다. 나는 머리를 감을 때 욕조의 목욕물을 사용하지만 감고 나면 촉촉하게 머리가 가벼운 느낌입니다. 매우 기분이 좋습니다"라고 말한다.

고토구의 주부 타카하시高橋春代 (32세)씨도 같은 소견을 말하고 있다.

"나는 매일 샴푸하지 않으면 머리가 끈적거려서 곤란했지만 자활수로 머리를 감게 되면서 머리가 부슬부슬 해지고 지금은 하루 걸러서 샴푸를 해도 아주 좋습니다. 머리 샴푸는 매우 수고롭고 귀찮은 것인데 큰 도움이 됩니다"

이밖에 "우선, 목욕을 할 때 평소와 같이 피부를 자극하는 느낌이 없어졌다", "목욕 후에 한기를 느끼지 않게 되었고 피곤함도 풀어졌다"라는 등 보고를 많이 받았다.

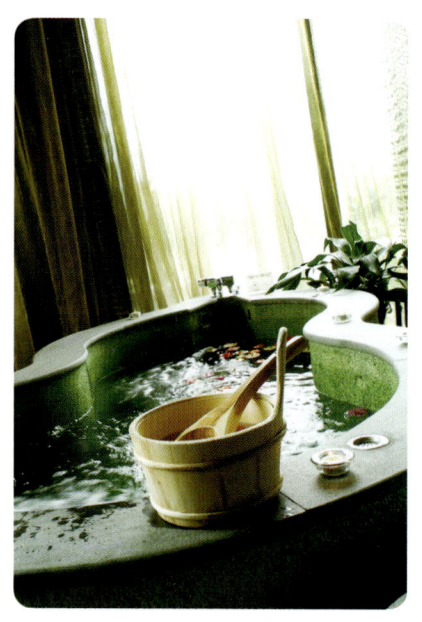

현대인은 목욕을 좋아하여 매일 입욕하는 사람도 적지 않다. 그런 만큼 보다 쾌적한 기분으로 입욕을 하고 싶은 것이다.

부드럽고 뜨거운 물에 몸을 느긋하게 담그면 피곤이 충분히 풀어지며, 내일의 활력이 충만해진다.

자활수 목욕은 이렇게 정신을 릴렉스시키는 효과가 매우 크고 건강관리에 한층 도움이 되고 있다.

자활수를 알아보는 벌과 나비

꽃이나 무 싹 등 식물뿐 아니라 곤충이나 금붕어 등 동물에서도 자활수의 파워를 볼 수 있다.

후쿠오카시에 사는 공장 경영자 사사키佐々木勇(45세)씨의 말에 의하면 자활수와 보통 물에서 꿀벌이나 박각시 나방이 보통 물 쪽으로는 다가오지 않고 반드시 자활수 쪽으로 모인다고 한다.

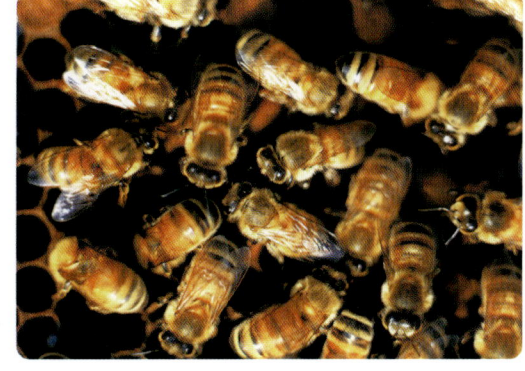

사사키씨의 공장 밖에 있는 손 씻는 곳에 몇 개의 수도꼭지 중 하나에만 자기처리장치를 설치하고 나머지 수도꼭지에는 특별한 장치를 하지 않았다.

흘러나오는 물은 인간에게는 모두 같은 것처럼 보이지만 꿀벌이나 나방은 그 차이를 확실히 아는 것 같다. 자기처리기를 장착한 수도꼭지에서 나오는 자활수 쪽으로 모두 날아가서 모인다.

이것은 자연 속의 동물들이 우리보다도 훨씬 민감한 레이더(자연 감지력)을 갖고 있기 때문이다. 그들은 본능적으로 활성화된 물을 찾는 것이다.

인간도 동물이므로 좋은 물, 활성화된 물을 몸으로 구별해서 느낄 수 있으면 좋겠지만 문화나 문명을 추구하며, 오래 진화되는 역사 속에서 아무래도 그런 능력을 잃어버린 것 같다.

반면에 다른 동물들에게는 이런 날카로운 자연 감지능력이 있다. 부러울 따름이다.

사사키씨의 말을 들어 보면 우리들은 조금 더 물에 주의를 기울이지 않으면 안 되겠다는 생각이 강하게 든다.

가령, 친근한 생물로 금붕어가 있다. 관상용 금붕어를 키워본 사람 중에는 방금 갈아준 수돗물에 금붕어를 넣어 놓았다가 금붕어가 죽어버린 경험을 했던 사람도 있을 것이다.

수도꼭지에서 직접 나온 물은 반드시 하루를 두었다가 사용할 필요가 있다. 이것은 수돗물에 포함된 염소 등이 금붕어를 해치기 때문이다. 인간과 달리 몸집이 작은 금붕어에게는 목숨을 앗아가는 해로운 것이기 때문이다.

그러나 자활수라면 직접 수조에 넣어 금붕어를 키우더라도 문제가 없다. 활성화된 물이므로 금붕어는 괴로워하는 일없이 수돗물로 키운 경우보다도 오래 살게 된다.

어항이나 양식장 등에서 이미 자활수 처리기를 사용하고 있는 것도 모두 이러한 점 때문이다.

자활수의 이용은 이런 곳에까지 이르고 있는 것이다.

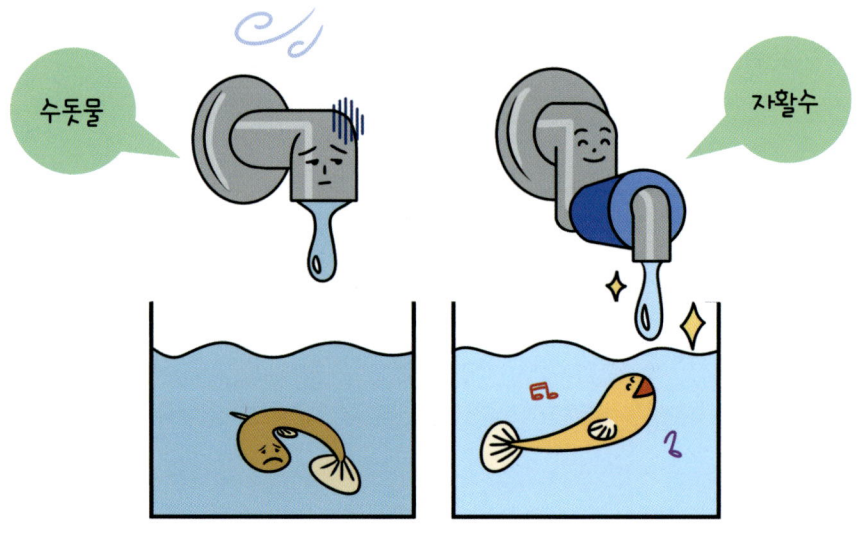

2. 자활수장치 메이커의 모니터링 보고서

자활수의 맛 비교 ① 전문점 모니터링

어느 자활수 처리기 메이커가 올 봄 음식업 및 식품 제조업자들을 대상으로 앙케이트 조사를 한 것을 '일본건미회 건강지도부 건강기구 조사반'이 입수하였다. 업자들의 조사결과를 여기에서 공개하려고 한다.

A. 수도꼭지에 직접 다는 꼭지 타입을 사용
① 물이나 얼음의 맛이 어떻게 변했는지?
② 세척물의 오염이 잘 제거되었는지?
③ 손의 거칠음이 없어졌는지?

B. 탁상 타입을 사용 100% 과일즙 주스를 자기활성화장치 속으로 통과시킨 후
① 맛이 있어졌는지? ② 맛은 부드러워졌는지?
③ 달게 느껴졌는지? ④ 마시기 쉬워졌는지?
⑤ 신맛이 줄어들었는지? ⑥ 풍미가 좋아졌는지?

결과는 다음과 같았다.

A 결과   A는 점포주에 대한 앙케이트
① 물이나 얼음의 맛은 거의 모든 사람들이 "맛이 좋아졌다."고 답했다.
② 세척물의 오염물질이 "잘 떨어진다." 약 30%, "변함이 없다."는 나머지 70%
③ 손의 거칠음은 "없어졌다"와 "변함이 없다"가 50%씩

어느 경우나 맛이 없어졌다, 오염물이 더 떨어지지 않았다, 더욱 거칠어졌다. 는 등의 부정적인 대답은 없었다.

> **B 결과**   B는 각 점포에서의 손님에 대한 앙케이트 [표1 참조]
>
> ① [맛있다] 67% ② [부드러워졌다] 80%
> ③ [달게 느껴졌다] 69% ④ [마시기 쉬워졌다] 77%
> ⑤ [신맛이 줄었다] 61% ⑥ [풍미가 좋다] 47%, [변함이 없다] 47%

대충 보아도 상당히 높은 수치이다. 합계하면 **30%**의 사람이 **[변함이 없다]**고 대답한 반면에 70%나 되는 사람이 변화를 인정하고 그 중 **67%**의 사람이 **[맛있어졌다] [마시기 쉬워졌다]**고 대답했다. A와 마찬가지로 [맛이 없어졌다] [풍미가 나쁘다]라는 부정적인 대답의 수치는 극히 적다는 것을 알 수 있다.

일부만을 입수한 앙케이트이지만 **자활수**나 **자활수로 만든 얼음**은 여지없이 **[맛있다]**였고, 음료수가 **[맛있게 바뀐다]**는 것도 보고되고 있다.

[표1] 오렌지 주스 시음 비교 결과

항 목	회 답			합 계
a 자기활성수장치를 사용한 것이	맛있다	맛없다	모르겠다	100
	67	7	26	
b 맛이 부드러워	졌다	지지 않았다	모르겠다	100
	80	20	–	
c 달게 느껴지게	되었다	되지 않았다	모르겠다	100
	69	31	–	
d 마시기(목너미) 쉬워	졌다	지지 않았다	모르겠다	100
	77	23	–	
e 신맛이	줄었다	늘었다	모르겠다	100
	61	3	36	
f 풍미가	좋다	나쁘다	모르겠다	100
	47	6	47	
평 균	67	15	18	100

음식업자와의 인터뷰

이 앙케이트를 의뢰한 점포주에게는 각각 개별적으로 취급하고 있는 음식품에 대하여 인터뷰도 진행하였다. 예를 들면, '초밥집에게는 **밥**, 두부점에게는 **두부**'라는 방식으로 자활수를 사용한 경우이다. 그것의 맛이 어떻게 변화했는지, 어떻게 느꼈는지를 직접 이야기를 들어서 정리한 것이다.

여하튼 음료수의 맛이나 음식물의 맛에 대해서는 까다로운 전문점 사람들이다. 평상시에도 남달리 신경을 써야 하는 사람들이다. 그런 사람들의 정직한 목소리를 들어보자.

인터뷰는 광범위하였지만 그 중의 몇 가지를 뽑아보았다.

● 가와사키시 타마구의 오쿠로스시(초밥집)• 이치노세(市瀨春美 31세)씨

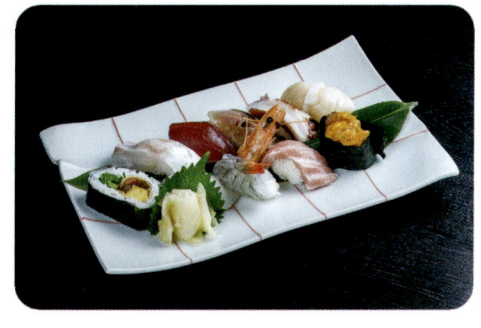

초밥은 흰쌀밥을 지은 뒤에 식초와 설탕을 섞어서 만드는데 자활수를 사용하여 밥을 지으면 손으로 쥘 때 가벼운 느낌이 듭니다. 보통은 무척 무겁지만 밥도 잘 지어지고 맛도 좋아졌습니다. 손님들에게 물어보면 대부분의 사람들이 맛이 좋아졌다고 합니다.

물은 확실히 맛있습니다. 손님 중에는 수도공사를 하고 있는 사람이 있습니다. 정말로 맛이 있는지 없는지 약품같은 것을 넣어서 조사해 보았는데 수돗물의 독특한 냄새가 사라지며, 정말로 맛있어졌다고 확실히 말해주었습니다.

● 요코하마시 토츠카구의 스낵 [카토레아]   키요미즈(淸水 57세)씨

"물맛이 좋아졌다"고 손님들이 말합니다. 부드러움을 느끼는 듯 합니다.

물을 사용하는 가게이므로 정수기를 사용하고 있습니다. 수도관과 커피 서버 사이에 정수기를 업자가 설치해 주었는데 크고 그다지 효과가 없는 것 같아서 지금은 더 이상 사용하지 않습니다.

나 자신은 생수를 마실 기회는 좀처럼 없습니다. 아파트에서 살고 있는데 물에서 냄새가 나기 때문입니다.

약을 복용할 때는 어쩔 수 없이 마시지만 보통 목이 마르거나 하면 우유나 커피 등을 마시곤 합니다.

자활수에 대해서는 잘 알지 못하지만 사람들이 물맛이 좋아졌다고 하니까 수도꼭지 타입을 하나 더 주문할까 생각 중입니다.

탁상 타입도 다루기 편할 뿐만 아니라 주스 등을 통과시키면 맛이 부드러워져서 좋다고 생각합니다.

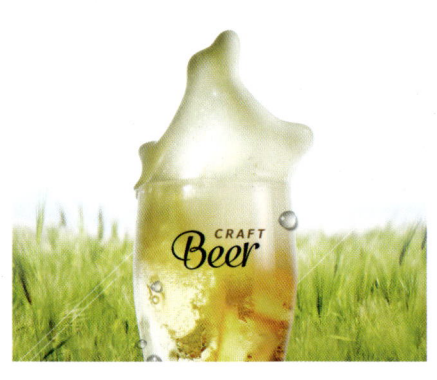

그 동안 맥주를 통과시켜서 시험을 해 보았는데 쓴맛이 사라지고 가벼워졌습니다. 손님 중에 "어느 메이커 맥주의 쓴맛이 좋다. 맛있다"라고 하는 사람이 있어서 그 맥주를 통과시켰더니 매우 가벼워져 버렸네!, "맛이 없어졌다!"라고 오히려 불평을 들은 적도 있었습니다.

"그래도 일반적으로는 맥주의 쓴맛이 싫다는 사람이 많은 것 같고 가볍고 순한 맛이 좋은 사람에게는 좋은 것이 아닐까요?"

● 요코하마시 가나자와구의 유하라기(由原木 두부점)   유하라기 에리코씨(36세)

"자활수를 사용해서 만든 두부는 단맛이 나며 맛이 더 좋습니다."

우리 집 두부는 손 두부로 맛이 좋다고 생각하지만 자활수를 사용하면 한층 맛이 더해지는데 손님들에게 물어보면 모두 그렇다고 말합니다.

두부는 만들 때 "간수"를 넣습니다. "간수"를 넣어서 굳히지만 아무래도 "간수"의 떫은 맛이 남아 있습니다.

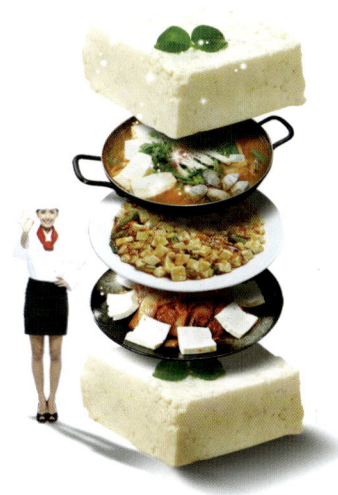

사람에 따라서는 이 "간수"의 맛이 좋다는 사람도 있지만 대부분은 싫어하는 사람이 많을 것입니다. "어쩔 수 없다"라고 포기하고 있었는데 자활수로 만들면 그 떫은맛이 상당히 없어진다고나 할까 하여튼 매우 부드러운 맛이 됩니다. 이것이야말로 좋다고 실감합니다.

매실을 브랜디에 담그지만 물로 희석할 때 자활수를 사용하면 매우 맛있어집니다. 특히 브랜디의 양을 적게 하고 물을 많이 하면 그 차이를 더 잘 알 수 있습니다."

● 동경 메구로구의 레스토랑 [메이플 하우스]   와다 마사히코(和田正彦)씨(33세)

수돗물은 맛이 없지요. 표백분chloride of line의 냄새를 없애기 위해 음료용 냉수에는 레몬을 넣고 있지만 자활수를 사용하여 커피를 끓이면 물에서 냄새가 없어지며, 커피가 맛있어진다고 생각합니다.

목이 마를 경우에도 생수는 마시지 않기 때문에 주로 녹차나 우롱차를 마시고 있습니다.

자활수라는 말을 들은 적은 없었고 정말로 효과가 있을지 솔직히 반신반의 하였습니다.

자활수 처리기를 통과한 물을 탄 위스키는 라이트한 느낌입니다. 그리고 콜라를 통과시키면 김이 빠진 듯해집니다.

물맛이란 사람에 따라서 다르고 좋고 나쁨을 판단하는 것은 매우 어려운 것이 아닐까요? 그러므로 물로 희석한 위스키라든지 커피와 같은 맛이 있는 것에서 차이를 알 수 있는 것이 아닐까 생각합니다만…

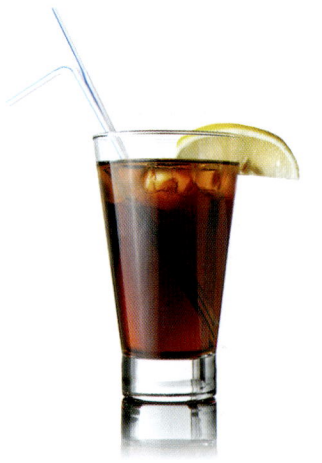
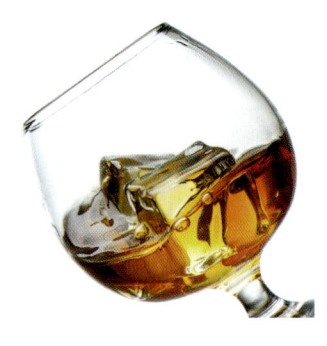

자활수의 맛 비교 ② 일반가정 모니터링

이번에 서술하는 것도 어느 자기처리기 메이커가 일반가정을 대상으로 자활수 시음 비교를 실행했을 때의 데이터이다.

몇 개는 앞의 조사와 중복되는 것도 있지만 전문점과는 달리 일반가정에서의 자활수 조사이므로 흥미로운 점이 많다.

> 1. 자기처리기를 통과한 자활수는 맛이 있는가?
> 2. 자활수를 사용해서 만든 얼음, 일본차, 커피, 홍차, 물로 희석한 술은 각각 이전과 비교해서 맛있어졌는가?

결과는 [표2]와 같다.

결과 1 물과 얼음은 **맛있어졌다** 라고 대답한 사람에게 감상을 물어보면 물에 대해서는 **순해졌다, 물의 냄새가 없어졌다, 깔끔해서 맛있다, 투명해진 것 같다** 등으로 대답했다.

얼음에 대해서는 **투명하고 깨끗하다, 단 느낌이 든다, 제빙 그릇에서 떼어내기 쉬워졌다**는 것이었다.

결과 2 자활수로 우려낸 녹차, 커피, 홍차, 그리고 자활수로 희석한 술에 대해서는 **맛있어졌다**라는 대답이 반 이상을 상회했다.

맛있어졌다고 대답한 사람은 어떠한 경우에도 공통적으로 **맛이 순해졌다**는 점을 들었다.

녹차는 감미가 증가하고 커피, 홍차는 쓴맛이 없어지고 자활수로 희석한 술은 가벼운 느낌이 들었다고 한다.

이번 조사의 결과로 자활수는 차나 희석한 술도 맛있게 한다는 것이 증명되었던 것이다.

그러면 이런 음료수가 아닌 음식물의 맛은 어떨까?

같은 조사에서 자활수를 사용한 밥이나 삶은 음식의 맛은 맛있어졌는지 어떤지를 물어보았다.

[표2] 자활수 사용 비교 결과

항 목	회 답			합 계
	맛있어졌다	맛없어졌다	모르겠다	
물	60	7	33	100
얼음	65	0	35	100
녹차	53	1	46	100
커피	56	0	44	100
홍차	53	0	47	100
희석 술	54	5	41	100
평 균	57	2	41	100

그 결과 이것도 "맛있어졌다"라고 대답한 사람이 반수를 크게 상회하고 나머지는 "변함이 없다"로 "맛없어졌다"라고 대답한 사람은 소수였다.

"맛있어졌다"는 사람의 소감으로는 자활수를 사용한 밥은 부드럽게 부풀어 하얗고 깨끗하게 지어지고, 죽을 만들면 맛이 더 좋아진다고 하였다. 특히 부드러운 밥을 좋아하는 사람에게는 호평이 많았다.

"밥은 이틀 정도 두면 아무래도 살짝 누레지지만 자활수를 사용한 것은 그럴 걱정이 없고 색도 변하지 않고 계속 하얀색 그대로입니다"라는 소리도 있었다.

그리고 야채 등의 삶은 음식물은 "재료의 맛이 살아서 맛있어 졌다"라는 소리가 제일 많다. 이것은 자활수가 재료의 맛을 끌어내기 때문일 것이다.

음식물을 삶으면 떫은 거품은 떠오르는데 "그 떫은 거품이 별로 나오지 않게 되었고 나오더라도 한 번에 확 나오기 때문에 걷어내기 쉽게 되었다"고 하는 사람도 있다.

혹시 이상과 같은 데이터를 믿기 힘들다는 사람은 스스로 시험해 볼 것을 추천한다. 자신의 혀로 감지한 것이 가장 확실한 것이기 때문이다. 가급적 선입관을 갖지 말고 시음, 시식을 해 보길 바란다.

여기에서 자활수가 아닌 보통의 물을 사용하여 만든 녹차나 커피, 홍차, 희석한 술 등을 자활수 처리기에 통과시키면 역시 같은 효과를 얻을 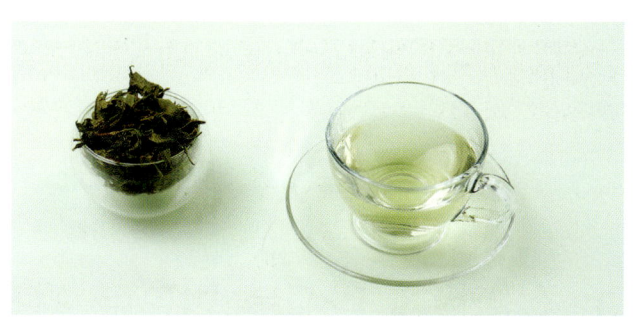 수 있고 마시기 쉽고 맛있어진다. 이것은 오렌지 주스의 예를 볼 필요도 없이 명백하다. (물론, 미리 자활수를 사용하고 다음에 자활수 처리기에 통과시키면 한층 좋지만…)

한편, 물맛에 좌우되기 쉬운 위스키를 희석한 술 등은 자활수로 만드는 것보다 물을 타지 말고 그 자체를 자기처리기를 통과시킨 쪽이 훨씬 맛이 좋아진다는 데이터도 있다. 청주도 마찬가지이다.

얄궂게도 위스키나 청주는 가격이 싼 것일수록 그 맛의 차이가 확실하다. 위스키는 1등급씩 올라가고, 청주는 2등급 술이 1등급 술로 변한다.

음주가는 술맛에 까다로운데 위스키나 청주는 현격하게 맛이 달라져 놀라는 사람이 많다. 이 실험들도 포함해서 반드시 한번 시험해 보면 좋겠다.

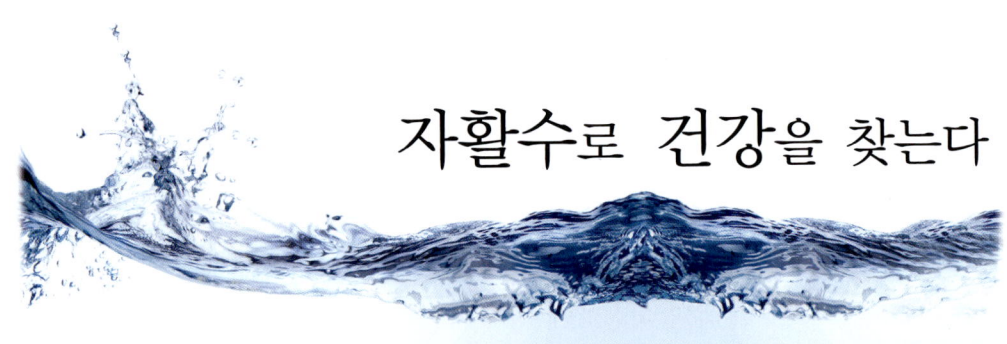

자활수로 건강을 찾는다

1. 올바르게 마시는 법으로 건강회복을

자활수를 마시면 당신의 몸은 반드시 건강을 되찾을 수가 있다. 그러나 그렇더라도 자활수를 대량으로 연이어 마시는 것은 좋지 않다. 함부로 마셔도 좋다는 것은 결코 아니다. 마시는 법이 문제이다.

이 장에서는 여러 증상에 따라 자활수를 올바르게 마시는 법에 대하여 소개하고자 한다.

우선 첫 번째는 자활수를 **"조금씩 홀짝홀짝 마셔라"**라는 것이다. 한 번에 벌컥벌컥 마시면 안된다. 젊은 사람이나 건강한 사람이라면 어느 정도 그렇게 마셔도 상관없겠지만 병약한 사람이나 체질 개선을 희망하는 사람은 한꺼번에 마셔서는 안된다.

이것은 자활수 요법뿐만이 아니라 보통의 물을 마실 때도 마찬가지로 중요한 포인트이다.

인도 독립운동에 투신했던 간디는 "물을 씹어서 마셔라"라고 사람들에게 가르쳤다.

'벌컥벌컥' 마시면 위액이나 장액이 엷어지고 신장이 풀 회전하지 않으면 안되고 필요 이상으로 몸에 부담을 줄 수 있어서 좋지 않다.

지금부터 십여 년 전 **물 마시는 요법**이 크게 유행한 적이 있었다.

변비가 있는 사람에게는 **아침에 일어나자마자 물 한 그릇, 위장병**이 있는 사람에게는 **3잔의 컵** …등, 요법을 전

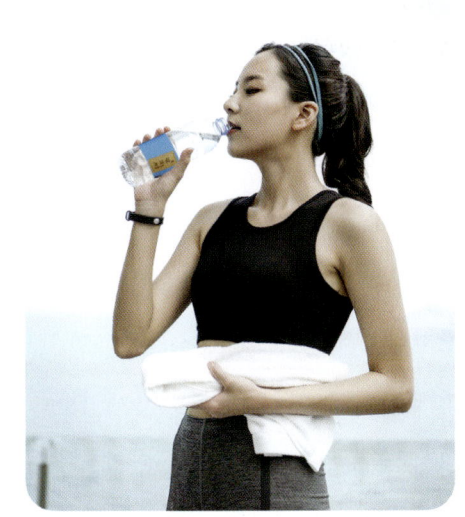

적으로 믿은 사람들이 어떻게든 그 양을 다 마셔버리려고 단박에 물을 마시기 시작했다.

그 결과 반년 정도 지나면서 정도가 심한 냉증, 허탈감, 불면증 등을 호소하는 사람이 속출하였다.

당시 나의 건강 도장에서는 그 "물 마시는 요법 후유증" 환자가 계속 찾아와서 놀랐던 적이 있었다.

특히 체질적으로 허약한 사람(눈, 코, 인후나 폐, 기관지에 이상이 있는 사람)은 단번에 마시는 것은 절대로 해서는 안된다. 체력이 없는 사람, 병에서 회복된 지 얼마 되지 않은 사람 등도 입 속에서 물을 따뜻하게 하여 천천히 마시는 것이 중요하다.

"씹어서 마시자"라는 뜻은 '씹다'라는 동작으로 물의 온도를 체온과 같은 온도로 함과 동시에 산소를 체내에 넣는 것이기 때문이다. (이것은 타액선 호르몬 파로틴의 분비를 촉진하고 젊어짐에 특효가 있는) 타액과 입에 머금은 물을 섞으면서 조금씩 마시면 마음이 안정되고, 느긋한 정신상태가 되어 안절부절 하는 증상도 없어진다.

현대인은 식사를 할 때 **잘 씹는다**라는 행위를 잃어버리고 있다. 바쁜 탓인지 음식물을 넘기는 습관이 붙어버렸다.

초중학교 학생들의 식사 풍경을 보면 대부분의 어린이들이 충분하게 씹지 않고 무리하게 삼키고 있어 아연실색하게 한다. 그러므로 '지금'의 어린이들은 아래턱이 퇴화하여 가늘어지고 있다. 그것은 예전에 미식, 포식에 몰두하던 넓은 토지를 가진 지주들의 턱 골격과 비슷해져 가고 있다. 무서운 일이지만 더 이상 씹을 힘을 잃게 되는 것이다.

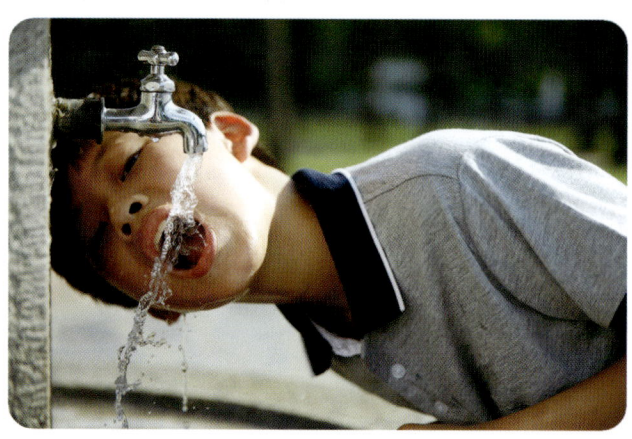

음식물조차 이렇기 때문에 물을 씹는 것은 생각조차 하지 않는다. 그저 한 번에 마시기만 한다. 이렇게 마시는 습관은 얼마나 정신을 혼란시키고 건강을 해치고 있는지 모른다. 약을 먹고 운동 후의 수분 보충, 더울 때에 한 잔은 건강한 사람이라면 한꺼번에 마셔도 상관없다. 그러나 허약 체질이나 병중에 있는 사람은 어떤 경우라도 물은 씹어서 마신다는 것을 잊어서는 안된다.

그리고 알아두어야 할 두 번째는 이 **자활수 요법에도 개인차가 있다**는 것이다.

사람에 따라서 증상의 정도도 다르고 체력의 정도도 다르다. 물론 생활환경도 다르다.

제시된 자활수의 양은 어디까지나 평균적인 것이라는 것을 인식해 두자. 자신에게 맞는 물 마시는 방법에 대하여 연구해 보길 바란다.

세 번째, **자활수 요법**은 하루 이틀에 눈에 띄는 효과가 나타나는 것은 아니라는 점이다. 최저 1개월, 아니 적어도 **3개월 정도는 꾸준히 실행**하기를 바란다.

1개월을 지나서도 아무런 효과도 없다면 조금 자활수의 양을 가하거나 마시는 시간대를 바꾸어 보면서 개인의 몸 컨디션에 맞게 변화시켜 가다보면 반드시 효과가 나타날 것이다.

말할 필요도 없지만 자활수는 몸을 활성화시키는 물이기 때문에 자활수로 어떤 병 증상이 일어나는 부작용은 전혀 없다. 안심하고 자활수 요법을 실행하기 바란다.

약한 위를 보호한다

[정말로 위가 좋지 않다]고 생각할 때 위의 상태는 2개의 타입으로 나누어 진다.

하나는 위의 움직임이 너무 활발해서 나타나는 위산과다증으로 배가 고플 때 위가 아프거나 쓰리다가 식사를 하면 좋아지는 상태이다.

다른 하나는 위하수나 만성위염으로 위의 움직임이 약하고 위산 분비가 나쁘기 때문에 일어나는 명치 언저리가 쓰리고 아프거나 위가 거북하다고 느끼며 식욕이 없는 상태이다.

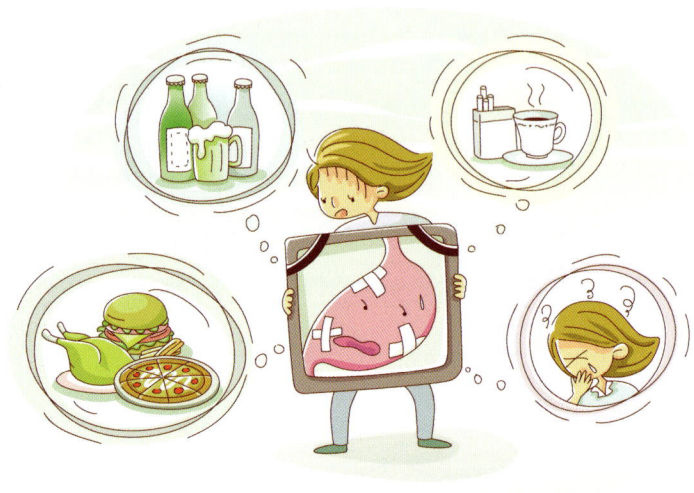

[위가 쓰리다] [위가 거북하다] [위가 아프다]고 함부로 약을 먹는 것은 그다지 탐탁하지 않다. 약은 어디까지나 일시적인 효과가 있을 뿐 근본적인 치료는 아니기 때문이다. 약에 의존하며 폭음, 폭식을 하는 것은 점점 위를 혹사시키는 행위이다.

그리고 위산 과다증은 알코올이나 커피의 과다 섭취, 흡연, 카레나 후추 등 향신료의 과도한 섭취가 큰 원인이라는 것이 일반적인 정설이지만 이것이 주원인은 아니다.

위 속에는 많은 강력한 산과 단백질을 분해하는 효소인 펩신이 있고 그리고 위의 내벽은 강력한 점액으로 보호되고 있어서 앞의 향신료나 알코올 등 자극적인 음식물로부터는 완전히 보호되고 있다.

이것보다 더 걱정스러운 것은
① 잘 씹지 않고 먹는 일
② 위장약의 습관성 복용
③ 호흡이 짧고 약하기 때문에 위장의 산소부족
④ 운동부족과 과식에 의한 위의 울혈
⑤ 극단적으로 너무 뜨거운 것과 너무 차가운 것을 번갈아 먹는 일
(예를 들면, 스튜 뒤에 아이스크림이나 샤베트를 먹는 것)

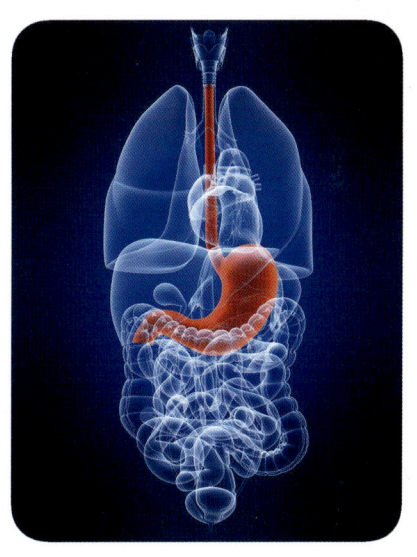

등이 가장 무서운 것이다. 그리고 작은 일에 끙끙 고민하는 스트레스, 다른 하나는 오락 등에 빠지거나 너무 늦은 심야까지 일을 하는 등 심야의 정신적 과로가 있다.

일이 바빠지는 연말이나 3월말에는 위산 과다증이 늘어나는 시즌이라는 것이 그것을 반증하고 있다.

이런 사람은 식생활을 개선함과 동시에 병행해서 자활수를 충분히 마시는 것이 상책이다. 자활수는 산을 중화하고 소화를 도와주기 때문에 식사 전(30

분~1시간 정도 전)의 컵 1잔 정도의 자활수가 가장 효과적이다.

만성 위염이나 위하수의 경우는 물을 한 번에 마시지 말고 하루에 7~8회로 나누어서 조금씩 한 모금씩 마셔야 한다. 그리고 위액을 묽게 되지 않도록 식사 중에 국물이 있는 음식을 자제한다. 음식물을 잘 씹으며, 충분한 시간을 갖고 식사를 하는 것이 좋다.

위가 약하다고 음식물을 부드럽게 만들어 먹지 말고 반대로 조금 단단한 것을 자주 씹는 방법으로 타액선을 자극한다. 입 속에서 많은 타액에 의해 소화를 돕고 천천히 위 속으로 음식물을 삼키는 것이 중요하다. 그리고 여러 번 씹어줌으로써 소량의 음식물로도 충분히 만족감을 얻고 포만감과 함께 과식도 막을 수 있다.

동맥경화를 예방한다

동맥경화의 직접적인 원인은 잘 알려져 있지 않다. 그러나 동맥경화를 일으키기 쉽게 하는 요소가 몇 가지 있다.

그것은

① 혈액 중의 혈청 콜레스테롤의 양

② 고혈압

③ 담배

④ 비만 등이다.

증상으로는 두통, 현기증, 어깨 결림, 수족이 저림, 등을 들 수 있다.

동맥경화가 진행되면 협심증, 심근경색, 뇌출혈, 뇌혈전, 노인성 치매, 요독증 등 무서운 병이 야기된다.

앞에서 자활수는 혈액 중의 콜레스테롤을 감소시키고 또 고혈압 환자와 동맥경화증 환자에게서 효과를 발휘하며, 혈압을 낮추는 것에 성공하였다고 서술하였다.

자활수를 마시면 동맥경화는 충분히 예방할 수 있고 이미 동맥경화가 시작된 사람에게도 효과가 있다는 것이 증명되고 있다.

자활수를 마시는 방법은 하루 5회 이상 조금씩 나누어서 천천히 마시는 것이 기본이다. 그리고 식사에서는 동물성 지방을 줄이고 식물성 지방을 많이 섭취해야 한다. 양질의 식물성 지방은 혈청 콜레스테롤을 줄이는 데 도움이 된다.

동맥경화가 두려운 사람의 경우 담배는 서서히 줄이는 것이 좋다. 담배를 전혀 피지 않는 사람에 비하여 하루 20개피 이상 피우는 사람에서는 심근 경색의 발병율이 2배 이상이라는 데이터가 있다.

그밖에 비만도 동맥경화에 박차를 가하고 있다. 특히 여성은 집에만 있는 경향이 있으므로 적극적으로 외출하고, 운동량을 늘리는 것이 중요하다. 그리고 마음과 몸의 스트레스를 발산시켜야 한다.

동맥경화는 갑자기 일어나는 것이 아니다. 평상시 먹는 것을 조심하는 것이 무엇보다 중요하다.

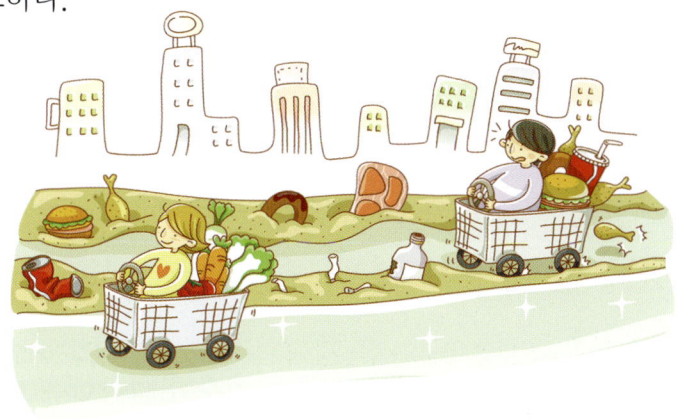

당뇨병을 컨트롤한다

최근에는 어린이에게도 당뇨병이 점점 늘어나는 경향이다. 어린이는 성인의 경우에 비해 급격하게 발병하고 중증으로 될 가능성이 높아 세심한 주의가 필요하다.

자신이 당뇨병이라고 깨닫게 되는 최대의 증상은 목이 마르며, 갈증을 자주 느끼는 증상인데 필요 이상으로 물을 마시게 된다.

더욱이 소변의 양도 많고 횟수도 늘어나며, 자주 화장실에 가게 된다. 이런 증상일 때에는 주의를 해야 한다.

당연히 소변에서 포도당이 나오지만 평소 소변의 색이나 냄새에는 그다지 관심을 갖지 않는 사람이 많아서 간과하기 쉽다.

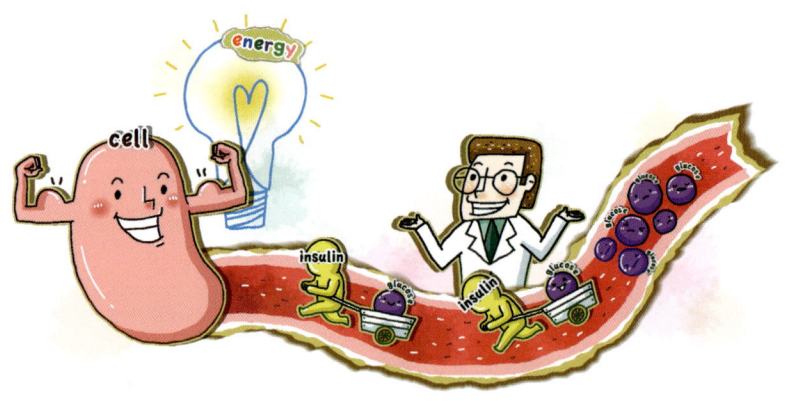

초기에는 식욕이 왕성해지므로 어쨌든 단 음식을 비롯해 마구 먹게 되며 살이 찌지만 증상이 많이 악화되면 반대로 살이 빠지기 시작하며, 몸이 나른하고 활기가 없어진다.

남성은 성욕이 감퇴하고, 여성은 월경 이상이 나타난다.

당뇨병 자체도 물론이지만 그것에 의해 일어나는 망막증, 협심증, 신장병, 신경증 등에 주의를 기울일 필요가 있다.

당뇨병이란 원래 [사치스런 병]이라고 말한다. 운동부족, 포식, 미식, 과자 포식(과당식)의 결과인 것으로 아프리카 원주민 등 기아에 허덕이는 사람들에게서는 볼 수 없는 병이다.

그래서 치료의 방법으로는 해초나 야채를 중심으로 한 채식, 해초식 위주로 할 것. 당분을 금지할 것. 그리고 양을 적게 하여 검소한 식사를 해야 한다.

그리고 목이 마를 때에는 보통의 물이 아닌 무엇보다도 우선 자활수를 마신다. 청량 음료수 등 단 물은 엄금이다. 특히 아침에 일어나서 컵 1잔 정도의 자활수를 매일 마셔야 한다.

앞에서 중국의 예에서도 말했듯이 당뇨병이 상당히 진행된 경우는 자활수 조금 많이(약 1.5리터) 아침, 점심, 밤에 나누어서 마시면 효과가 있다. 수분의 보충이 중요한 열쇠가 되는 병이므로 조금씩 천천히 마셔야 한다.

동시에 운동요법을 하면 상승효과가 있다. 운동을 하면 몸속에서 포도당이 연소되므로 인슐린이 절약되고 산보나 혹은 보통 잘 사용하지 않는 근육을 움직이게 하면서 몸의 균형을 잡아 준다. 요가, 체조, 가벼운 탁구나 테니스 등은 비만 방지에도 좋아 일거양득이라고 할 수 있다.

그러나 이 사치스런 병의 가장 좋은 특효법은 [단식 요법]이다.

이것은 1시기(1주일간~10일간 정도) 내장 모든 기관을 쉬게 하고 췌장에 충분한 휴식을 주는 것이다. 그렇긴 하지만 이것은 초심자 요법으로는 위험하므로 혹시 실행할 경우에는 의료인이 상주하는 전문 단식원을 대동하면 좋다.

그러나 가벼운 증상인 경우는 자활수 요법이 손쉽고 게다가 높은 효과를 기대할 수 있다.

고혈압을 낮춘다

10인 중 1인은 고혈압 환자라고 한다. 연령이 높아짐에 따라 그 비율도 높아지고 50세 이상이 되면 50% 이상이라는 높은 비율이 되는 것이 현실이다.

고혈압이라고 해서 반드시 동맥경화 등의 병을 일으키는 것은 아니지만 위험율이 높아지는 것도 사실이다.

고혈압의 원인은 선천적인 체질에 있다는 것이 정설이지만 평상시의 마음가짐 여하에 따라서(특히 음식 생활에서) 예방할 수도 있고 완치도 가능하다.

혈압은 서서히 높아지는 것이 보통이어서 어느 날 급격하게 높아져 고혈압을 자각하는 일은 없을 것이다.

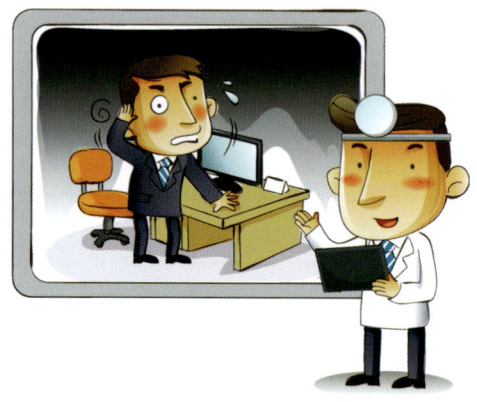

고혈압과 관련해서 흔히 회자되는 것이 식염의 섭취량이다. 염분을 많이 섭취하면 고혈압이 발생할 확률이 높다고 알려져 있다. 그렇지만 사실은 염분과 고혈압의 인과관계는 아직 해명되지 않았다.

1984년 7월 스위스에서 열린 '국제고혈압학회'에서 나고야 시립대학 의학부 교수 아오키靑木久三박사는 **[고혈압의 원인은 염분에 의한 것은 아니다]**라고 발표하여 세계적으로 주목을 받았다. 그리고 미국의 의학박사 여러 명도 같은 논문을 3년 전에 발표하였다.

그리고 나도 많은 고혈압 환자를 치료한 경험 상 [염분이 모든 원인은 아니다]라고 생각하게 되었다. 그러므로 염분이 굉장히 신경 쓰이는 사람은 감염하는 것이 좋고 전혀 신경 쓰지 않는 사람은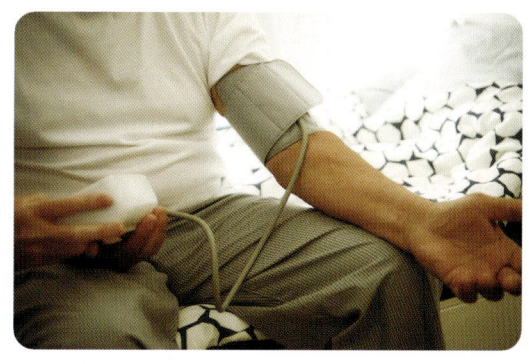
평소대로 섭취해도 좋다. 그것보다도 여기에서는 자활수로 치료하는 방법을 말해 보자.

러시아의 실험에서 자활수는 혈압을 내리는 효과가 있다는 것을 지적하였다. 활성화된 자활수가 몸의 밸런스를 조정하고 정상적인 혈압치로 돌아가게 한다는 것이다. 그리고 자활수는 몸에 피의 흐름을 좋게 하고 신진대사를 활발하게 하기 때문에 추위에 강한 저항력이 생기고 뇌졸증을 예방하기도 한다.

혈압을 내리기 위한 자활수의 음용법은 아침식사, 점심식사, 저녁식사 1시간 정도 전에 1컵 정도를 천천히 마시면 좋다.

그리고 흥분하면 혈압이 올라가므로 자활수로 항상 정신 상태를 안정시켜 두는 것도 중요한 포인트이다. 그리고 고혈압에서 가장 중요한 것은 [호흡의 깊이와 크기]이다. 자세가 나빠 가슴이 압박을 받으며 "얕고 약한" 호흡 리듬을 하는 사람은 허증虛症 타입의 고혈압이다.

항상 화를 잘내며, "짧고 빠른" 호흡 리듬을 하는 사람은 실증實症 타입의 고혈압이다. 둘 다 호흡의 흐트러짐이 원인이다. 고혈압인 사람은 의식적으로 [크게 들이마시는 호흡] [길고, 천천히 내쉬는 호흡]인 심호흡을 습관처럼 하는 것이 우선 제일이다.

천식을 개선시킨다

  기관지 천식은 야간 혹은 새벽에 호흡이 힘들어지고 호흡할 때 색색거리거나 신음소리를 내는 병으로 기관지가 경련하거나 점막이 부어올라서 가래가 나오기도 한다.

  천식은 최근에 증가하는 경향이 있는데 특히 농촌보다 도시에서 많다.

  계절적으로는 젊은 사람에서는 가을, 봄, 겨울의 순으로 발작이 일어나기 쉽지만, 노인은 겨울, 가을, 봄이 되고 여름은 가장 적다. 그러나 오랫동안 천식을 앓아온 사람에게는 계절은 그다지 관계없다. 1년 중 언제든지 발작을 일으킨다.

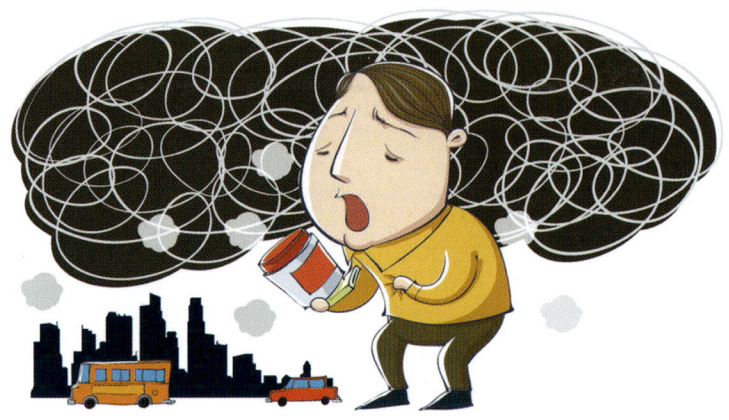

  원인으로는 알레르기, 대기오염, 자율신경 실조, 감염 등을 들 수 있다. 최근에는 꽃가루, 애완동물의 털, 먼지, 쓰레기 등이 알레르기성 천식을 조장하고 있다.

  천식은 발작이 여러 번 반복되면서 일상생활에 지장을 초래하고, 심신이 녹초가 되어버리는 경우가 많다. 본인뿐만 아니라 가족이나 주위 사람의 따스한

배려가 무엇보다도 중요하다.

　유전적인 체질에 크게 상관이 있다고는 하지만 천식 퇴치에는 평소의 식사나 음료수에 충분한 주의를 기울일 필요가 있다.

　그리고 아토피성 피부염이 있는 어린이는 앞으로 천식을 일으킬 가능성이 높기 때문에 특별히 신경을 쓰는 것이 바람직하다.

　물은 자활수를 한꺼번에 마시지 말고 조금씩 마시도록 한다. 식사는 칼슘을 포함한 작은 생선이나 생야채를 많이 섭취하고 과식이나 과로하지 않도록 한다.

　가급적 사람이 많은 곳은 피하고 어쩔 수 없이 외출할 때는 마스크를 쓰는 등 먼지를 마시지 않도록 해야 한다.

　그러나 근본적으로 치료하기 위해서는 [체질 개선]이 중요하다. 그러기 위해서는 발작이 가장 적은 여름철에 수영이나 요가체조(내가 만든 요가체조는 소아과학회에서 인정받고 [요가의 천식 체조]로 소아과 의사에 의해 발표되어 책으로도 나왔다) 등으로 뼈나 신경을 단련하여 알레르기를 일으키지 않는 몸으로 개조하는 것이 중요하다.

　만일을 위하여 [요가의 천식 체조] 중에서 대표적인 두 가지를 소개할 테니 자활수 요법에 병행하면 좋을 것이다.

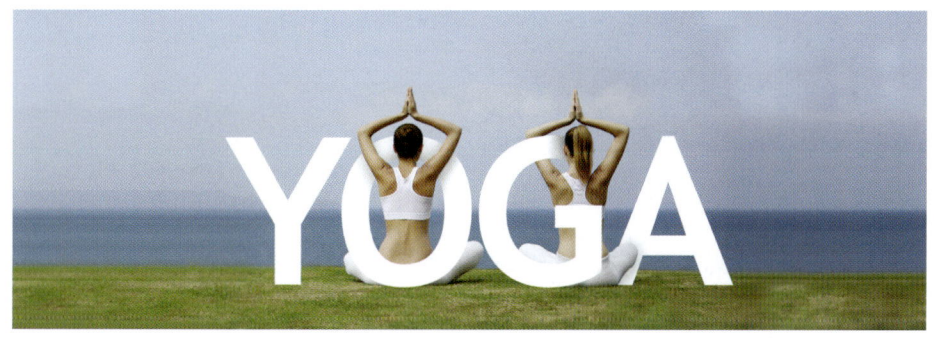

스프링 포즈

1

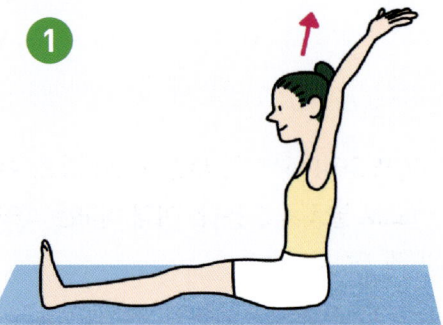

양다리를 쭉 펴서 앉고 양팔을 위로 똑바로 올린다.

2

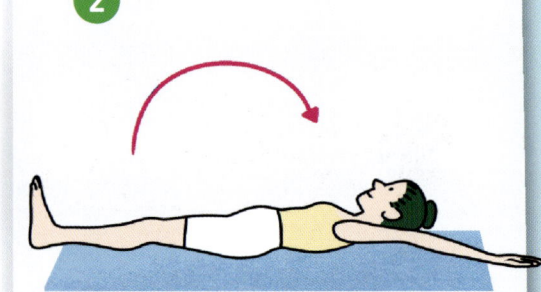

숨을 들이마시면서 천천히(최저 10초는 걸려서) 뒤로 눕는다.

3

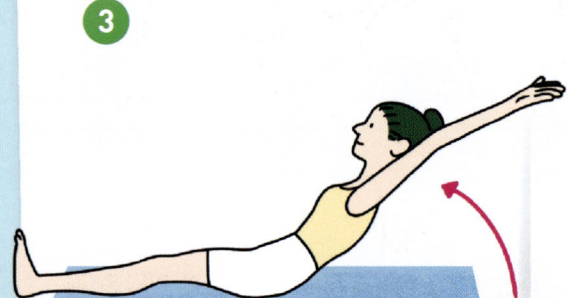

숨을 내쉬면서 이번에는 천천히 일어나고(앞의 두 배의 시간을 들인다) 다시 ❶의 자세로 되돌아간다.

4

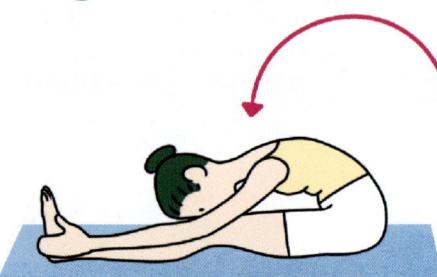

그대로 팔과 몸을 앞으로 구부리고 머리를 무릎에 댄다.

하복부를 의식하면서 ❶~❹까지를 3회 반복한다.

활 포즈

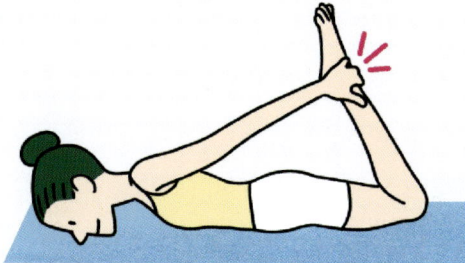

1 엎드려서 눕고 양 무릎을 구부리고, 손으로 발목을 잡는다. 이때 이마는 바닥에 딱 붙여둔다.

2 얼굴을 들고 숨을 들이마시고, 머리의 뒤를 의식한다. 이 상태로 다음 동작까지 잠깐 쉰다.

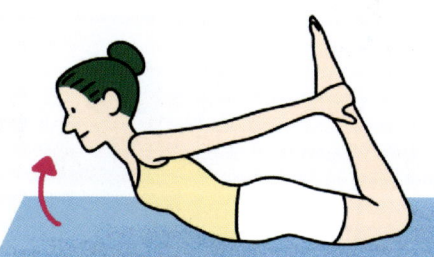

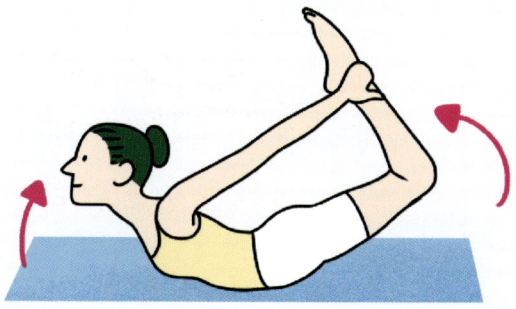

3 숨을 내쉬면서 상체와 양발을 활 모양이 되도록 올린다. 배꼽의 바로 뒤쪽을 의식하고 천천히 자연 호흡하면서 가능한 길게 이 자세를 유지한다.

❸ → ❷ → ❶의 순으로 숨을 쉬면서 몸을 바닥에 붙이고 ①의 자세로 10초 정도 쉰다.
❶ ~ ❸을 3번 반복한다.

설사를 멈추게 한다

설사할 때 특효약은 자활수이다. 흔히 [물은 배가 차가워지므로 따뜻한 차를 마시는 것이 좋지 않을까?] 라고 생각하는 사람도 있지만 그렇지 않다.

따뜻한 물이나 차로는 설사가 멈추지 않는다.

우선 물을 그것도 활성화된 자활수를 마셔야 한다.

설사는 체내의 수분을 필요 이상으로 빼앗아 가기 때문에 자주 물을 마셔서 수분을 보충해 주지 않으면 탈수 상태에 빠질 수 있다.

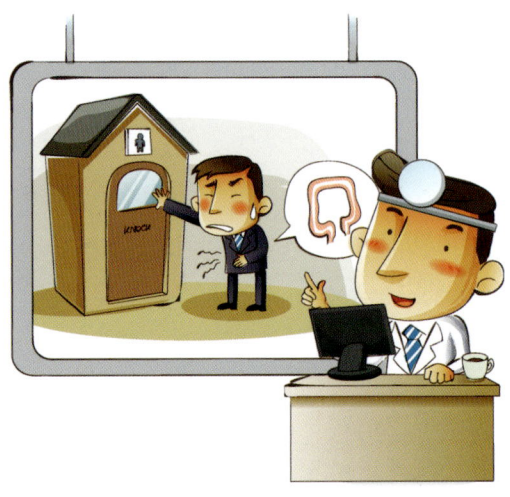

활성수인 자활수는 차와는 다르게 체내 세포에 흡수되면서 장의 상태를 조절하는 작용이 있다.

음식물은 소장에서 대장으로 들어갈 때쯤이면 질척질척한 죽과 같은 상태가 된다. 그것이 대장 속을 통과하면서 수분이 흡수되어 변이되는 것이지만 장의 운동이 항진되면 대장의 통과속도가 빨라져 그대로 배설되므로 설사가 된다.

또한 장의 점막으로부터 분비되는 장액의 양이 많아지면 설사가 되고 대장에서의 수분 흡수력이 저하될 때에도 마찬가지로 설사를 하게 된다.

따라서 보통의 물보다는 활성화된 자활수가 보다 빠르게 장의 상태를 조정하며, 설사를 멈추게 할 수 있다.

평소에도 설사 기질이 있는 사람은 몇 번에 걸쳐서 조금씩 자활수를 마시면 좋다.

설사일 때 식사에서 주의해야 할 것은 기름기가 많은 음식을 먹지 않을 것, 섬유질이 많은 야채 가령 우엉, 파슬리, 셀러리, 가스를 만들기 쉬운 감자류, 콩류는 섭취하지 않는 것이다. 그리고 죽 등을 먹어서 체력을 떨어지지 않게 신경을 써야 한다.

설사 중에는 아무것도 먹거나 마시지 않는 것이 좋다고 생각해서 참는 사람이 있지만, 여하튼 활성수를 마시면서 조금이라도 좋으니까 먹어야 한다.

변비를 해소시킨다

식사를 매일하며, 음식물을 섭취하는데도 불구하고 매일 배변이 없다는 것은 몸의 시스템이 원활하게 작용하지 않는다는 증거이다.

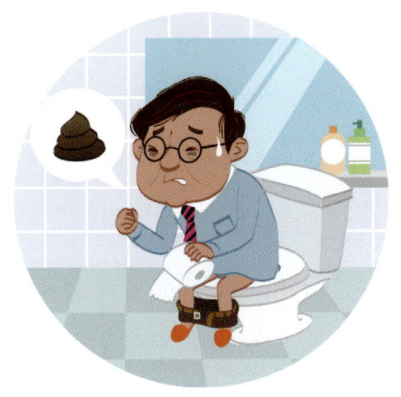

나는 근 10년 동안 식사는 2회 혹은 1회로 하고 있지만 2회 식사를 할 때는 2번 이상, 1회일 때에도 1번 이상 배변을 한다(3번의 식사는 십 수년 동안 한 적이 없다).

몸이 정밀하게 작용하고 있다면 이것은 당연한 일이다. 일반적으로는 3번이나 먹기 때문에 적어도 1회, 소화기계통이 완전히 작용하고 있다면 2회 정도는 배변하는 것이 좋다. 이것은 유아의 배변을 보면 잘 알 수 있다. 유아는 하루에 2회~3회 정도 배변을 한다.

여성에게는 변비 경향이 있는 사람이 많은데 변비는 만병의 근원이므로 하루라도 빨리 고치는 것이 좋다.

원래 변비는 장내의 물 부족이 첫 번째 원인이고, 두 번째는 음식물과 먹는 방법이, 세 번째는 장의 활동이 약해져 있는 것이 원인이다. 그래도 수분을 충분히 섭취하면 변이 부드러워지면서 원활하게 배변을 할 수 있게 된다.

한편, 다음에 소개하는 물을 마시는 요법은 **[냉증이 있는 사람] [너무 마른 사람] [변이 평소에 묽은 사람]** 등에게는 그다지 추천하고 싶지 않다. 특히 허증 체질인 사람(수족이 자주 차가워지고, 땀을 그다지 흘리지 않는 사람, 과격한 운동을 할 수 없는 사람 등)은 자신의 몸 컨디션을 잘 살펴보고 해야 한다. 그렇지 않으면 앞에서 말한 것처럼 수분 과잉의 피해를 입을 수 있다.

이 요법은 **[변이 딱딱한 사람] [화장실에서 오래 있는 사람]** 특히 실증의 체질인 사람(불그스레한 얼굴로 자주 땀이 나는 사람, 운동을 자주 하는 사람, 근육질로 몸이 견실한 사람)에게 적합하다.

하는 방법은, 아침에 깨어나서 곧 한 컵의 차가운 자활수를 이때만은 벌컥 마신다. 그러기 위해서는 전날 자활수를 냉장고에 넣어 두면 좋다.

조식에는 가급적 **탄수화물(당분)을 섭취하지 말 것**.

낮에는 **점심 1시간 전에 차가운 자활수를 한잔**. 이때는 **티스푼 1/3정도의 천일염**을 넣는다.

점심에는 **소화가 잘 되는 음식을 꼭꼭 잘 씹어서 천천히 먹는다**. (최저 30분

정도의 시간에 걸쳐서 먹는다)

저녁에는 저녁식사 1시간 전에 역시 **차가운 자활수를 한잔** 마신다. 역시 **천일염을 1/3 숟가락 정도** 넣어 마신다.

석식은 평소의 1/2 양으로 특히 기름진 음식, 탄수화물(당분)이 많이 함유된 음식은 금지. 잘 씹어서 먹어야 한다.

밤에는 **자기 전에 차가운 자활수를 1잔** 마신다.

자활수를 차갑게 하는 것은 몸에 넣었을 때 체온과의 온도차로 위장에 강한 자극을 주기 위함이다.

여러 번 이야기하지만 절대로 끓인 물은 마시지 말아야 한다. 한번 끓인 물을 마시면 마실수록 몸이 나른해지고 지구력, 스태미너 부족으로 허탈감이 덮쳐온다.

이 때 천일염을 넣는 것은 장관腸管의 체액이나 혈액과의 삼투압의 차이로 장내로 수분이 잘 보급되게 하기 위함이다.

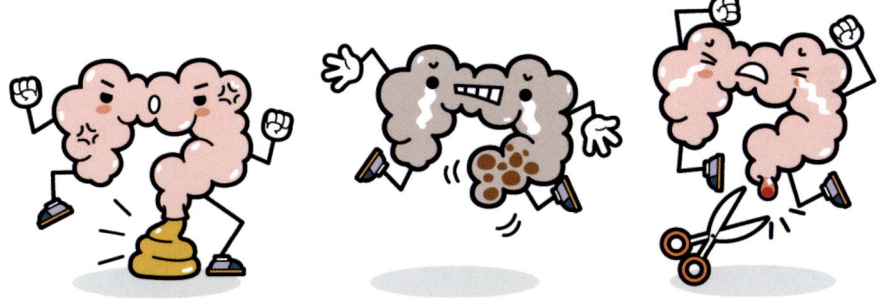

이 요법을 시작하면 사람에 따라서는 2일 정도 설사를 할지 모르지만 그것은 염려할 필요가 없다. 체내에 오래 머물던 숙변도 설사와 함께 배설되기 때문이다.

부드러운 변이 나오기 시작해서 2~3일 계속된다면 효과는 충분하다. 점심과

석식 전에 마시는 자활수의 양을 줄이고 원래의 식생활로 서서히 돌아가면 된다. 그러면 천일염도 넣지 말아야 한다.

그러나 기름진 음식물만은 당분간(1주일 정도) 삼가하는 것이 바람직하다.

배변이 계속되더라도 자활수를 마시는 요법을 중지하지 말고 아침에 눈을 떴을 때와 자기 전에 자활수를 마시면서 상태를 살필 필요가 있다.

변비는 습관성이 되기 때문에 우선 첫 1주일 정도는 감식減食을 하면서 실행해 보고 1개월 정도의 긴 시간에 걸쳐 계속하길 바란다.

더욱 지독한 변비증이 있는 사람은 입욕 중에 하복부를 마사지 하면 좋다.

마사지를 하는 방법은 조금 따뜻한 물속에서 다음과 같이 한다.

마사지 방법

- 오른손 위에 왼손을 겹치고 손가락을 가지런히 해서 배꼽 위에 놓고 오른손의 손끝으로 복부를 강하게 찌르듯이 한다.

- 입으로 숨을 내쉬면서 손끝으로 천천히 힘을 넣어 6초간 누르고 손을 급히 떼면서 빨리 숨을 들이쉰다.

- 이런 요령으로 배꼽을 중심으로 시계방향으로 크게 돌리듯이 복부를 2cm 간격으로 누른다.

- 단전을 의식하면서 5회전 반복한다.

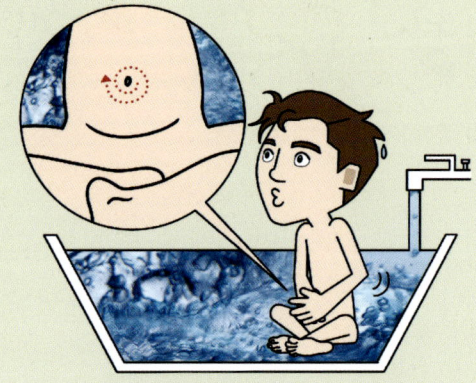

맨 처음 감식을 하면 체력이 저하되기 때문에 심한 운동은 피해야 하지만 그렇다고 해서 아무것도 하지 않는 것은 바람직하지 않다.

나는 단식 중에도 - 이것은 체내의 숙변을 없애는 것이 목적이므로 변비해소와는 조금 다르지만 - 끊임없이 운동을 하면서 몸을 움직인다. 단식 중에 마라톤 대회에 참가한 적도 있을 정도이다.

자활수를 마시는 요법과 병행하여 간단한 요가 체조나 가벼운 라디오 체조 정도의 운동을 할 것을 추천한다. 기분 전환도 되고 건강을 위해서도 좋다.

변비는 이처럼 하면 우선 해소되겠지만 개인차가 있어서 물과 같은 변이 지속되는 사람도 드물게는 있다. 이런 사람은 기본적으로 앞에서 말한 방법으로 진행하지만 자활수의 양을 조금 적게 할 필요가 있다.

그리고 지나치게 감식을 하면 배변을 촉진하기는커녕 수분만이 지나치게 통과해 버리는 사람도 있으므로 조심하기 바란다. 어디까지나 부드러운 변이 나오도록 자활수의 양이나 식사량을 가감해 가는 것이 중요하다.

변비는 몸의 기능을 떨어뜨리면서 둔감하게 만든다. 변비가 있는 사람 중에는 춥거나 더운 것, 음식물의 맛이 싱겁거나 짠 것 등을 잘 알아차리지 못하는 중증인 사람도 있다.

며칠 간의 변비가 아무렇지도 않은 사람도 있지만 심해지면 설사약을 쓰더라도 배변하지 못하는 사람도 있다. 이런 지경이면 병원에 가지 않으면 안된다. 고작 변비라고 가볍게 보아서는 안된다.

설사약 등은 습관성이 생기고 또 양도 점점 늘리지 않으면 듣지 않게 되므로 중지하는 것이 좋다. 자활수라면 그럴 염려가 없다. 마시는 양을 가감하면서 본래의 건강을 되찾기 바란다.

치질이 개선된다

치질 때문에 함부로 약국에 가서 좌약이나 내복약을 사는 사람이 많다. 치질을 낫게 하려면 약에 의존하는 것보다 변을 부드럽게 해서 배변하기 쉽게 해야 한다. 오랫동안 책상 앞에 앉아 항문 주위에 울혈이 생기기 쉬운 자세를 피하고 항상 환부를 청결하게 하는 것이 기본이다.

치질에도 여러 가지 증상이 있지만 7~8할은 치핵과 탈항(밑이 빠짐)이 차지하며, 나머지는 항문 열상과 항문 궤양이다.

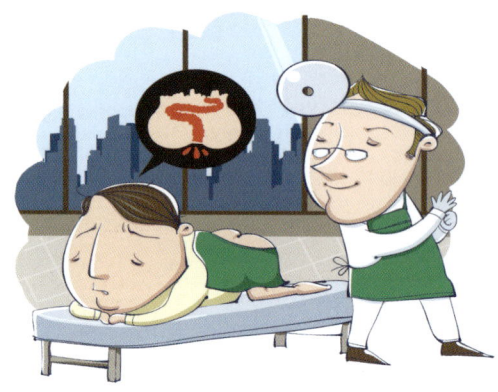

치핵에는 외치핵과 내치핵이 있다. 보통 통증만으로 출혈이 없는 것이 외치핵, 출혈은 있지만 통증이 없는 것은 내치핵으로 구별된다. 출혈성인 외치핵이나 전혀 통증이 없는 무통성 외치핵도 있다.

치핵은 항문에 있는 정맥 모세 혈관에서 피의 흐름이 나빠지고 단단해져 혹처럼 된 것이다.

탈항과 치핵은 본질적으로 같은 질병인데 내치핵이 여러 개가 항문 밖으로 튀어나오며, 주변 부위까지 함께 나와 버린 상태이다.

이 내치핵이나 탈항은 통증이 없으므로 그냥 방치해 버리는 경우가 많은데 그렇게 되면 증상이 진행되면서 물집과 같이 되어 통증이 생긴다.

항문 열창裂創은 속된 말로 '**상처가 있는 치질**'로 배변 시에 통증이 있고 출혈이 된다. 항문 궤양은 치열을 여러 번 반복하는 과정에서 증상이 악화되어 궤양이 생긴 상태로 배변 시뿐만 아니라 그 후에도 몇 시간이나 참을 수 없을 정도의 통증을 유발한다.

이 치질이라는 질병은 원인이 본인 자신의 건강에 주의를 하지 않았던 것에 기인한다. 치질이 있는 사람은 배변을 두려워해서 음식물을 줄인다거나 소화하기 쉬운 것만 먹기 쉽지만 이것은 완전히 역효과를 불러온다. 변이 딱딱해지며, 점점 질병을 키우게 되기 때문이다.

우선 첫째로 변을 부드럽게 하기 위해서는 **자활수를 시간을 정해 천천히 마시고 섬유질**이 많은 야채나 뿌리채소를 충분히 씹어서 섭취해야 한다.

두 번째는 치질이 심한 사람에게 공통적인 점으로 걸을 때 발의 새끼발가락에만 힘이 들어가고 발바닥과 발의 엄지발가락에 힘이 빠져 있는 경우가 있다. 그래서 항문 괄약근이 느슨해지고 항문부의 울혈이 심해지는 것이다.

그러므로 걸을 때 계단을 올라갈 때에는 반드시 **발의 엄지발가락에 힘을 두어야** 한다. 그러면 절대로 변비가 걸리지 않는다.

변을 부드럽게 하고 1분 정도에 배변이 완전히 끝나도록 몸의 조정을 꾀하는 것이 중요하다. 그리고 배변 시에는 결코 힘을 주지 말아야 한다.

그리고 **자활수 목욕**으로 환부를 항상 청결하게 하는 것도 중요하다. 허리 부분까지 40도 정도의 물에 5분 정도 담그고 다음에 냉탕으로 들어가 약 30초 담근다. 냉탕이 없을 때에는 샤워기로 냉수를 끼얹는다.

이것을 매일 3회씩 반복하면서 앞에서 말한 대로 "**엄지발가락 보행법**"을 실천하는 것만으로도 치질에 걸리지 않는 체질로 변해간다.

자활수로 날씬해진다

뚱뚱한 사람은 체질이라며, 포기하기 쉽지만 실은 식생활이나 과분한 에너지에 원인이 있는 경우가 많다.

"글쎄, 나는 물만 마셔도 살이 찌기 때문에"라는 사람이 있지만 그것은 틀린 생각이다. 물만 마셔서 살이 찌는 일은 절대로 없다. 이런 사람은 물을 마시는 것이 아니라 청량 음료수 등의 당분이 많은 것을 섭취하고 있거나 아니면 주식이 아닌 무엇인가를 간식으로 먹고 있을 것이다.

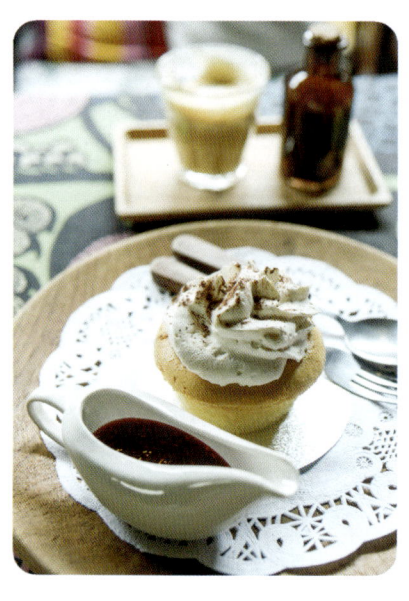

특히 여성은 간식으로, 합성 주스와 케이크의 조합을 좋아하는 것 같다. 과자류, 아이스크림, 콜라 등의 당분을 섭취하면서 **[살이 빠지고 싶다]**라고 말하는 것은 무리한 이야기이다.

가장 손쉬운 방법은 색깔이 선명한 합성 주스를 마시지 말고, 살아 있는 자활수로 바꾸는 일이다. 단지 이것만으로 놀라울 정도의 다이어트 효과가 있다. 이에 더해 자활수 냉온욕을 추가하면 한층 더 효과가 상승한다.

이것은 자활수 목욕을 통해 땀을 흘리면서 신진대사를 보다 더 활발하게 하는 것이 목적이며, 가정에서도 간단히 할 수 있다.

자활수 목욕은 급수구에 수도꼭지 타입의 자활수 기구를 사용해도 좋고, 욕조타입의 자활수 기구를 욕조 안에 직접 넣어도 좋다.

여름에는 땀이 나기 쉽기 때문에 효과가 더 좋지만 겨울이 되면 그렇지 않다. 그래서 겨울을 기준으로 소개해 보자.

우선 자활수 목욕의 온도는 체온보다 조금 높은 것이 좋다. 욕조에 들어가기 전에 몸을 난로로 잘 따뜻하게 하던지 5분 정도 제자리 뛰기, 줄넘기, 체조 등으로 몸을 따뜻하게 한다. 이것은 몸이 식은 상태로는 효과가 잘 오르지 않기 때문이다. 따뜻한 욕조에 들어가 3분간은 가만히 욕조에 들어간 채로 땀이 나는 것을 기다린다. (이때, 손이나 발가락의 굴신屈伸운동, 즉 구부렸다 펴기를 하면 효과가 커진다)

충분히 땀이 난 후 욕조에서 나와 시원한 물로 몸을 씻는다. 자활수 목욕은 뜨거운 물이 부드럽고 피부가 매끄러운 느낌이 있어서 기분이 좋다.

몸을 가볍게 문지르며, 일단 물기를 닦아낸다. 이것은 또다시 땀을 내기 쉽게 하기 위함이다.

다시 욕조에 들어간다. 이번에는 느긋하게 손발을 뻗고 복부나 허리 부분에 생긴 군살을 잡고 주무른다. 여름이라면 30초 정도로 충분히 땀이 나지만 겨울이라면 3분 정도는 걸린다.

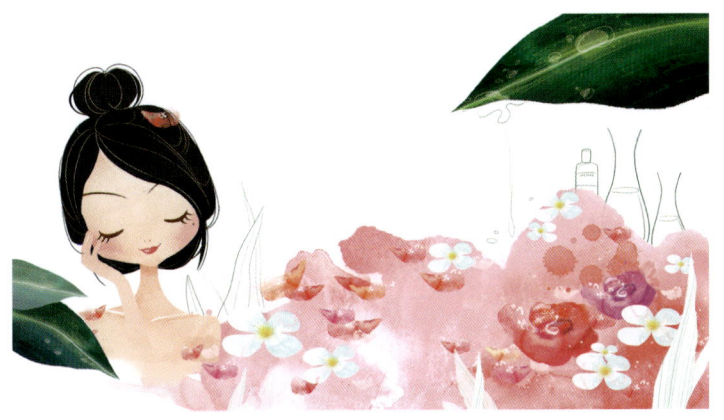

욕조에서 나와서 시원하게 샤워를 30초 정도 한다. 샤워 설비가 없는 욕조에서는 미리 냉수를 준비해 두면 된다. 여름에는 1분 정도 실시한다.

다음으로 몸에서 물기를 잘 닦아낸다. 역시 땀이 나기 쉽게 하기 위함이다.

그리고 다시 한 번 욕조에 들어가 3분간 천천히 릴랙스 하고 땀을 낸다. 정리해 보면

① 탕에 들어간다.
② 시원한 물로 몸을 씻는다.
③ 물기를 닦는다.
④ 탕에 들어간다.
⑤ 냉수 샤워를 한다.
⑥ 물기를 닦는다.
⑦ 탕에 들어간다.
⑧ 냉수 샤워를 한다의 순서로 탕에 3번 들어가고 냉수 샤워를 2번 한다.

마지막에는 반드시 냉수 샤워로 마치는 것이 중요하다. 여름에는 좋지만 겨울에 냉수 샤워를 하는 것은 상당히 저항감이 있을지도 모르겠다. 감기에 걸릴 염려를 하는 사람도 있겠지만 욕조에서 땀을 내고 나오면 오히려 몸이 더워서 목욕 후에 한기를 느끼지 않게 되므로 냉수로 샤워를 해도 감기에 걸리지 않는다. 그리고 목욕 후에는 자활수를 마셔야 한다.

이와 같이 자활수를 마시고 자활수 목욕으로 냉온욕을 하면 쓸데없는 지방을 없앨 수 있어 슬림한 체형이 되는 것은 틀림없다

신장결석, 담석이 예방된다

갑자기 복통이 생기고 강하게 찌르듯이 아플 때에는 신장의 결석이나 담낭의 담석이 원인일 경우가 많다. 이때 소변의 색이 흑적색이라면 신석, 다갈색이라면 담석이다.

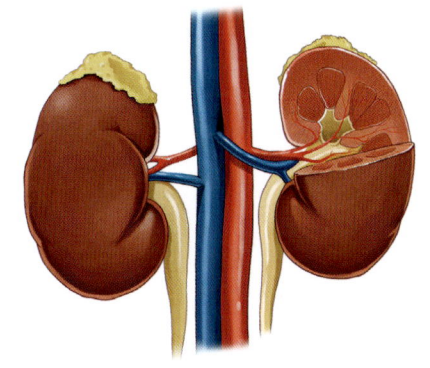

결석은 신장 속에 있을 때에는 둔통鈍痛 정도의 통증이 있지만 신장에서 떨어져 나와 신우, 요관, 방광, 요도로 내려와 각각의 부위에 정체하면서 커지면 심한 통증을 유발시킨다. 그리고 담석은 총담관이나 담낭에 생기는데 아주 격심한 통증을 동반하고 남성보다 여성에게서 많이 발병된다.

신석腎石은 옆구리로부터 허리에 걸쳐서 아프고 담석은 오른쪽 상복부가 아프며, 종종 오른쪽 등이나 어깨까지 통증이 퍼진다.

중국의 자활수 요법에 의하면 이들 증상에는 매일 아침의 공복 시에 1리터를, 그리고 낮에 2리터 이상의 자활수를 음용하면 효과가 있다고 한다.

그리고 자기처리한 주사액을 정맥 주사하는 것도 좋다.

이와 같이 대량의 자활수를 마시는 것은 자활수는 물질을 잘 용해하기 때문이며, 결석의 용해 및 방지에 도움이 되기 때문이다.

특히 신이나 요관 결석 등 비뇨기계의 결석에는 자활수가 매우 효과적이다.

일반적으로 결석은 생활수준이 높고 영양 상태가 좋은 사람에게서 많다고 알려져 있다. 그러므로 이것을 예방하기 위해서는 아무쪼록 과식하지 않도록 명심하고, 평소에 자활수를 마셔서 건강상태를 양호하게 유지해야 한다.

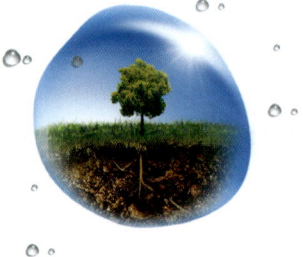

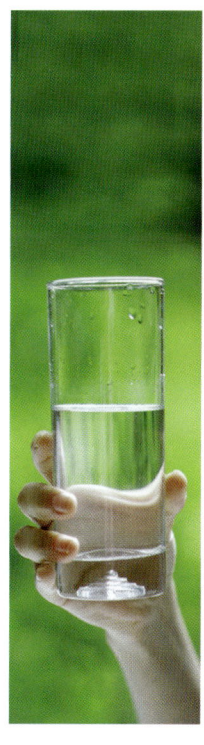
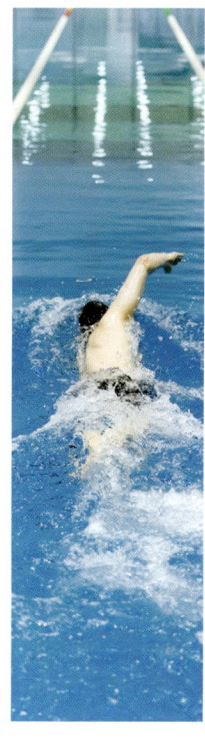
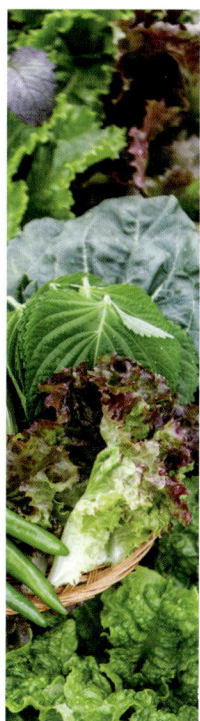
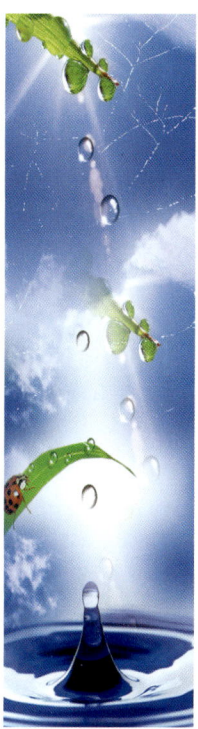

② 자기활성화의 혁명

제2부는 각종 자료를 참고하여 자활수장치를 직접 개발하면서 쓴 글입니다.

살아있는 생명수

도심에서 사용하는 수돗물 등에도 염소, 클로르칼키, 세탁제, 농약, 방부제, 암모니아 등 수많은 화학물질들이 물 분자의 클러스터 사이에 끼어들며 오염되어 있다. 따라서 클러스터의 크기도 매우 커져 있다.

본연의 물 즉, 눈의 결정처럼 얼리면 육각형의 결정 구조를 이루지 못하고, 오각형 심지어 어느 각형 형태로도 결정을 이루지 못하고 변질되어 있는 것이다.

그러나 강력한 자력선에 의해 물이 활성화되면, 클러스터가 다시 원래의 모습대로 작아지며 나노입자로 소생된다. 얼리면 눈의 결정처럼 예쁜 육각형구조를 갖는 살아있는 생명수로 거듭 태어난다.

우리 몸의 신진대사 과정에서 물은 어떻게 처리되는가?

음식물 섭취를 통해 몸으로 들어온 농약성분, 환경호르몬 성분!

비누나 샴푸를 사용할 때, 피부로 스며든 화학물질!

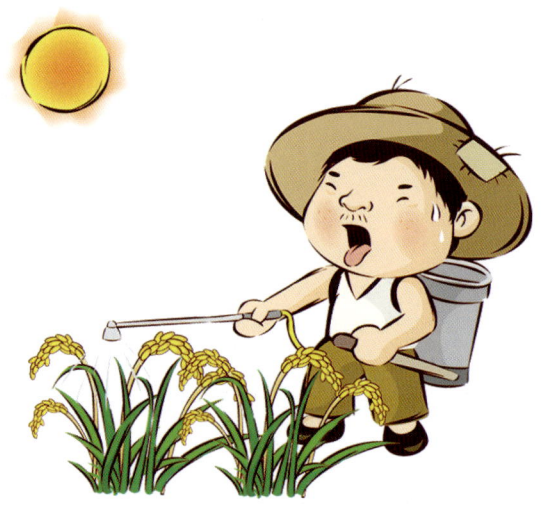

이러한 물속에 녹아있는 불필요한 화학물질을 몸 밖으로 배출하고 작은 클러스터의 순수한 물만을 세포로 넣으려는 우리 몸의 항상성시스템은 늘 작용하고 있으나, 미처 세포가 생장生長하는 속도보다 그 작용시스템의 속도가 따라가지 못하면, 오염된 물을 세포로 제공할 수밖에 없게 되면서, 우리 몸속에 화학물질이 쌓이게 된다.

그러면 면역시스템이 교란되며 각종 자가면역성 질환이 생길 수 있고, 화분증 등의 비염이나 아토피와 같은 증상을 일으킬 수도 있다.

이 경우에 자력선이 큰 실력을 발휘한다.

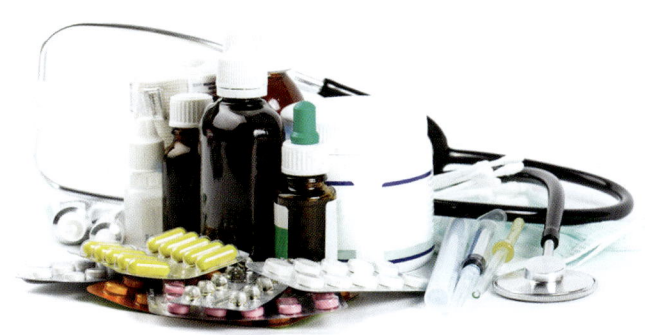

물분자 클러스터는 1조분의 1초라는 극히 짧은 시간에 반복적으로 헤쳐모여 하고 있는데, 이때 강력한 자력선이 물에 가해지면 클러스터 사이에 끼여 있던 오염물질들이 분리되어 나가며 물이 원래의 모습으로 되돌아가 소생되는 것이다. 이렇게 소생된 물을 마시면 비록 화학물질이 혼재된 상태로 마신다고 해도, 우리 몸속 의사인 항상성시스템은 나노입자로 변한 순수한 물은 세포로 제공해 주고, 유해물질은 간으로 보내서 해독되도록 하는 것이다.

그렇지 않으면 몸속에서 전쟁이 일어난다. 임오군란 때 쌀에 모래를 섞어 배급받은 군사들이 항쟁을 일으키듯, 우리 몸에서도 항쟁이 일어나 건강을 잃게 되는 것이다. 쌀과 모래를 분리시켜야 비로소 밥을 지을 수 있듯이, 자력선으로 물과 화학물질이 분리된 자활수를 마시면, 우리 몸 신진대사 시스템은 고생 없이 소생된 물은 세포로, 유해물질은 간으로 쉽게 보낼 수 있게 되어 건강을 회복하는 데 큰 도움이 되는 것이다.

현대사회에서 자연과 더불어 자연스럽게 살 수 있는 사람은 축복받은 사람이다. 자연과 친화적인 삶을 살 때 우리 몸은 가장 건강해질 수 있기 때문이다.

예를 들어 보자!

지금은 비교적 비싼 돈을 들여야 사 먹을 수 있는 유기농산물이나 천연 생수 등은 옛날에는 누구나 먹고 마시던 것이었다.

더 많이 더 크게 병충해 없이 대량생산을 하다 보니, 화학비료와 농약 등에 오염된 것이다. 그 옛날엔 누구나 먹고 마시던 것이 이제는 특별한 것처럼 인식되어 가고 있다. 사실 특별한 것은 살충제를 뿌려가며 화학비료로 키운 농산물과 소독약으로 처리된 수돗물이다. 이것들은 인공적으로 값싸게, 대량으로 만든 반환경적, 반자연적인 것들이다.

천연 생수는 계곡을 흐르고 땅속으로 스며들 때, 지구의 자력선이 만들어놓은 천연 자활수로서 우리 몸에 친화적이다.

지구의 환경오염과 각종 바이러스 등의 창궐로 몸살을 앓고 있는 현대인들에게, 자석의 또 다른 면이 건강회복이라는 커다란 기회를 제공하고 있다.

날로 오염되어 가는 물이, 자력선에 의해 원래대로 되살아나 소생된 자활수가, 인류의 건강을 증진시킬 수 있는 것은 물론, 농산물이나 수산물의 증산, 품질향상, 화학비료와 농약사용 절감 등을 가져와 가히 혁명이라고 불리울만큼 긍정적인 측면이 있다.

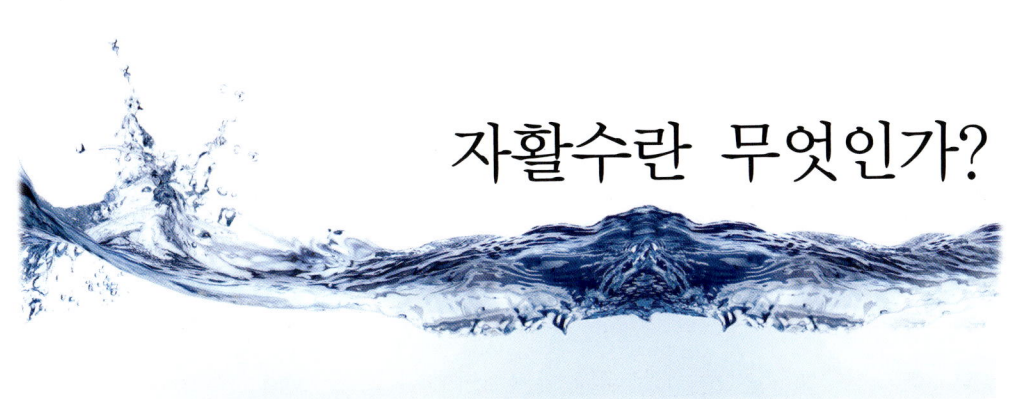

자활수란 무엇인가?

    자활수장치는 누구나 자활수의 혜택을 손쉽게 누릴 수 있도록 대중화시키는 데 초점을 두어 개발하였다. 거품을 걷어낸 설계로 생산단가를 낮춰 누구나 손쉽게 구입하여 사용할 수 있도록 하였다.

    과거에도 그렇고 지금도 마찬가지이지만 외국에서는 자활수장치가 매우 다양하게 개발되어 각종 산업뿐 아니라 가정에서도 이용되고 있으나 그 가격이 매우 높아 쉽게 대중화되지 못하고 있는 것도 현실이다.

    그에 착안하여 가성비가 좋은 자활수장치를 개발한다는 의지를 갖고, 자활수장치들의 선진국인 일본과 미국의 자료를 수집하여 분석하고, 실제로 신상품 개발실을 만들어 여러 가지 실험을 해나가면서, 아주 실용적인 자활수장치들을 고안하였다.

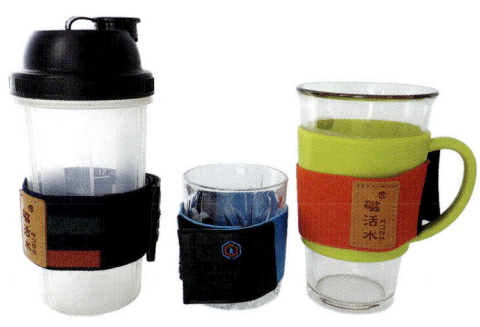

그중에서도 휴대하여 가지고 다니며 자활수를 만드는 장치인 **마그밴드**는 세계 최초의 디자인이다. 컵이나 텀블러 등 겉에 누구나 간편하게 장착할 수 있도록 만든 **클램프 타입**은 외부의 열악한 환경이나 물속에서도 사용할 수 있도록 심플하게 고안하였다.

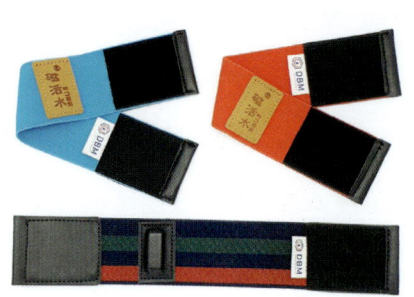 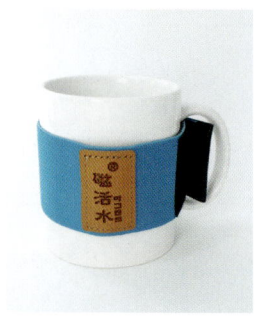

또한 기업경영에 어려움을 겪고 있는 소상공인들과 상생하기 위하여 가급적 모든 소재들을 국산화하였고, 가공도 대규모 공장이 아닌 거의 수작업 수준으로 생산하는 소규모 기업을 통하여 만들었기 때문에 때로는 제품이 투박하고 때로는 불규칙적인 코팅이나 재봉선도 보일 수 있다. 그러나 제품의 균질성을 버리고 약간은 촌스러울지는 모르지만, 기능만을 살려, 장인들의 손으로 직접 만든 자연스러움을 강조해 생산하고 있다. 아마도 대량생산에 익숙한 소비자분들께는 디자인이나 외관이 만족스럽지 못할 수도 있지만, 가성비와 기능이라는 측면에 무게를 두었으니, 함께 소상공인들을 지원해주시면 고맙겠다.

자활수磁活水란 무엇인가?

그 정의를 내려 보면, 강력한 자석의 자력선을 통과하여 활성화된 물을 말한다. 여기서 물이라 함은 보통의 물뿐만 아니라 커피, 차, 술, 음료수, 그리고 광범위하게는 자동차나 보일러 등의 연료인 경유 등까지도 포함된 액체를 의미하는 것이다.

자활수의 기원, 천연자활수!

비나 눈이 산에 내려 골짜기를 오랫동안 흘러내리고 땅속으로 스며들었다가 다시 용솟음치며, 샘물이 된 산골 우물물이야말로 지구의 자력선(지자기)에 의하여 활성화된 물로서 진정한 천연 자활수임에 틀림없다.

이제 화두를 한번 던져보자!
인간을 포함한 동물이나 식물에게 천연 자활수는 어떤 의미가 있을까?
나는 진화론을 믿는다. 유전자의 진화도 믿는다.

이 지구상에 산업혁명으로 화학물질이 생겨나기 전 인류나 동식물은 수백만 년을 오염되지 않은 천연 자활수를 매개로 살아왔을 것이다.

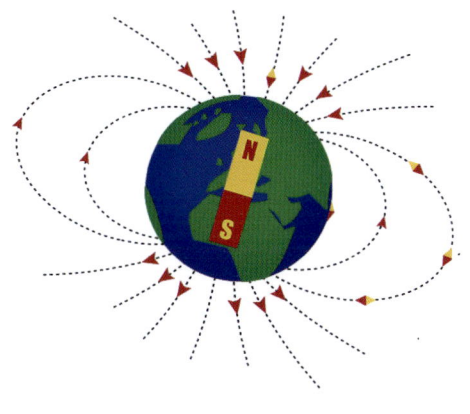

수백만 년에 걸쳐서 지구의 동물이나 식물의 진화를 불러오며, 생명을 잉태하게 한 물, 이 물이야 말로 **자활수**로 **생명수**라고 부를 수 있는 진정한 물이 아니겠는가? 생명체를 살려온 그 태초의 물과 산업혁명 이후 각종 화학물질로 오염된 물이 과연 같은 물이라고 할 수 있을까?

결단코 오염된 물은 물이로되 물이 아닌 것이다.

다시 한 번 이해를 돕기 위해 지구에서 자연 친화적으로 깨끗하게 살아 있는 물, 천연 자활수가 탄생되는 과정을 한번 보자.

모든 지구상의 물은 수증기로 증발하여 결국에는 구름이 된다. 이 구름은 다시 비나 눈이 되어 지구상으로 되돌아온다. 때로는 오염된 공기 속의 여러 화학물질 등이 스며들며 내리기 때문에 진정한 의미의 깨끗하고 살아 있는 물이라고는 말할 수 없는 그냥 빗물에 지나지 않는다.

이 구름이 비나 눈이 되어 청정한 높은 산에 내리면 계곡을 흐르고 땅속으로 스며들고, 자체적으로 정화되며 미네랄 등을 머금고 샘물이 되어 솟아오른다. 그런 샘물이 조금씩 솟아 계곡을 굽이굽이 흐르며, 지구에서 방출하는 자력선을 듬뿍 받고 산골짜기를 졸졸 흘러내린다. 어느새 물은 천연 자활수 즉, 살아 있는 생명수로 소생하여 수많은 식물과 동물을 살찌운다. 이런 물이야말로 진정으로 살아 있는 생명수라는 데에 큰 이견은 없을 것이다.

이러한 살아 있는 물의 분자 결정 구조를 보면 물 분자들의 집단인 클러스터가 매우 작고 조밀 조밀하며 얼면 자연스럽게 아름다운 6각형 결정으로 성장한다. 그것은 직접 눈으로 볼 수 있다.

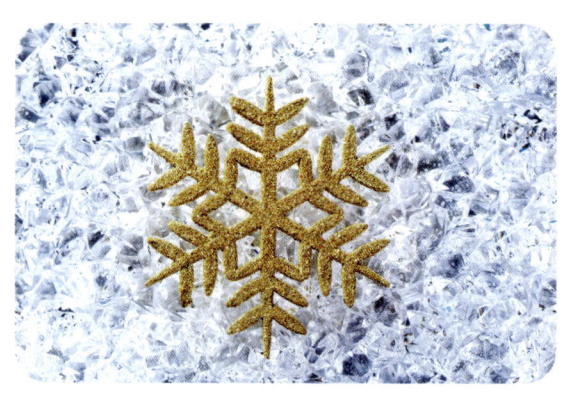

산업화 전, 전국 방방곡곡이 모두 청정지역으로 맑은 물이 흐르는 금수강산이던 시절! 하늘에서 떨어지는 눈의 결정 모습은 6각형을 이루며 내렸다. 추운 겨울 깨끗한 학교 유리창에 엉기던 성애의 결정도 반듯한 6각형이었던 것을 기억하고 있을 것이다.

그런데 오염된 물은 물 분자 사이에 불순화학 물질이 끼어들며, 클러스터가 커지고 눈의 결정도 6각형으로 성장되지 못하여 5각형 또는 4각형 등으로 결정이 성장하는 것을 지금은 흔히 볼 수 있다.

샴푸나 세탁세제 등이 함유된 가정용 하수는 물론 장마철 장대같이 퍼붓는 빗물에 농촌지대의 농약, 제초제, 비료, 축산 폐수가 하천으로 유입되고 이에 더해 공장 폐수까지 강으로 흘러들 물은 오염이 되어 어떤 물에서는 물고기조차도 살지 못할 지경에 이른다.

정도의 차이는 있으나 이런 물을 거르고 세균을 죽이기 위해 또다시 염소를 투여한 수돗물은 정말 이제는 빨래할 때나 사용할 수 있는, 어항의 물고기에게도 줄 수 없는 물이 되었다. 이런 오염된 물은 생명을 살리는 물이 아니라 생명을 시들게 하는 물에 지나지 않는다. 끓여 먹으면 세균도 죽지만 물속의 산소도 없어져 이 역시 생명력이 있는 물이 아니다.

이런 물에 각종 향료나 설탕, 탄산가스 등을 집어넣고 유통과정에서 썩지 말라고 또 산화방지제를 넣는다. 이제는 음료수뿐만 아니라 포도주마저도 산화방지제를 넣지 않으면 유통시킬 수 없는 세상이 되었다.

이렇게 각종 화학물질로 오염이 되면서 물의 분자덩어리인 클러스터의 크기가 커지는 것이다. 이런 물이 좋은 물일리는 천부당만부당하다.

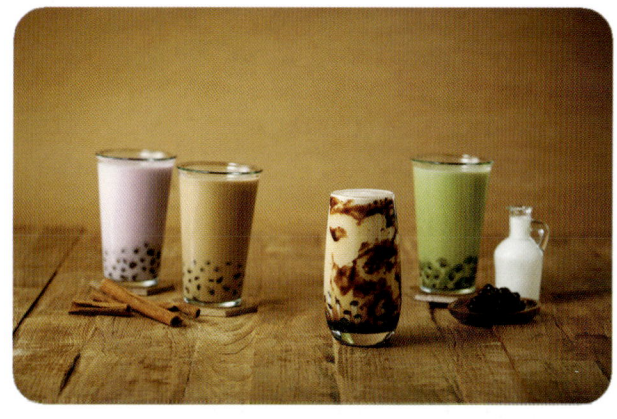

진정 동식물 등 지구상에 살아 있는 생명체에게 피가 되고 살이 되는 세포들이 좋아하는 물은 유전자에 각인된 천연 자활수이다. 그러나 그런 물의 혜택을 누리고 사는 사람들은 극히 일부에 지나지 않는다. 이제 도시인들은 대부분 정수기에서 나오는 물이나 생수병에 담긴 물에 의존할 수밖에 없는 지경에 이르렀고 수돗물은 그저 설거지, 빨래나 목욕할 때 쓰는 물로 전락해 버린 지 오래되었다.

또 한편 지구의 자력선과 인체와의 관계를 보자.

지구에서 방출하는 자력선을 몸에 충분히 받아야 우리 몸속 전기발생 조직 세포가 자력선으로써 충전되며 건강해질 수 있다. 이 세포조직이 생체전기를 잘 일으켜야 근육도 잘 움직이며 활력을 되찾을 수 있게 된다.

중요한 근육중 하나가 심장근육이다.

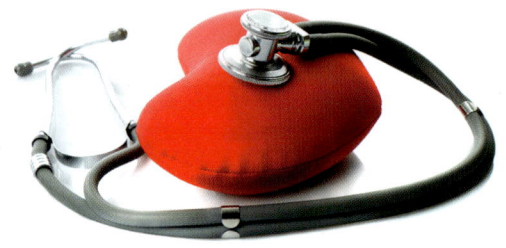

심장 근육을 움직이게 하는 생체전기는 동방결절이라는 전기발생 조직에서 생긴다. 지자기를 충분히 받아야 자력선으로 전기를 일으켜 심장도 뛰게 된다. 거꾸로 태양의 흑점 폭발 같은 강력한 우주 자기가 엄습해 올 때는 심장이 약한 사람들은 자칫 강력하고 불규칙한 외부 자기의 영향으로 생체전기가 교란되면서 심장이 정지할 수도 있다. 특히 운전시에는 위험하므로 평소에 심장기능을 강하게 하기 위한 노력의 일환으로 전문가들은 자활수를 자주 마시길 권하기도 한다.

이런 점에서 보면, 우리 조상님들의 지혜는 지금도 한의학에서 빛나고 있다. 혈 자리에 침을 맞으면, 왜 그런지는 몰라도 오래된 임상결과에서 병증이 치료된다는 것을 알았고 침을 병증의 치료에 적극적으로 활용해 오고 있다.

'침은 금속으로 만든다! 금속은 자력선을 잘 모이게 한다.' 그래서 침을 맞으면 그 침으로 지구의 자력선이 응집되어 몸속으로 들어가 생체전기가 발생하는 조직에 충전하며 활력을 불어넣어 줌으로써, 병들고 아팠던 곳이 회복되는 것이다.

오늘날 한의사들은 혈 자리라고 부르는 생체전기 발생조직 부위에 침을 꽂고 그 침에 약한 전류를 흘려 넣어 주기도 하면서 생체 조직을 충전해 준다. 이것은 마치 서양인들이 금속으로 된 안테나를 이용하면, 전파를 잘 흡수하여 라디오나 TV를 시청하는 데 효과적이라는 사실을 발견한 것과도 일맥상통한다.

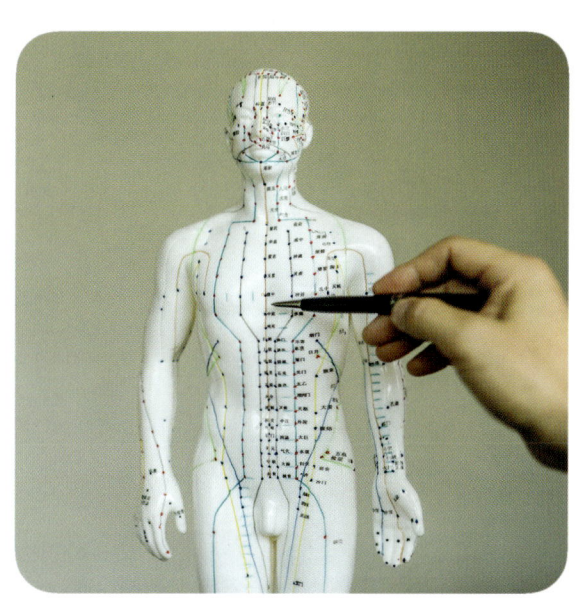

1. 자활수란 무엇인가?

물의 소생

다행히도 과학자들은 그렇게 오염된 물을 원래대로 되돌려 소생시키는 방법을 연구하다가 강력한 자석의 힘으로 가능하게 된다는 것을 입증하였다. 수많은 연구와 실험의 결과로 이미 선진국에서는 자석을 사용하여 인공적으로 자활수를 만들 수 있는 장치를 개발하였다. 자활수를 가정용은 물론 농업, 공업, 수산업 등에 적극 활용하는 시대가 되었다.

과학자들이 밝혀낸 것은 강력한 자력선을 물에 인가하면 물 분자들의 클러스터가 붕괴 ➡ 재결합을 무수히 반복하는 찰나에 화학적 오염물질들이 클러스터 사이에서 빠져나가면서 물 분자 덩어리의 사이즈가 작게 되돌아가고 또한 물성분이 바뀌면서 소생蘇生 된다는 것이다.

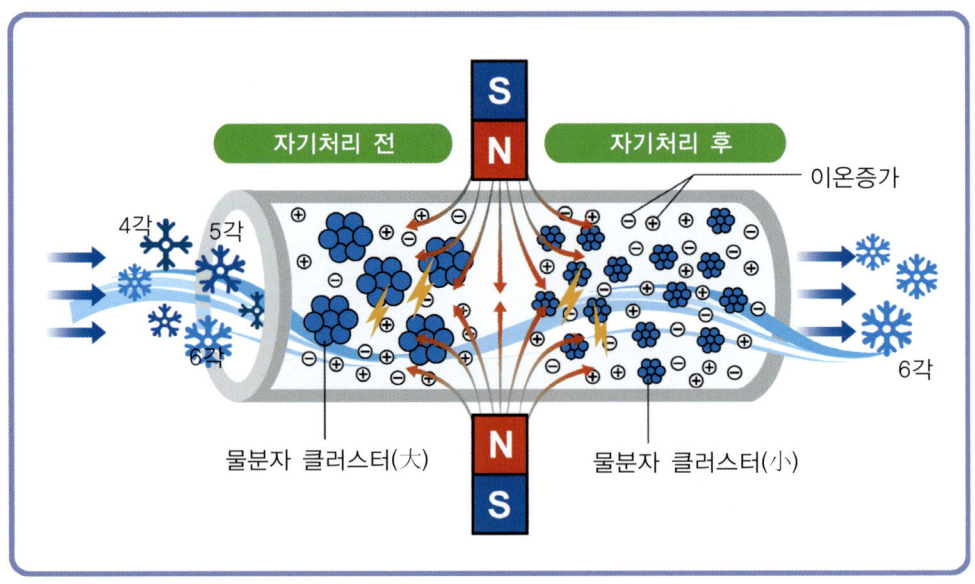

자석을 이용하면, 물은 다시 천연 자활수처럼 되돌아가 소생되며, 본연의 아름다운 6각형 모양을 띈 물 구조로 되살아난다. 쉽게 말하면, 자력선은 물을 되살리는 강력한 소생능력을 갖고 있다.

인간은 물론 지구상에 살고 있는 모든 동식물들은 수억 년을 진화해 오는 과정에서 오늘날의 모습이 이루어지기까지 태초의 오염되지 않은 작은 클러스터 구조의 물을 사용했다. 그러나 현대인들은 오염되어 결정구조까지 흐트러진 커다란 클러스터의 물답지 않은 물을 섭취하게 되면서 인간은 시름시름 건강을 잃게 되거나 생장이 정상적으로 이루어지기 힘들게 된 것이라는 가설은 생명공학을 연구하는 사람들뿐만 아니라 이제는 누구라도 상식선에서 수긍이 가는 추론이 되었다.

오염되어 결정구조마저 뒤틀어진 물을 가급적 피하고 원래의 건강한 물, 작은 클러스터로 이루어진 인공 자활수를 섭취하면 보다 더 건강과 가까워지고 더 싱싱하게 살아갈 수 있다는 것은 자연스럽고도 당연한 것이며, 이미 많은 사례들로 입증되고 있다.

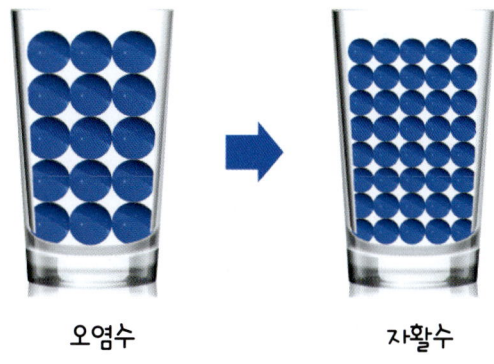

▲ 자력선에 의한 클러스터의 크기 변화

물과 자력선과의 관계

물은 수소 원자(H^+) 2개와 산소 원자(O^{--}) 1개가 전자 2개를 공유하면서 결합되어 있지만 자석의 자력선에 의한 기전력에 영향을 받아 양전하를 띤 수소 이온(H^+)과 음전하를 띤 수산화 이온(OH^-)이 더 많이 발생된다.

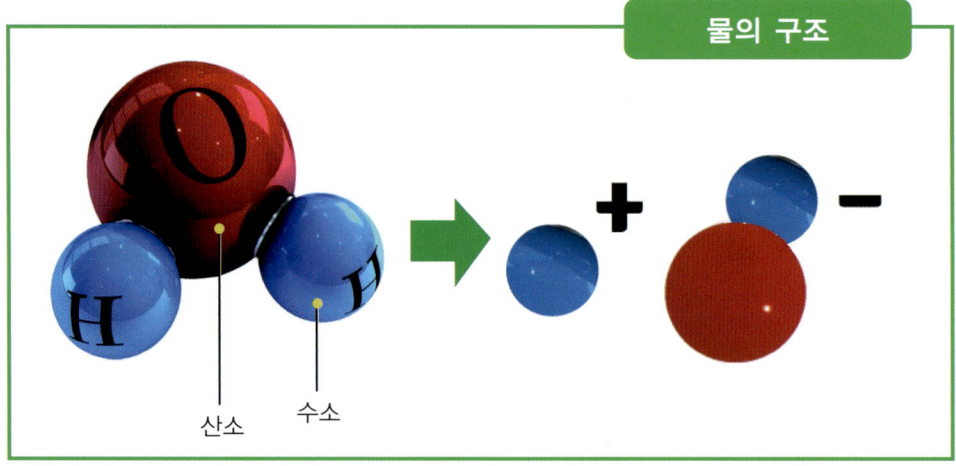

물의 구조

자력선이 물에 가해지는 순간 물에서는 어떤 변화가 일어나게 되는지 설명하기에 앞서 자기磁氣와 전기電氣와의 관계에 대하여 알아보자.

자석의 자력선이 미치는 영역을 **자기장**이라고 부른다. 이 자기장 즉 자석의 자력이 미치는 곳에, 전선과 같이, 전기를 통하는 도체를 두면 이 도체에는 **전자 유도 현상**에 의해 전기가 발생한다.

이것은 매우 간단한 실험으로도 증명된다. 그림과 같이 전선을 둥글게 감은 후 그 전선의 양끝을 전류계에 연결시킨다. 시중에서 자석은 쉽게 구입할 수 있다. 특별한 자석이 아닌 그냥 문구용 막대자석이라도 상관없다. 이 자석을 코일 주변으로 가져가 움직이면 코일에 인가되는 자석의 자력선 변화에 따라

코일에 유도 전류가 발생한다. 즉, 전류계의 바늘이 좌우로 흔들리는 것을 볼 수 있다.

이 실험에서 전선 대신 물이 들어 있는 가는 관을 전선처럼 사용해도 결과는 마찬가지이다. 다만 미세 전류까지 측정할 수 있는 초정밀 전류계가 아닌, 아날로그 전류계로는 측정에 한계가 있겠지만 ……

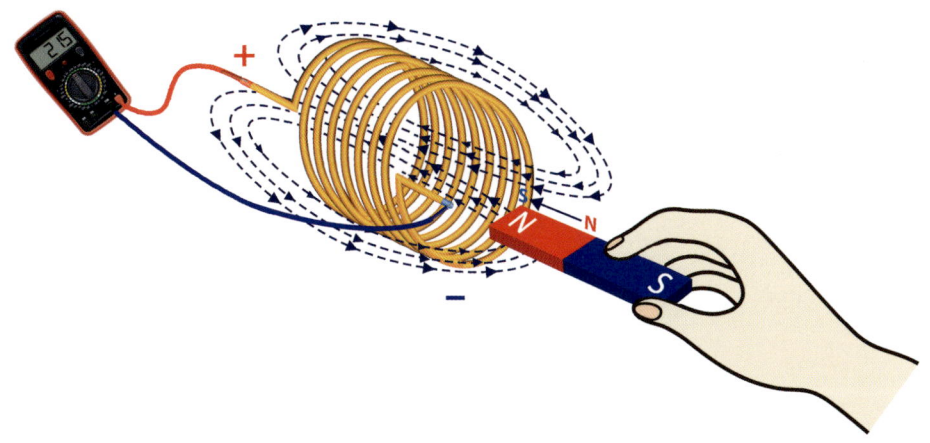

물도 움직이는 유체형 도체이기에 자력선에 의해 전기가 유도되는 전선과 마찬가지이다. 우리 몸속에서 혈관을 타고 도는 피도 자석에 의해 전기가 유도되는 것은 당연하다.

자력선을 받은 물속에서 어떤 변화가 일어난 것일까?

물의 이온화 비율은 매우 낮다. 그런데 자력선이 물에 인가되면 그 이온화 비율이 높아진다. 더 많은 수소이온(H^+)과 수산화이온(OH^-)이 생기는 것이다.

또한, 물속에는 여러 가지 원소들이 녹아 있다. 그중에서 대표적인 3대 미네랄 원소는 나트륨, 마그네슘, 칼슘이다. 생수병에는 반드시 이 3대원소의 함량을 표시하도록 의무화되어 있다. 이 3대 원소들은 Na^+, Mg^{++}, Ca^{++}과 같이 양이온 상태로 존재한다.

이 미네랄이온 들은 물에 자력선을 통과시켜 자활수가 되면서 늘어난 음이온인 수산화 이온(OH⁻)과 화학결합을 한다. 각각 수산화나트륨[NaOH], 수산화마그네슘[Mg(OH)$_2$], 수산화칼슘[Ca(OH)$_2$]이 되므로 남아 있는 수소 이온(H⁺)의 농도가 높아지는 것이 일반적이다.

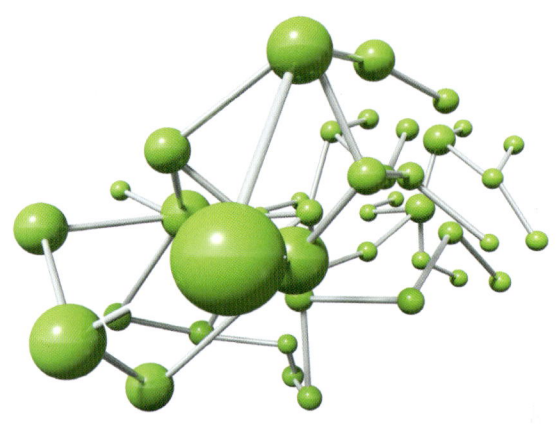

그러나 산화철 등의 음이온이 과다하게 함유되어 있는 지하수 등에서는 오히려 수소 이온들이 산화철과 결합되어 환원되면서 수소 이온 농도가 떨어지기도 한다. 수소 이온 농도가 변할 수는 있지만 물의 종류에 따라 때로는 산성으로 때로는 알칼리성으로 물을 변화시키는 것을 여러 가지의 물을 실험해 보면서 확인할 수 있었다.

자활수장치는 철 배관의 내벽에 생기는 붉은 녹을 제거하는데 매우 효과적으로 이용되고 있다. 이것은 수소 이온의 환원 작용을 이용하는 것이다. 붉게 녹슨 삼산화철과 수소 이온이 결합되는 화학 작용을 일으키며, 환원되면서 관 내벽이 깨끗하게 청소가 되는 것이다. 자활수가 되면 물의 표면장력이 낮아진다. 그래서 기름때가 낀 물배관 등의 물때도 자활수에 의해 기름이 쉽게 물에 용해되기 때문에 물때 방지에도 효과적이다.

자활수의 pH 변화실험

어떤 물이든 자력선을 받으면 물의 성질이 순간적으로 변한다. 이 사실은 누구나 즉시 눈으로도 확인해 볼 수 있다. 그래서 수소이온 농도(pH)의 변화실험을 해 보았다.

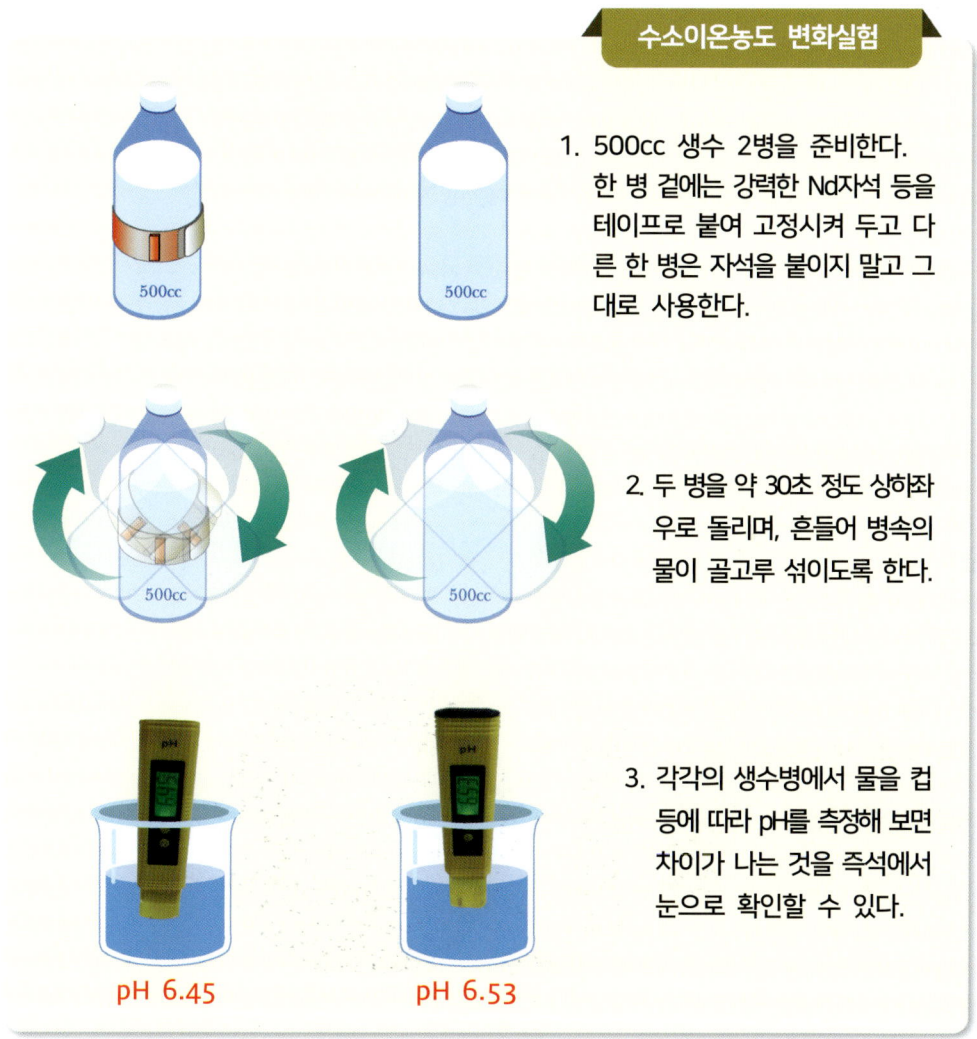

수소이온농도 변화실험

1. 500cc 생수 2병을 준비한다. 한 병 겉에는 강력한 Nd자석 등을 테이프로 붙여 고정시켜 두고 다른 한 병은 자석을 붙이지 말고 그대로 사용한다.

2. 두 병을 약 30초 정도 상하좌우로 돌리며, 흔들어 병속의 물이 골고루 섞이도록 한다.

3. 각각의 생수병에서 물을 컵 등에 따라 pH를 측정해 보면 차이가 나는 것을 즉석에서 눈으로 확인할 수 있다.

pH 6.45   pH 6.53

왜 이렇게 순간적으로 물의 특성이 바뀌는가?

물 분자는 단독으로 존재하지 못한다. 항상 덩어리Cluster를 이루면서 존재하게 되는데 이 클러스터가 1/1,000,000,000,000초(1조분의 1초)사이에 형성 ➡ 붕괴 ➡ 형성을 반복한다고 한다. 물에 자력선이 통과되면 클러스터의 크기가 다시 원래의 천연 자활수처럼 작아지게 되고 이온화율이 높아지는 등 활성화되면서 인공 자활수가 되는 것이다.

원래 인간을 포함한 모든 동식물은 수억 년을 지구상에서 진화해오면서 천연 자활수와 같은 작은 클러스터의 물에 의존해 왔는데 그것이 유전자정보에 각인되어 있다. 그래서 변질된 물을 섭취하게 되면 그대로 사용할 수가 없어서 몸속의 항상성 시스템의 작용으로 신진대사 과정에서 불순물을 걸러내고 깨끗한 물을 조직 세포로 보내어 생명을 유지해 나가려고 한다.

그런데 미처 세포가 분열하는 생장속도에 맞추어 진정한 물을 공급할 수 없는 상황에 처하게 되면 클러스터 사이의 오염 화학물질을 빼내지 못한 채 그대로 세포 생장에 이용할 수밖에 없게 되기도 한다.

그렇게 되면 건강이 악화되는 것은 자명하다.

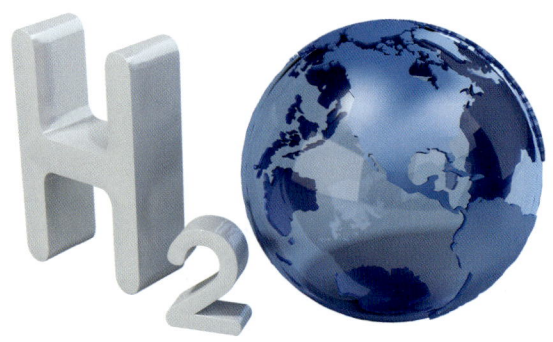

어떻게 인공 자활수를 만들 수 있을까?

이 분야의 전문 연구학자였던 카이스트대학교 전무식 박사의 연구결과에 의하면 인체의 체액 중 전해질로 조성된 물을 분석해 본 결과 62%만이 물 본연의 구조인 6각형으로 되어 있고 24%는 5각형, 14%는 4각형으로 구성되어 있었다고 한다.

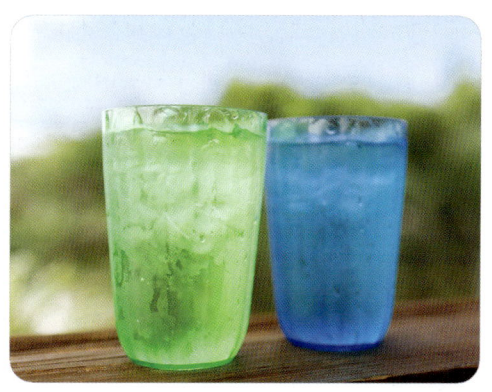

전 박사는 건강한 삶을 유지하려면 적극적으로 천연 자활수인 샘물이나 아니면 인공 자활수를 만들어 마실 것을 권장했으며, 우리 주변의 물을 자활수 물로 만드는 방법으로 2가지를 제시했다.

하나는 **전기 분해하는 방법**인데 이 방법은 비용이 많이 들어 비효율적이다.

다른 하나는 강력한 자력선을 방출시키는 **자기 활성화 장치를 사용**하여 단시간에 자활수를 만드는 방법이다. 물에 강력한 자력선이 인가되면 클러스터의 크기가 작아지고 이온화율이 높아진다. 또한 산소 용존율이 높아져 비록 화학 물질들과 섞여 물의 총 부피는 변화하지 않아도 물의 성질은 변화되는 것이다. 즉, 자기력이 물을 원래대로 다시 소생시켜 주는 작용을 이용하는 것이다.

이런 연구들은 외국에서도 매우 활발하게 진행되면서 일본과 미국 등은 물론 러시아, 중국 등에서도 자기 활성수장치를 다양한 분야에서 이용하고 있다.

자기 활성화장치에 따라 클러스터 크기가 작아지고 물의 이온화 비율이 높아지면서 활성화된 물을 이 책에서는 자활수라고 명명하였다.

자활수를 마시면 우리 신체는 신진대사 과정에서 보다 쉽고 빠르게 건강한 물은 세포 생장에 이용할 수 있게 되고 분리된 오염 화학물질들은 효과적으로 처리될 수 있도록 간 등으로 보내어 분해하거나 체외로 배출시킨다.

현대인들은 문명화된 생활 속에서 살기 때문에 청정한 산속에서 살지 않는 한 수돗물이나 정수기 물 또는 플라스틱 용기에 저장되어 운반되는 생수를 사용할 수밖에 없는 환경에 처해져 있다. 그러나 이런 물이 제대로 된 천연 자활수와 같은 물 일리는 없기 때문에 육체는 매일 물답지 않은 물로 고문을 당하고 있는 상태라고 하면 과언일까?

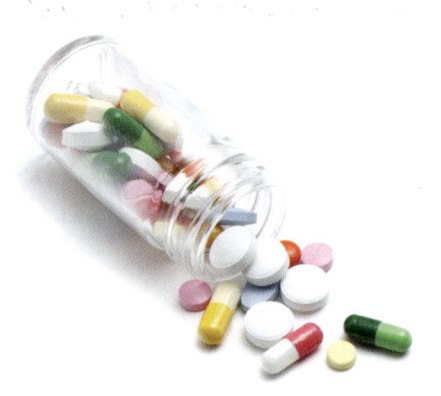

주변에서 보면 원인도 모르는 난치병으로 고생을 하는 사람들이 많다. 병원 신세를 질 정도는 아니지만 여기저기 조금씩 이상 증세를 느끼는 미병未病 상태로 사는 모습이 대부분 현대인들의 자화상일 것이다.

그 원인 중 하나가 화학물질로 오염된 물 때문에 세포 조직이 비정상 생장을 하면서 나타나는 것일 수 있다. 몸을 망친 후 약으로 연명하기 보다는 제대로 된 물인 **자활수**를 항상 **마시는 습관** 하나만으로도 우리는 **건강한 삶**에 한 발짝 더 가까이 다가갈 수 있게 될 것이다.

빛과 그림자를 떼어 놓을 수 없듯이 동식물을 망라한 모든 생명체와 물은 떼어놓을 수 없다. 단순히 생각해도 우리 몸은 먹은 대로 이루어진다. 나쁜 음식물을 먹고 건강하기를 바랄 수는 없다. 그래서 건강을 최우선시 하는 많은 사람들은 화학물질이 적게 들어간 유기농 식품을 찾는다. 조금이라도 제대로 된 물을 마시고자 하는 열망 때문에 정수기와 생수 시장은 전 세계적으로 팽창하고 있다.

눈에 보이지 않는 자력선에 대한 이해는 일반인으로서는 매우 어려울 수도 있다. 다소 중복될 수도 있겠지만 좀 더 알기 쉽게 상세히 설명하여 이해를 도와보도록 하자!

자력선과 전기는 빛과 그림자와 같은 관계로 반드시 자력선이 미치는 곳에는 어느 곳이나 작든 크든 전자기 유도 현상이 발생한다. 불가분의 관계인 것이다. 이런 현상은 '패러데이법칙' 즉 전자기 유도 현상으로 설명된다.

이를 이용한 것 중 알기 쉬운 제품의 하나로 많은 사람들이 사용하고 있는 스마트폰의 무선 충전기이다. 즉 무선 충전기에는 코일이 감겨있고, 이곳에 전류를 흐르게 하면 그 직각방향으로 자력선이 나온다.

이 자력선이 스마트폰 뒤 커버 안쪽에 설치된 또 다른 코일에 인가되면 이 코일에서 전자기 유도 현상에 의해 전류가 발생하게 되는데 이 전류를 스마트폰의 배터리로 보내 충전시키는 것이다.

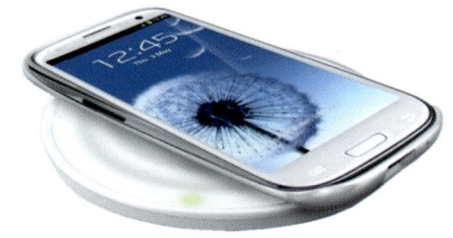

지구상에 흐르는 물속에는 양이온이나 음이온의 전기를 띤 이온 입자가 녹아 있다. 그래서 전선과 마찬가지로 전기가 통한다. 수돗물, 생수, 커피, 차, 주스, 술 등은 물론 우리 몸속을 흐르는 피도 모두 전기를 통하는 유체의 일종이다. 따라서 자석의 자력선에 따라 곧바로 영향을 받는다.

아래 그림을 참조하면 좀 더 이해하기 쉽다. 전선 주변에서 자석을 움직이면 전선에 미치는 자력선이 변화되면서 전선에 유도 전류가 흐른다. 물도 전선처럼 전기가 흐르는 도체이기 때문에 '패러데이법칙'에 의하여 전자기 유도를 일으키며, 물성이 변한다.

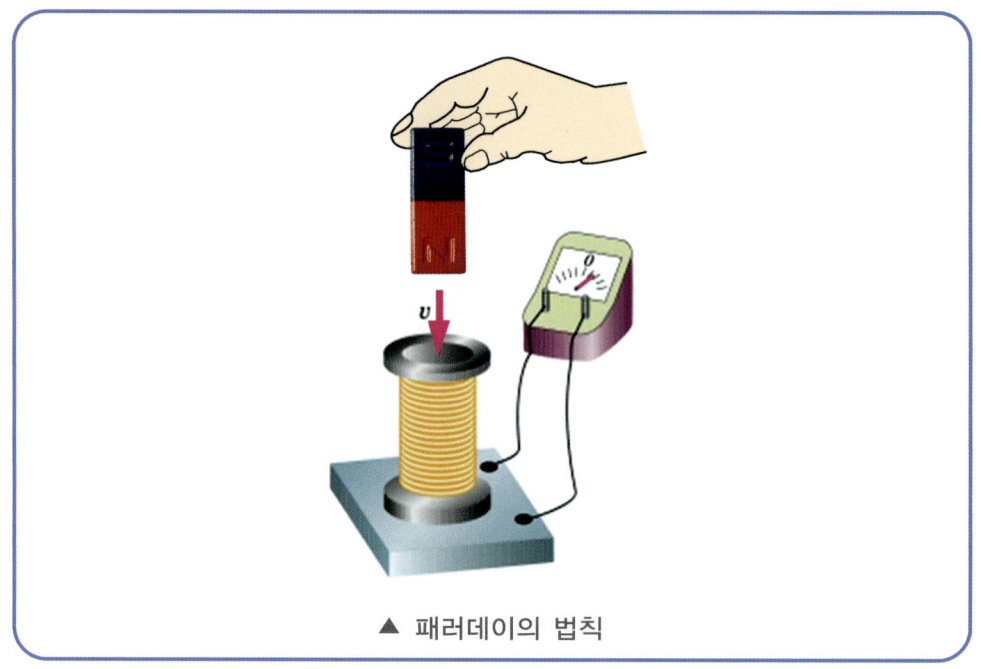

▲ 패러데이의 법칙

전도체인 물에 자력선이 가해지면 전류가 발생되며, 물 분자들의 이온화가 가속화된다. 이로 인하여 수소이온(H^+)과 수산화이온(OH^-)의 농도가 증가된다. 그뿐만 아니라 물 분자 클러스터 사이에 끼여 있던 불순물 등이 빠져나가 클러스터의 크기가 지구 자기에 영향을 받아 계곡을 흐르는 자연적인 천연 자활수처럼 작아지고, 얼리면 예쁜 정육각형 모양의 구조를 띠며 성장한다. 이 자활수야 말로 생명체의 유전자에 각인된 물다운 물인 것이다.

수소이온은 환원 작용이 강하다

수소이온은 환원 작용이 강하기 때문에 철 배관 내벽에 침착된 붉은 녹인 삼산화철을 환원시켜 떨어져나가게 하고 배관 내벽을 깨끗한 이산화철로 만들어 주기도 한다. 이 과정에서 녹이 제거되기 때문에 녹슨 배관에 자활수장치를 설치하면 녹이 다 떨어져 나갈 때까지 붉은 녹물이 나오는 현상이 지속된다.

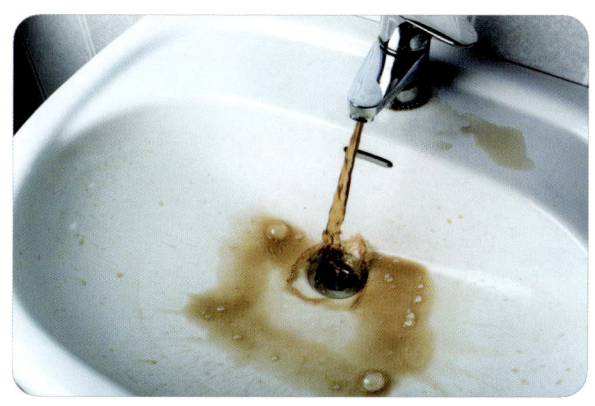

오래된 철 배관을 사용하는 아파트에 자활수장치를 설치하면 한동안은 녹물이 많이 나와 주민들로부터 항의를 받을 수 있다. 좋은 물 마시자고 자활수장치를 달았는데 녹물이 나오니 왜 아니 그렇겠는가! 그러나 관 내부에 잔뜩 끼어있던 녹과 물때가 자활수에 의하여 다 없어져 관 내부가 깨끗해지면 그 후로는 깨끗한 자활수를 이용할 수 있게 된다.

수경재배 시에도 배관이 녹이나 이끼, 물때 등으로 자주 막혀 그 처리에 골머리를 앓고 있는 농가에서 자활수장치를 이용하면 이런 일은 자연스럽게 해결할 수 있다.

강력한 자력선의 살균작용

자활수는 대장균까지도 없애는 살균 효과가 크다. 일본 우즈노미야대학 교수인 타카하시 박사의 논문에 의하면 조류藻類는 통상 세포의 **핵이 2개로 분열** ➡ **세포 분열** ➡ **증식**이 된다. 원생식물의 핵에 10,000가우스 이상의 자력선 처리를 한 결과 핵이 **3개 이상으로 분열** ➡ **세포 분열이 안됨** ➡ **사멸**이 된다고 한다. 자력선이 원생식물의 세포에 작용하면 세포의 분열 속도보다 핵의 분열 속도가 더 빨라 세포 내에 핵이 과잉상태가 된다. 그러면 핵이 모두 사멸해 버려 세포가 증식되지 못하고 사멸되는 것이다.

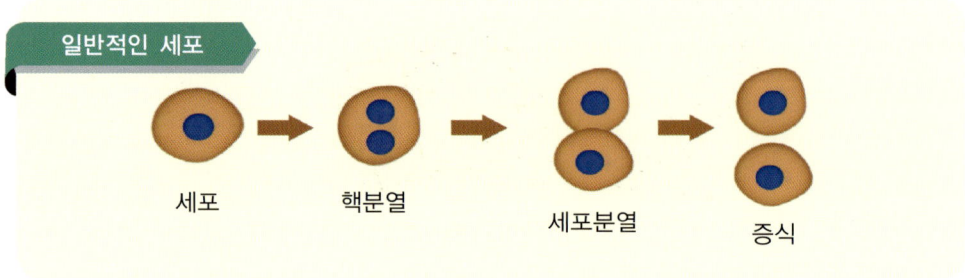

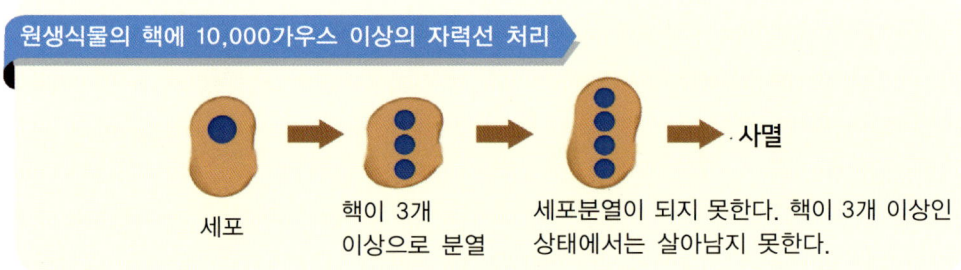

호주의 빅토리아주에 있는 '**물 과학 컨설팅회사**' 및 미국의 '**AT-AM**'사의 시험결과에 의하면 풀장(용량 65,000L)의 순환경로에 자활수장치를 설치한 후 생균수 변화를 관측해 본 결과 일반 생균수는 곧바로 떨어지기 시작해 약

8주 후에 거의 사멸되는 것으로 나타났다.

그에 따라서 풀장이 맑아지고, 투명도가 점차 높아져 약 7주 후부터는 투명도가 매우 높아지는 것으로 나타났다. 대장균은 약 2주 후 호기성 생균은 약 3일 후에 급격히 감소하는 것으로 나타났다.

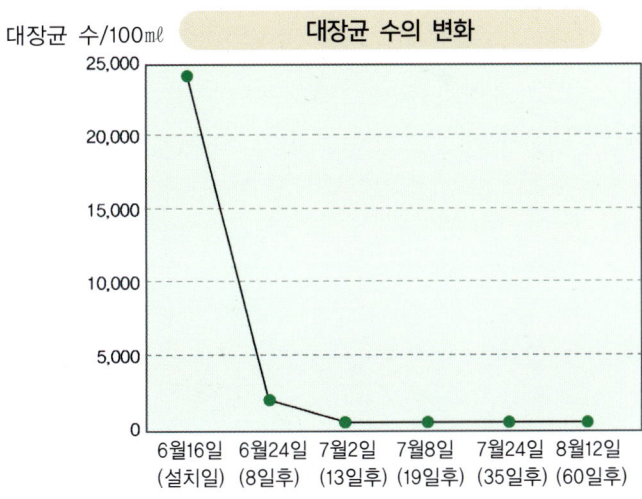

M사에서 실험한 결과인데, 대장균이 있는 물의 배관에 자기활성화장치를 설치한 후 대장균 수가 점점 줄어들며 약 3주일이 지나면 소멸되는 것을 알 수 있다.

일반 세균의 경우, 오른쪽 청색그래프와 같이 증가하던 세균수가 자기활성화장치를 설치한 후 곧바로 줄어들기 시작하여 약 9주 후에 소멸되는 것을 알 수 있으며, 투명도를 나타내는 적색그래프는 점점 높아지며 맑아지는 것을 알 수 있다.

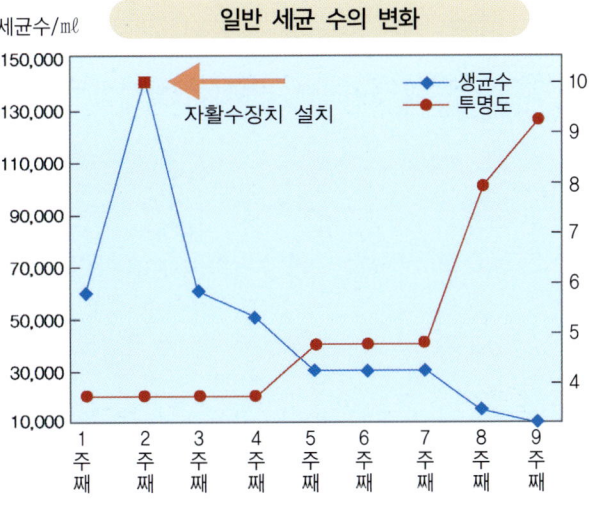

1. 자활수란 무엇인가? **183**

산소를 좋아하는 호기성 세균의 경우는 자기활성수장치가 설치된 후, 용존 산소량이 높아짐에 따라 약 48시간 정도까지는 증식되다가 결국 3일 정도가 지나면 소멸되는 것을 알 수 있다.

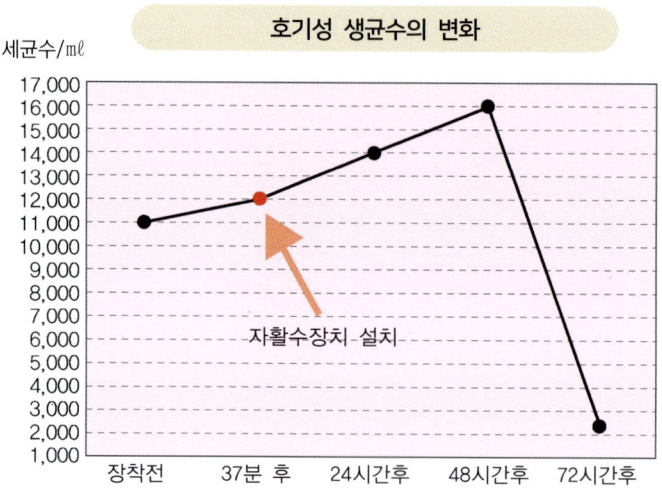

시간의 경과는 다르지만, 어느 경우이든 결과적으로 자기활성수장치를 설치하고 나면 모든 세균이 소멸되는 것을 알 수 있다.

동양바이오 마그네테크에서도 자체적으로 오염된 지하수를 사용하여 실험을 하였다. 신상품개발실에 지하수배관을 설치하고 지하수 배관 하나에는 외부에 자기활성수장치를 설치하였다. 정수기는 속의 모든 필터를 제거한 다음 깡통정수기를 사용하였다. 매일 약 3~5리터의 물을 빼내면서 3주일이 경과한 후, 그 깡통정수기에서 나온 물과 지하수를 그대로 받은 물에서의 대장균 변화 실험을 2차례에 걸쳐 실험한 결과에 따르면 다음과 같다.

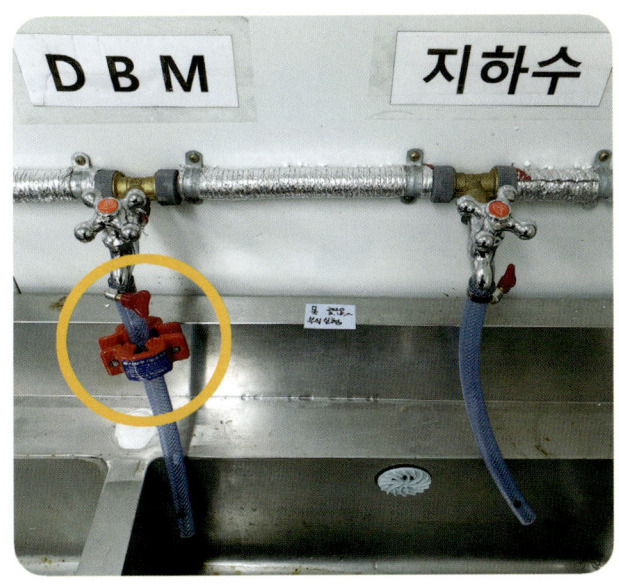

대장균으로 오염된 지하수 배관에 자기활성수장치를 설치한 후 깡통 정수기에 연결하고 3주일이 지나서, 실험용 병에 그 지하수와 자활수를 각각 담고, 배양시약을 넣어 48시간을 따뜻한 곳에 둔다. 대장균이 존재하면 물 색깔이 빨갛게 변한다.

지하수를 그대로 담은 병은 적색으로 변했지만 자기활성화장치를 설치해 둔 깡통정수기에서 받은 자활수는 적색으로 변색되지 않아 대장균이 소멸되었음을 확인할 수 있었다. 혹시나 해서 시판중인 생수(삼다수)도 함께 실험을 해 검증할 수 있었다.

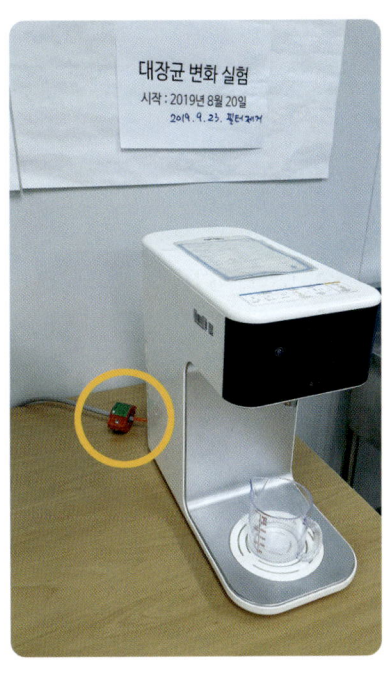

1. 자활수란 무엇인가? **185**

1차 실험 후 약 2개월 뒤 다시 실시한 2차 실험 결과도 마찬가지로 대장균으로 오염된 지하수가 강한 자장을 통과하면서 대장균이 소멸된 것을 눈으로 확인할 수 있었다.

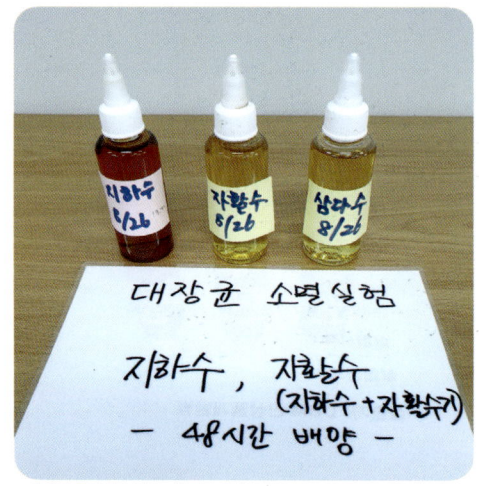

▲ 1차실험(2019년 8월 26일)

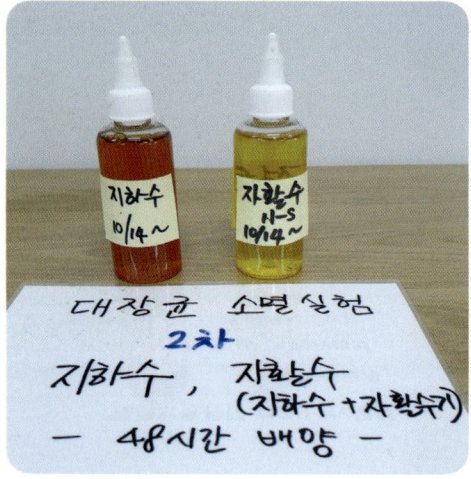

▲ 2차실험(2019년 10월 14일)

자력선이 인체나 동식물에게 미치는 영향

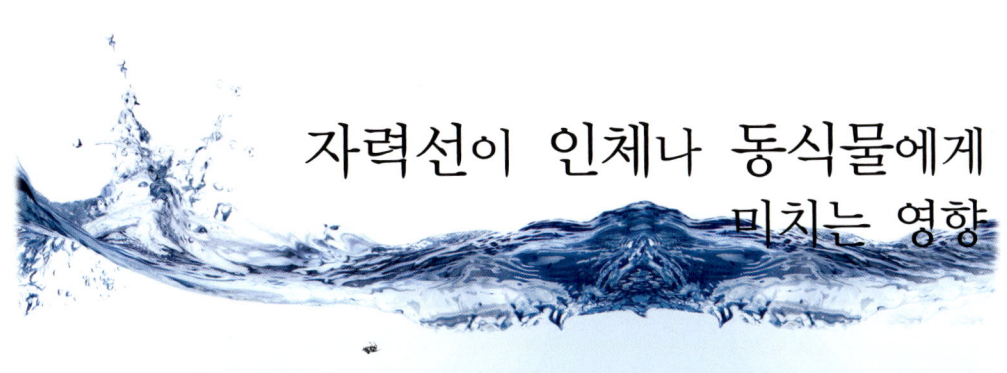

생체 자기라는 말이 다소 생소하게 들릴 지도 모르겠다. 그러나 생체 자기학은 많은 연구가 이루어지면서 발달하여 왔다. 우리 몸을 예를 들면 머리로부터 발끝까지 각 조직에서 전기와 자력선이 나오는 것을 알 수 있다.

그 메커니즘은 간단하다.

오른쪽 그림에서 볼 수 있듯이 인간의 몸 구석구석에서 자력선이 나오는데 크게 분류하여 **뇌 자계 - 눈 자계 - 폐 자계 - 심 자계 - 근육 자계** 등으로 나뉜다.

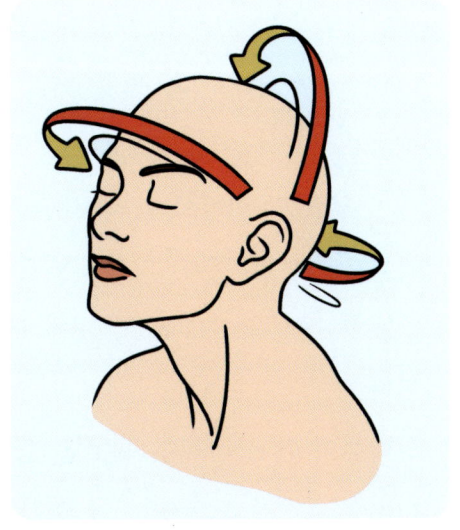

▲ 인간 뇌의 자계
사람들은 누구나 뇌부에 그림과 같이 독자적인 자계를 가지고 있다.

2. 자력선이 인체나 동식물에게 미치는 영향 **187**

이와 관련하여 일본에서 출간된 책 「자기력」에 의하면,

- **뇌 자계** – 인체에서는 제일 약하다. 자계의 강도는 10~13테슬러 정도이다.
- **눈 자계** – 눈에서는 뇌보다도 강한 자력선이 나온다. 강도는 10~12테슬러 정도이다.
- **폐 자계** – 이것은 흉부로부터 어깨로, 다른 하나는 가슴 주변으로 자력선이 나온다.
- **심 자계** – 이것은 심장을 중심으로 내부로 향한 자력선이 나오고 있다.
- **근육 자계** – 허벅지 부분, 장딴지 부분인데, 여기에서는 뒤쪽을 향하여 자력선이 나오고 있다.

이와 같이, 우리들 인체가 각각의 자계를 갖고 있으며, 자력선을 내고 있는 것이다.

뇌하수체에서 신경을 통해 근육으로 명령을 내리면 해당 근육을 관장하는 조직부위에서 전류를 발생시킨다. 이것을 **생체 전기**라고 한다. 생체 전기는 인체의 활동을 원활하게 움직이게 하는 힘이다.

앞에서도 설명했듯이 전류가 흐르는 곳에는 반드시 자력선이 방출된다. 물론 거꾸로 자력선을 충분히 받아야 전기 발생 조직이 건강해지는 것은 당연한 것이다.

자력선이 잘 통과하는 물질을 **강자성체**라고 한다. 철이 대표적이다. 철은 주변의 자력선을 모아주는 금속이다. 이런 성질을 이용해 우리의 조상님들은 한의학에서는 철로 된 침을 사용하여 아픈 몸을 치료하였다.

이것은 우리 몸에 침을 꽂아 두면 지구의 자력선이 철로 모이며, 우리 몸으로 들어가 자장을 형성한다. 그 자장 속을 통과하는 혈액에 의하여 전류가 발생한

다. 또한 혈액의 이온화율이 상승하고 순환이 좋아지게 되면서 병든 부위도 차츰 회복을 하게 되는 것이다.

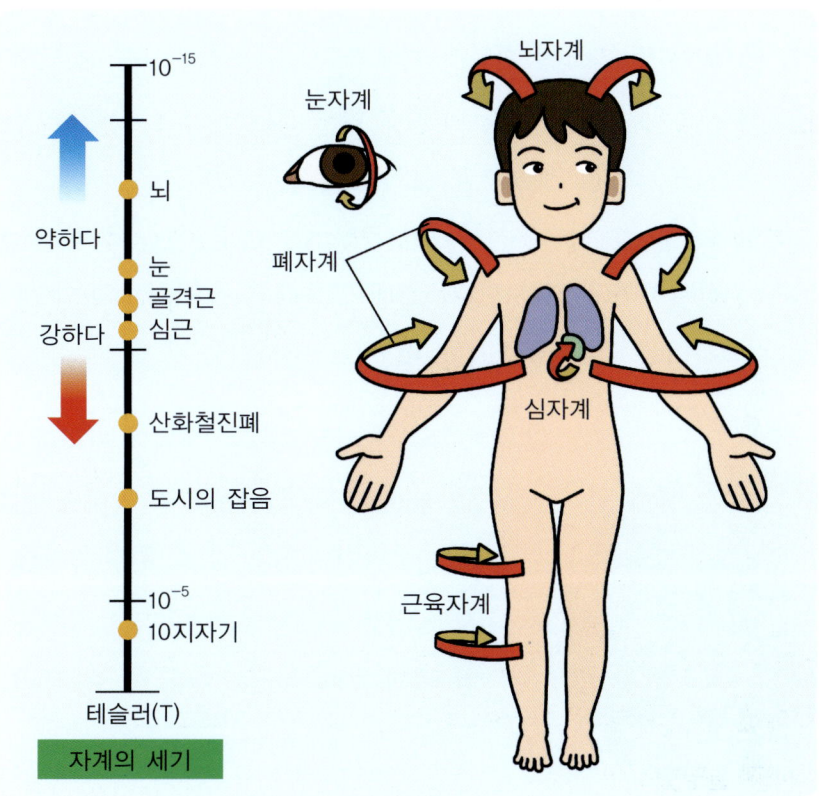

최근에는 침의 효과를 더 극대화시키기 위하여 침 머리에 직접 전선을 연결하여 약한 전류를 흘려주면서 침을 놓는 한의원도 많다. 우리 몸속으로 전류를 직접 보내주어 우리 몸을 충전시키는 것이다.

자석요나 자석이불, 자석목걸이, 자석팔찌, 자석반지 등을 이용하여 우리 몸속으로 자력선을 넣어주면 그 부위에서 전기가 변환되어 우리 몸의 발전세포가 충전되도록 보조하는 자석 응용제품도 있다. 지구가 방출하는 자력신

(지자기)이 철 구조물이나 차량 등에 의해 흡수되며 차단되는 도심을 떠나 시골로 돌아가 생활을 하게 되면 충분한 지자기를 받으며, 천연 자활수인 샘물을 마실 수 있어 건강을 회복하는데 큰 도움을 받을 수 있다.

근육을 움직이려면 반드시 전류가 필요하다. 최근에는 이런 생체 자기학을 응용하여 피부 위에 붙여 미세한 전류를 흐르게 함으로써 근육을 자동으로 움직이게 하는 운동보조 제품들도 많이 유통되고 있다.

자연 친화적으로 건강을 유지하려면 지구에서 방출하는 지자기를 충분히 받아 몸을 충전시키며 살아야 한다. 그래야 근육을 움직일 때마다 방전되는 우리 몸의 배터리를 수시로 충전할 수 있는 것이다.

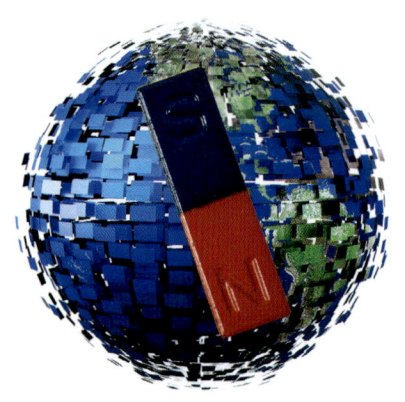

우리가 사는 지구는 하나의 커다란 '**자석**'이다. 1600년 영국의 '윌리엄 길버트'에 의하여 최초로 판명되었다. 그 후 지구 자장의 99%가 지구 내부에서 발생한다는 것을 밝힌 것은 독일 괴팅겐Goettinggen대학의 '칼 프리드리히 가우스Carl Friedrich Gauss'교수이다. 그래서 그의 이름을 따 자력선의 세기를 나타내는 단위로 가우스Gauss를 사용한다.

지구는 왜 자력선을 방출하는 것일까? 그 의문은 아직도 판명되지 않았지만 "지구 중심부에 있는 용융된 철이 회전하면서 발생하는 전류에 의하여 발생되고 있다"는 가설이 가장 설득력을 얻고 있다.

지자기의 세기가 점점 줄어들고 있다

　지구에서 방출되는 자기력의 크기는 아래의 그래프를 보면 알 수 있듯이 자력선의 세기를 측정할 수 있게 된 1800년대 이후 지금까지 측정된 **영년변화**永年變化를 보면 점점 줄어들고 있다.

　이것은 지구상에 생존하는 수많은 생존체 즉 동물이나 식물에게 매우 심각한 악영향을 미치고 있다. 예를 들면, 우리 인체 역시 수억 년 진화과정에서 강한 지자기를 몸에 받으며, 몸을 충전시켜 힘을 내며 살아왔다. 몸속에 전기를 발생시키는 조직은 오랜 세월에 걸쳐 지자기를 받으며 진화 생성된 조직이다. 지자기가 약해지면 약해질수록 전기 발생 조직이 충분한 자력선을 받지 못하게 되어 그 기능 역시 위축되면 생체 전기를 제대로 만들어 낼 수 없게 되어 건강을 잃게 되는 것이다.

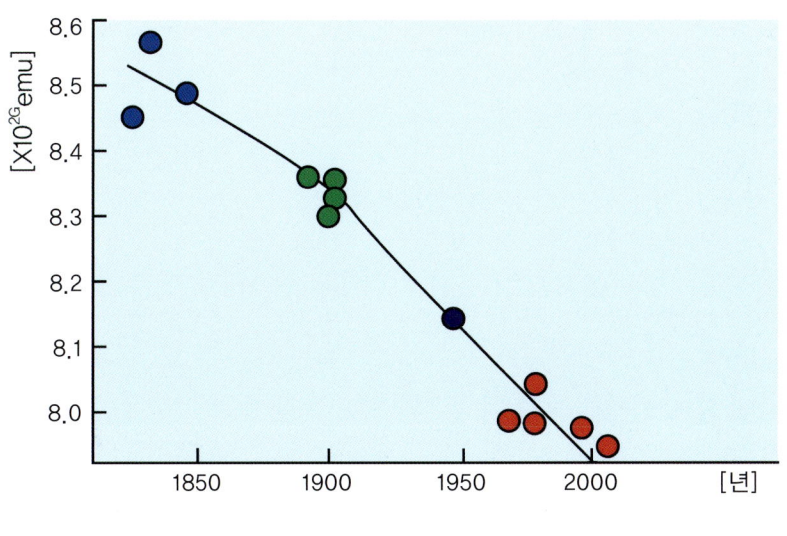

▲ 지자기의 영년永年변화

정전차폐 현상은 도시인을 병들게 하고 있다

현대인의 문제는 지자기가 약해지는데 더해 그 약해진 지자기마저도 거의 받지 못하고 살아가며, 여러 가지 질환에 취약해지는 것이다. 도시의 철제 구조물들에 의한 **정전차폐현상**(靜電遮蔽現狀; 내부로 자력선이 통과되지 못하게 차단) 속에 갇혀 살면서 아파트나 도시 건축물, 자동차 등과 같이 철로 둘러싸인 공간 속에서 살 수밖에 없기 때문이다.

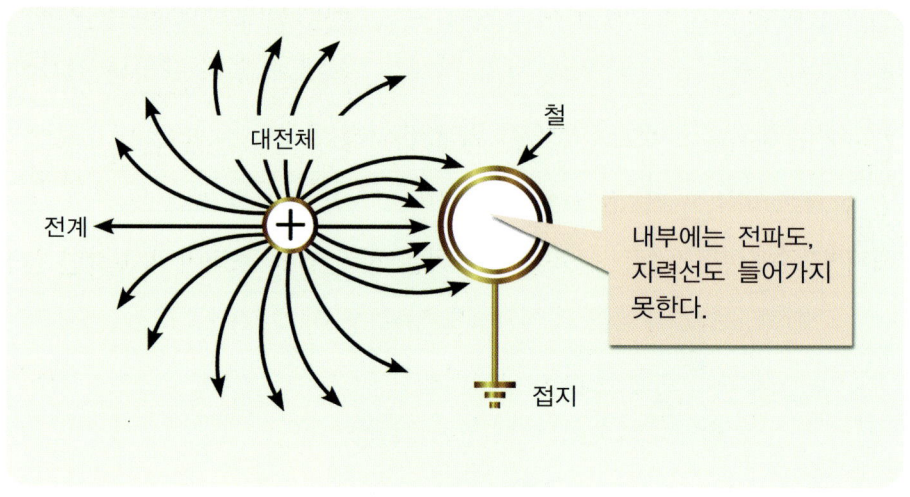

▲ 정전차폐현상

그 뿐만이 아니다. 왜곡된 자력선은 인체를 해치고 공격한다. 주변에 있는 수많은 가전제품들로부터 방출되는 전자파들로 왜곡된 자력선이 인체를 가일층 공격하게 되어 원인도 모를 악성 질환으로 고통 받는 사람들이 점점 늘어나고 있다.

때로는 기적도 일어난다! 힘들게 병원 신세를 지다가 어느 한순간 삶을 포기하며, 산골짜기에 들어가 자연 친화적인 삶을 살다보니 몸이 저절로 회복되어 다시 삶을 이어가게 되었다는 이야기를 종종 들을 수 있다.

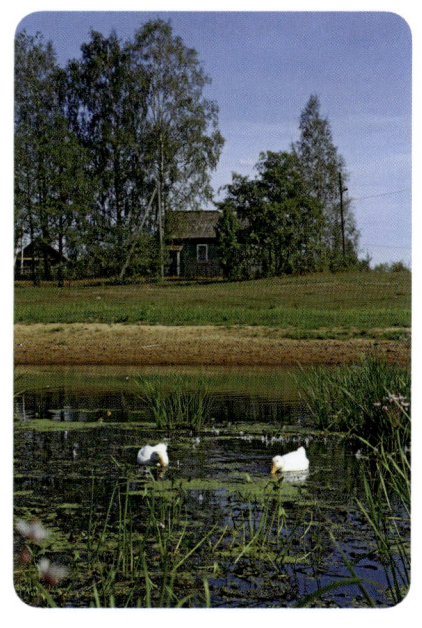

　온통 철제 구조물로 뒤덮인 도시를 떠나 자연 속에서 충분한 지자기를 받고 계곡을 흘러 내려오며, 지구 자석에 의해 자연적으로 만들어진 천연 자활수인 옹달샘 물을 마시다 보면 건강도 서서히 회복된다. 자연에 거스르지 않는 삶으로부터 얻을 수 있는 혜택인 것이다.

　지자기가 차폐되다시피 한 도심 속에서 살면 점점 우리의 몸속 전기 발생 조직이 약해지게 된다. 만일 심장 근육을 움직이는 전기 발생 조직이 약해지면 심장이 불규칙하게 뛰거나 심하면 자칫 심장 정지가 될 수도 있다.

　이러한 우리 몸속 발전 조직은 자기력을 제대로 받지 못해도 서서히 약해지지만 갑자기 너무 강한 자기풍을 받아도 문제가 된다.

　예를 들면, 태양의 커다란 흑점이 폭발하게 되어 자기풍이 몰아쳐 지구를 엄습하게 되면 통신장애가 발생하거나 심장이 약한 사람들을 강타해 자칫 운전 중에 심장 전기 발생 조직에 영향을 주어 심정지로 인한 급사를 할 수도 있다.

　이러한 경우는 교통사고를 낸 사람들을 조사하던 과정에서 일본의 학자들이 여러 번 제기한 바 있다. 북한에서는 태양풍이 예상되는 날을 미리 알리며, 특히 노약자들은 운전을 조심하라고 사전에 신문지상에 주의를 주기도 한다고 한다.

이상 자기와 인체와의 관계

최근에 '자기磁氣 생물학'이라고 하는 새로운 과학 분야에서 연구가 활발하다. 아래는 일본의 「자기력」이란 책을 인용한 것이다.

일본의 '마에다 히로시' 쿄토대학 명예교수는 그 분야의 최고 권위자인데 「지자기 세계자료해석센터」를 설립해 연구하면서, '**인간의 육체는 자기에 지배되어 있다**'라는 것을 밝혀냈다.

이제까지 「태양혹성환경 물리학」, 「생물은 자기를 느끼는가?」 등의 책을 저술했는데 박사의 저서에서 '**전자물**電磁物**의 생체 효과**'를 정리해 보면 아래와 같이 3가지이다.

- **고혈압, 저혈압의 영향**
- **백혈구 수의 변화**
- **심박 수의 변화**

이것들은 그 장소의 '**지자기**' 변화와 동반하여 변한다. 특히 심장혈 관계의 기능은 지자기의 영향을 강하게 받는다. 더욱이 '**자기풍**'의 경우에는 맥박수가 증가하고 혈압이 높아진다.

호주의 '빌첼' 박사에 따르면 '**조사에 참가한 사람 전원의 교감신경에서 긴장이 증대되었다**'라고 한다.

이런 점으로부터 우리들의 '혈액'은 크게 지자기에 의해 지배된다는 사실을 알게 되었다.

확실하게 알게 된 것만 기술해 보면 다음과 같다.

■ 건강했던 사람이 돌연사 한다.

심장 마비, 협심증, 심근 경색 - 이것은 인간의 죽음과 직결되는 병이지만 이것도 지자기의 작용에 의해 일어나는 경우가 많다.

그리고 그 원인은 다음과 같다.

> 원인 1   태양 활동과 그에 동반된 지자기의 교란에 의함.
>
> 원인 2   자기풍이 격렬한 때

특히 이 자기풍일 때가 가장 위험하다.

지금까지 건강했던 사람이 돌연히 사망해 버리는 것이다.

예를 들면 아침에 출근 시에 얼굴을 보며 "안녕하세요?"라며 인사를 나누었던 사람이 낮에 돌연 심장마비가 일어나 그날 저녁에 문상을 받게 되고 마는 것이다.

정말 **"한치 앞도 내다볼 수 없는 생!"** 이라는 말처럼 **자기풍**은 무서운 존재이다.

지구의 상층부에서 일어나고 있기 때문에 막을 방법이 없을 뿐더러 예측도 할 수 없다는 것이다. 정말 곤란한 것이다.

알려진 것은 이때에 교감신경이 흥분되고 혈압이 높아지며, 심장 박동 수가 증가한다는 것이다. 그러므로 다음과 같은 사람들은 주의가 필요하다.

- 혈압이 높은 사람
- 심장병이 있는 사람
- 체력이 약한 사람
- 기력이 없는 사람
- 나이가 든 사람

그럼, 어째서 이와 같은 불규칙한 움직임이 발생하여 자기풍을 일으키는 것일까?

인간에게 대단히 위험하므로 이런 일들이 일어나지 말아야 하겠지만 우주의 운행을 우리 마음대로 바꿀 수는 없는 것 아닌가!

▍자기풍의 원인

- 지구 내부의 활동에서 발생한다.
- 지구의 상층 대기를 흐르는 전류의 활동으로 발생한다.
- 태양의 표면 활동으로 일어나는 다수의 입자군이 지구에 도달하며 일어난다. 이 때 북극에서 자기풍이 일어난다. 이것이 황록색의 오로라인 것이다.

또, 지구의 전리층풍 및 우주선풍 등을 동반할 경우에도 오로라가 출현한다. 이때는 세계 각지의 통신망이 장애를 입어 정상적으로 기능하지 못하게 되는 경우도 있다.

통신망이 이상하게 되는 것과 같이 **[자기풍]**이 우리들의 신체에도 영향을 끼친다는 것은 당연하다.

병원에 가서 심전도를 찍으면 심장 박동을 그래프로 볼 수 있다. 이것은 관상 동맥 부근의 생체 발전 조직에서 내는 생체 전기에 의한 것이며, 심장근육을 움직이게 하는 동력원이다.

생체 발전 조직이 얼마나 건강한가, 얼마나 적절한 전류를 제때에 만들어 해당 근육에 공급하는가에 따라 우리의 건강이 달려있다. 너무 빠른 펄스로 생체 전기를 만들면 심장이 너무 빨리 뛰어 심방 세동細動을 일으키게 되고, 또 너무 느리게 뛰면 기절할 수도 있다. 그리고 멈추면 급사하게 된다.

생체에 N극과 S극이 미치는 영향

생체 자기와 관련하여 미국의 'Albert Roy Davis' 박사는 N극과 S극의 에너지가 생체에 미치는 영향에 대하여 유의할 만한 비교 실험 결과를 발표하였다. 상자를 만들어 그 바닥의 주변에 있던 흙을 깔고 그 위에 볏짚을 잘라 덮은 후 암수 한 쌍의 쥐를 넣어두고 매우 강력한 N극과 S극을 번갈아 가하면서 변화를 지켜보았다.

물론 지자기는 한국의 경우 약 0.5가우스 정도로 약하기 때문에 데이비스박사가 실행했던 강력한 자장의 실험결과가 그대로 일상생활에 적용되지는 않을 수 있다. 하지만 강력한 자석을 이용하는 자석 치료(마그넷테라피)에서는 N극을 적극 활용하는 것이 인체에 더 안전할 것이다.

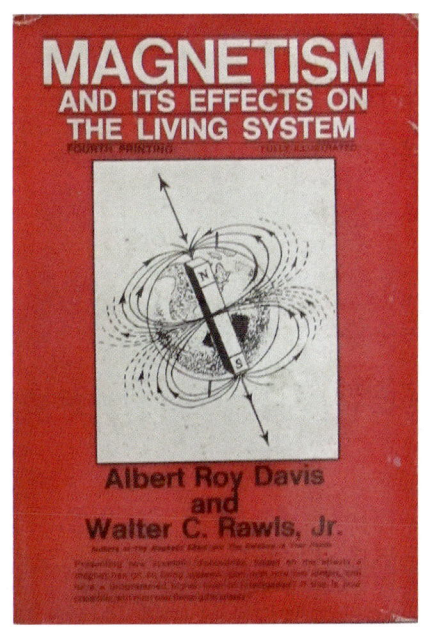

수차례의 비교실험을 해보니, N극이 가해지는 상황 하에서는 쥐들이 매우 활발하게 움직인다. 교미도 하여 새끼도 낳고 땅속의 유충들이나 지렁이가 살아서 성장하며, 이름 모를 잡풀들이 발아되어 싹이 돋아났다. 그러나 S극이 가해진 상황이 되면 활동도 매우 둔해지고 교미도 하지 않으며, 씨앗의 발아나 유충 및 지렁이들의 생장이 둔해지는 결과를 얻었다.

이 결과로 인체뿐 아니라 동식물들에게 강력한 S극을 가하면 오히려 마이너스의 효과가 난다는 사실이 입증되있다.

따라서 자석을 이용한 마그넷테라피에서는 원칙적으로 **자석의 N극이 사람의 피부를 향하도록** 하는 것이 중요하다.

시중에 유통되는 자석 파스나 마그넷테라피 용품들이 이러한 사실을 잘 모르고 자력선의 방향을 무시한 채 N극, S극 구분없이 마구잡이로 만들어 유통시키는 경우가 많아 이 책을 보게 되는 제조회사들이나 사용자들은 이 점을 유념해 제작할 필요가 있다.

특히 근접하여 N극과 S극을 피부에 붙이면 N극의 자력선이 피부 깊숙이 침투하지 못하고 곧바로 최단거리인 옆에 붙인 S극으로 돌아가 버리기 때문에 피부 깊은 곳에서의 혈류 개선을 기대하기 어려워진다.

각국의 자활수 연구와 관련하여 일본에서 발간된 책 **「자기력」** 을 인용해 보자!

러시아에서 발간된 문헌들을 나열해 보면 수리 기상학에서 발행한 **「천연수 중의 전자電磁현상」**, 톰스크 국립대학 발행 **「전자電磁 생물학 서론」** 모스크바 원자력 발전 발행 **「동력장치 물의 자기磁氣 처리와 초음파 처리」**, 그 외에 **「전자電磁 생물학」**, **「생체의 자기 감수성」**, **「생물체의 자장磁場」**, **「자기磁氣 내에서의 분산 구조물의 물리·화학적 메커니즘」**, **「수력 발전에 의한 물의 전자電磁 처리」** 등이 있다.

그 중에서도 **「물의 자기처리」** 와 **「자활수 – 진실과 허구」** 가 있는데 이 두 책에는 놀랄 수밖에 없는 **'자활수 혁명'** 의 내용이 수록되어 있다.

이 두 책 내용의 일본어 번역판 중에서 경이로운 사실을 발췌해 본다.

● 자기 파워로 골절이 단기간에 회복되다!

의학적으로 행해진 실험에는 토끼가 이용되었다.

상당히 참혹하지만 28마리를 두 그룹으로 나누어 마취를 한 상태에서 다리의 뼈를 부러뜨리고 그 골절된 부위의 치료를 시작했다.

> **종래의 치료 그룹**
> ● 방법 : 부러진 뼈의 끝을 금속 봉으로 봉합시킨 후 다리를 석고로 고정했다. 이와는 별도로 다른 한 그룹은 새로운 치료방법으로 시도하였다.
>
> **자기磁氣치료 그룹**
> ● 방법: 위와 같은 방법으로 한 다음, 그 석고 기부스 위에 <자석>을 붙여 자기 파워를 주었다.

그리고 나서 1주일 후 이 두 그룹은 어찌 되었을까?

1주일 후의 커다란 차이

[종래의 치료 그룹]은 손상 부위에 조직이 부어오르며, 화농의 징조가 나타났다. 이와 반대로 **[자기 치료 그룹]**에서는 다른 합병증이 전혀 없었다. 이 뿐만이 아니다. 더욱이 기적 같은 효과가 나타난 것이다. 종래의 그룹은 뼈가 성장해서 금속 봉을 제거한 후에 이제서야 '**뼈 접합**'이 인정되었다.

그러면 자석을 이용한 그룹은 어떻게 되었을까?

다음과 같은 점들이 명확하게 밝혀졌다.

결과　자기 파워에는 다음과 같은 특효가 있다.

● 특효1 – 조직의 재생이 일어난다.
● 특효 2 – 뼈의 성장, 생육을 돕는다.

- 특효3 – 염증작용을 막는 작용이 있다.
- 특효 4 – 상처의 치료가 단기간에 완료된다.

이것으로 뼈의 경우는 자기 파워가 대단한 위력을 발휘한다는 것을 알게 되었다.

● 장기 이식

러시아 의학자들은 토끼를 이용하여 장기 이식 실험을 했다.

이에 대하여 문제점은 다음과 같다.

- **문제점** ① – 생체는 다른 장기를 받아들이지 않으려는 거부 반응이 나타나며, 경우에 따라서는 사망에 이르게 한다.
- **문제점** ② – 근친자의 장기는 거부 반응이 적다. 그러나 근친의 장기도 안전하다고는 말할 수 없다.
- **문제점** ③ – 장기를 정상적으로 보존하는 것에 어려움이 있다.

그래서 대표적인 '아이브리트' 박사는 자기처리화 된 물 즉 '**자활수**'의 응용을 생각해 내어 다음과 같은 실험을 하였다.

> **종래의 이식 그룹**
> - 방법 : 토끼의 다리를 자른 후 생리적 식염수에 7시간 보존. 그 후 다리를 봉합했다.
>
> **자기磁氣치료 그룹**
> - 방법: 하는 방법은 위와 같지만 다만, 절단한 다리를 식염수에서 꺼내어 30분 동안만 자활수 안에 넣어 두었다가 봉합했다.

그럼 어떤 차이가 발생했을까?

거부 반응은?

그리고 죽은 것은 없었는지?

결과는 다음과 같았다.

3시간 후의 결과

- **종래의 그룹** - 20%의 거부 반응
- **자활수 그룹** - 10%의 거부 반응

이것만으로는 커다란 변화인지 알 수 없지만 문제는 시간이 경과하면서 나타나는 차이였다.

2주 후의 결과

- **종래의 그룹** - 60% 사망
- **자활수 그룹** - 10% 사망

무려, 1대 6의 차가 나타난 것이다. 이식의 경우에도 **자기력**를 활용한다면 장기를 정상적으로 보존할 수 있게 된다는 것을 알게 되었다.

이것으로 자신을 얻은 아이브리트 박사는 그다음부터의 실험에서는 토끼에게 이렇게 말을 걸었다고 한다.

'나는 너에게 새로운 다리를 선물해 줄게! 너는 다시 들판을 뛰어놀 수 있게 될거다.' 라고….

자기의 활용 여부에 따라 이와 같이 커다란 차이가 나타나는 것이다.

앞으로 의료계에 커다란 영향을 줄 수 있을 것이다. 왜냐하면 이미 장기이식 시대가 도래하였기 때문이다.

자기력이 조류에 미치는 효과

자활수의 기적을 과학이 밝혀주고 있다. 일본 우즈노미야 대학 '타카하시' 부교수가 조류藻類를 사용하여 행한 연구논문을 살펴보자.

'조류藻類'는 통상적인 경우, 여기에 1만 가우스 이상의 자력처리를 한 경우 아래와 같은 결과를 초래하였다.

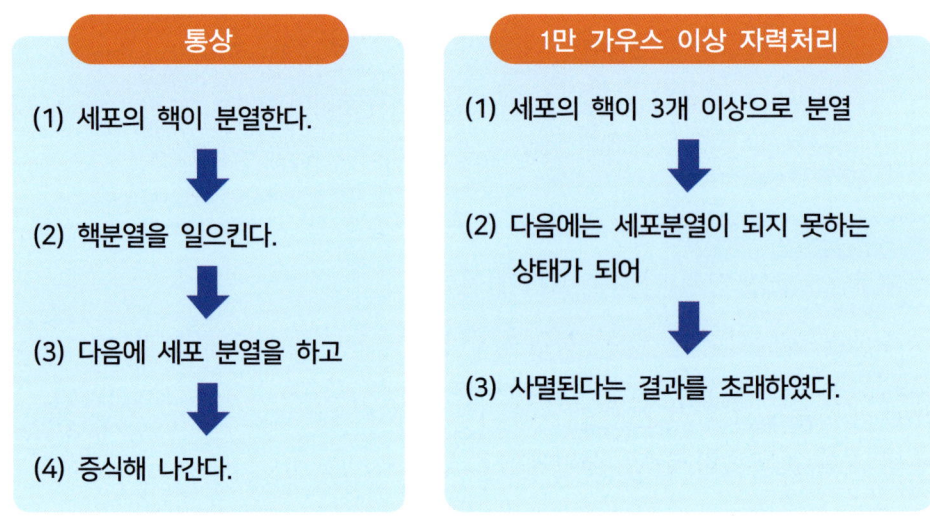

다시 말해 이렇게 된 것이다.

'**자기력**'이 원생식물의 세포에 작용하여 세포 분열에서 핵분열의 속도를 높여 세포 내의 핵이 과밀상태가 되어 '핵'이 사멸된다.

그 결과 '조류'가 번식되지 못하게 되는 것이 판명되었다.

이것은 여러 가지 일에 응용이 가능하다.

예를 들면, 쿨링 타워에서의 조류 발생 방지라든가 정화조에서의 조류방지 등 각 방면에서의 효능을 기대할 수 있는 것이다.

자활수가 박테리아 및 바이러스 등에 미치는 효과

타카하시 교수는 '박테리아'나 '바이러스' 등으로 실험을 하였다.

그 결과는 다음과 같았다.

수도관 내에 강력한 자기를 띄도록 했다. 그러니까 더러운 물로 변화되어가던 박테리아와 바이러스 등의 작용(미끌미끌한 상태)이 자기력에 의하여 '순간적'으로 억제되며, 불활성화되는 것을 알게 되었다.

이런 것은 다음과 같은 면에서의 효과와 연결된다.

예를 들면, "위생기기와 탱크에 부착되는 미끌미끌한 슬라임 등의 오염물질을 감소시켜 위생면에서 발군의 위력을 발휘한다"고 하는 것이다.

이와 같은 2가지의 효과를 응용한다면 건물의 설비면에서의 활용은 놀라울 정도로 위생적인 효과를 볼 수 있다.

급수관, 배수관에서는 녹이나 슬라임slime이 제거되어 녹슨 물이나 혼탁수의 방지가 가능해져 녹과 부식의 억제로 이어진다.

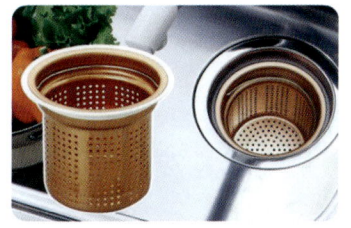

또 **'급탕설비 기기'**에서는 파이프 속을 **'자활수'**가 순환함으로써 스케일과 슬라임의 부착을 방지할 수 있다. 이로써 기기 본체의 수명을 연장시키고 더욱이 연소 효율도 높이게 된다. 일석이조인 것이다. 그러면 이러한 것으로 앞에서 말한 **'바이러스 다발시대'**에 돌입한 지금 우리들은 박테리아나 코로나 바이러스의 작용을 **'순간적'**으로 억제하고 불활성화시키는 〈자활수〉를 섭취한다면 바이러스 다발시대에 승리할 수 있다는 것을 알게 되었다.

"이것이야 말로 영지의 결정과 과학력이 잘 결합한 물인 것이다."

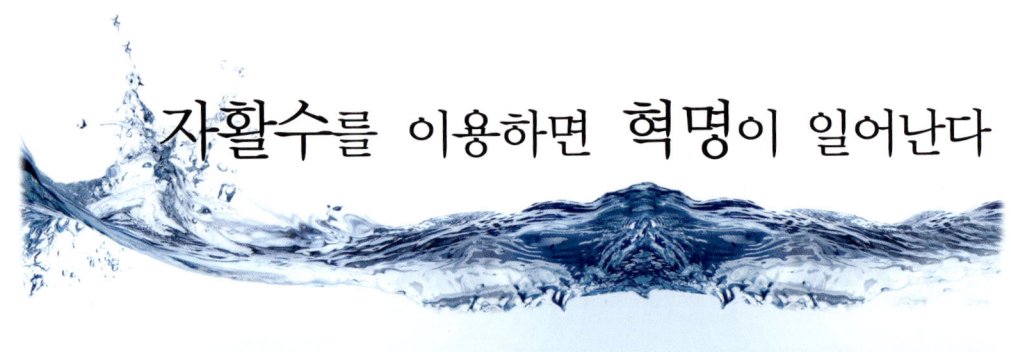

자활수를 이용하면 혁명이 일어난다

정수기에서의 살균작용

정수기의 역할 중 하나는 필터를 사용하여 물속에 녹아있는 유해 화학물질을 중화시키는 작용도 포함되어 있다. 예를 들면, 클로르칼키 등의 염소계 화학물질은 세균을 죽이기 위하여 일부러 수돗물에 투여하는데 특이한 냄새가 나서 수돗물을 그대로 마시기에는 거부감이 들게 한다. 이와 같은 화학약품을 제거하기 위하여 필터를 설치한다. 문제는 필터에 의해 염소가 없어지면 물이 다시 세균 증식으로 오염된다는 사실이다.

이와 같은 문제를 해결하기 위하여 일본 요코하마시 위생연구소에서 연구한 결과를 인용(자기력-일본 문화창작출판)해 보면 자석을 사용하여 필터에 800가우스 보자력인 **자석의 자력선**을 물속으로 투과시켜, **수돗물**을 자외선으로 **살균처리**하는 것과 같은 효과가 있다는 것을 입증했다. 자활수 효과는 이미 러시아, 미국 등에서는 실증이 끝났지만, 일본에서도 입증한 것이다.

방법은 다르나, 파주의 신상품개발실에서 저자가 직접 시판 중인 정수기를 사용하여 대장균 실험을 해 보았다. 그 결과는 원래 대장균으로 오염되어 있던 지하수가 자활수장치를 통과하면서 대장균이 소멸된 것을 시각적으로 확인할 수 있었다.

  지하수가 적색으로 변한 것에 비해 자활수와 생수의 물 색깔이 황색으로 변한 것을 눈으로 확인할 수 있었다.

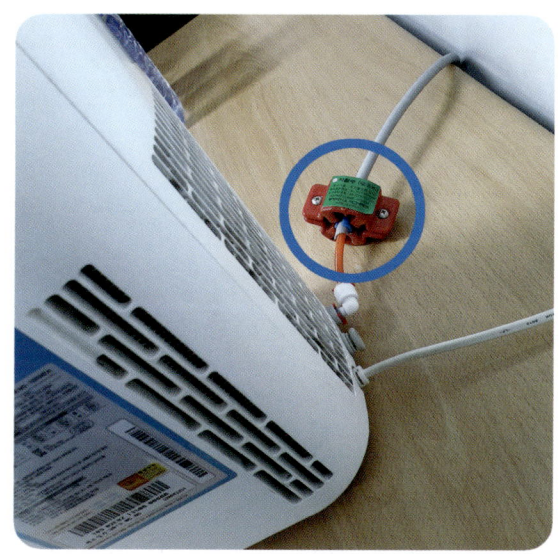
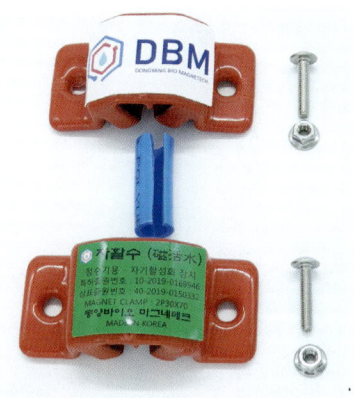

정수기 외관 물배관에 자활수장치를 설치함.

▲ 정수기의 배관에 설치된 자활수장치

휴대형 자활수장치 - 마그밴드 세계 최초 개발

[MAGBAND-발명특허 출원번호 : 10-2019-0169963]

앞서 설명했듯이 물은 식물뿐 아니라 인간이나 동물에게도 매우 중요한 생명의 원천이다. 오염된 물을 원래의 모습으로 되돌려 소생시키기 위하여 자활수 생성 장치를 만들어 사용하지만 일상생활 속에서 이동 중에 제대로 된 자활수를 마시기란 그리 쉽지 않다.

그래서 **휴대**하고 다니며 간편하게 사용할 수 있는 자활수장치를 만들어 언제 어디서든 **생수병**에 들어 있는 물은 물론 **커피나 술, 차, 보온병**에 든 **수프**까지도 손쉽게 **자활수**로 만들어 마실 수 있도록 설계하였다.

많은 사람들이 손에 들고 다니며, 마시는 500cc 생수병이나 텀블러, 머그잔, 보온병 등의 외부에 부착시킨 다음 약 20~30초 정도만 흔들어 주면 13,000가우스의 강력한 보자력(Br)을 갖는 지구상에 현존하는 가장 강력한 자석이 용기 내에 담긴 액체를 자활수로 만들어 준다.

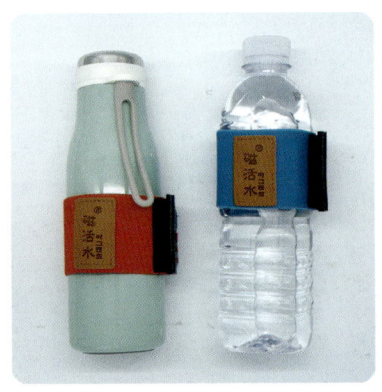 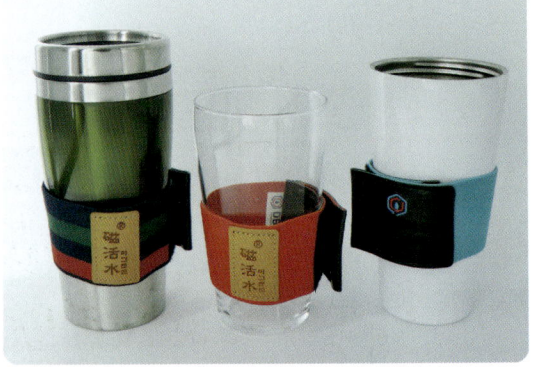

탈부착도 벨크로를 이용하기 때문에 간편하고 신축성이 있다. 밴드를 사용하기 때문에 용기의 외경 크기나 모양에 구애를 받지 않고 밀착시켜 자활수가 잘 생성되도록 심플하게 디자인 하였다.

이 자활수 마그밴드는 자석파스와 같은 **마그넷테라피**로도 이용이 가능하다. 운동을 하거나 등산을 하다가 삐끗하여 손목이나 발목에 염좌가 생기면 시판되는 자석파스 대신 **마그밴드**의 **자석부위**를 **염증**이나 **통증**이 있는 곳에 **N극이 인체를 향하도록** (생체 자기학에 의함) 둘러주기만 하면 된다.

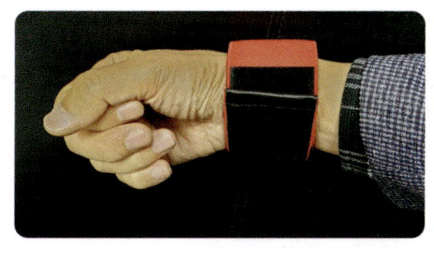

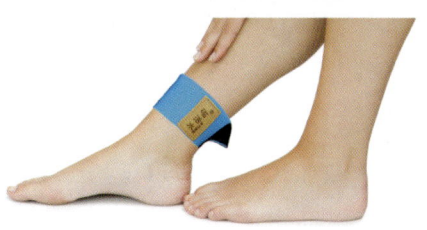

마그넷테라피 용도로 사용할 경우에는 돌출된 자석부위 N극이 반드시 피부의 통증 부위에 닿도록 한다.

응용 범위는 다양하다.

목이 아플 때, 어깨가 결릴 때도 해당 부위에 마그밴드의 N극이 통증 부위에 닿도록 해주면 된다.

자력이 매우 강하므로 시중에서 파는 자석파스와는 비교할 수 없을 정도로 현격한 마그넷테라피 효과를 볼 수 있다.

참고로 의료용으로 사용하는 MRI에서 방출되는 자장의 세기가 약 30,000가우스 정도이지만 인체에 무해함이 인증되어 의료용 치료기로 전 세계가 사용하고 있다.

현존하는 영구자석 중 아무리 강력한 자석이라고 하더라도 실제로 인체에 미치는 가우스는 MRI에 비하면 매우 낮은 것이므로 마그밴드를 그대로 인체에 사용하여도 자력선의 세기를 걱정할 필요없다.

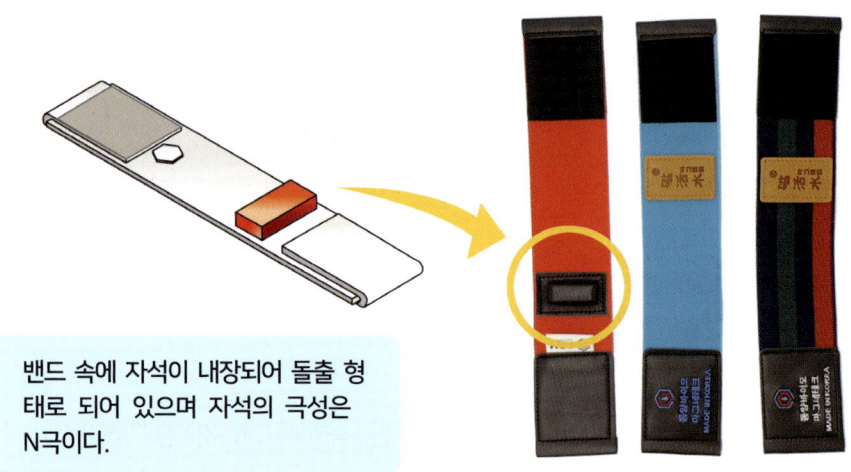

밴드 속에 자석이 내장되어 돌출 형태로 되어 있으며 자석의 극성은 N극이다.

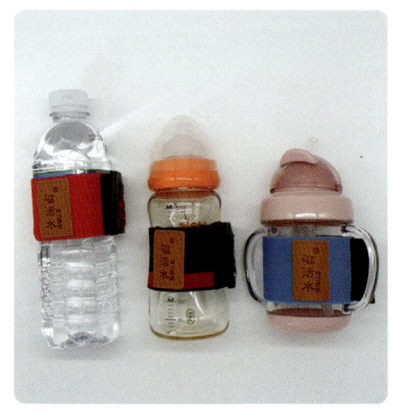 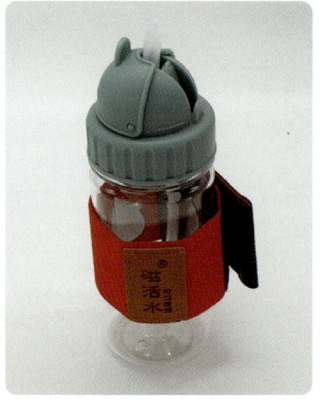 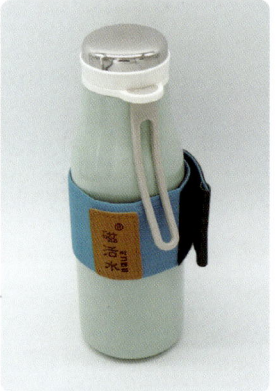

젖병이나 생수병, 텀블러 등에 감아 두를 때 돌출된 자석 부위 N극이 용기면에 닿도록 팽팽히 당긴 후에 벨크로로 체결한다.

유아들에게는 살아있는 물이 절실하다!

갓난아기에게 제일 좋은 것은 두말할 필요도 없이 엄마의 모유이다. 모유 속에는 유아가 성장하는 데 필요한 모든 필수영양소는 물론 유아에게는 필요 없는 유즙 올리고당HMO; Human Milk Oligosaccharides까지도 함유되어 있다.

이것은 아이를 위한 영양소가 아니다. 왜냐하면 인간은 이 HMO를 소화시키는 효소가 없다. 그래서 위와 소장을 무사히 지나 대장에까지 이른다. 대장 속에서는 유산균들이 이 HMO를 먹고 번식할 수 있다. 즉 대장 속에서 이 HMO를 먹이로 건강한 유산균이 잘 자리 잡아 해로운 균의 번식을 원천적으로 막아주기 위해 엄마가 아기에게 주는 귀중한 선물이다. 인간은 이처럼 놀라운 항상성 시스템을 갖고 있다.

그런데 안타깝게도 많은 유아는 모유를 특히 HMO가 풍부하게 들어 있는 초유를 먹지 못하고 있다. 태어나서부터 분유를 끓인 물에 타서 먹고 있는 것이다.

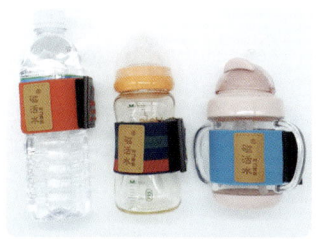

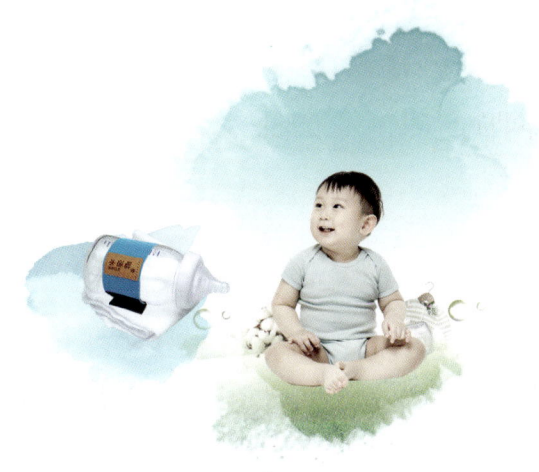

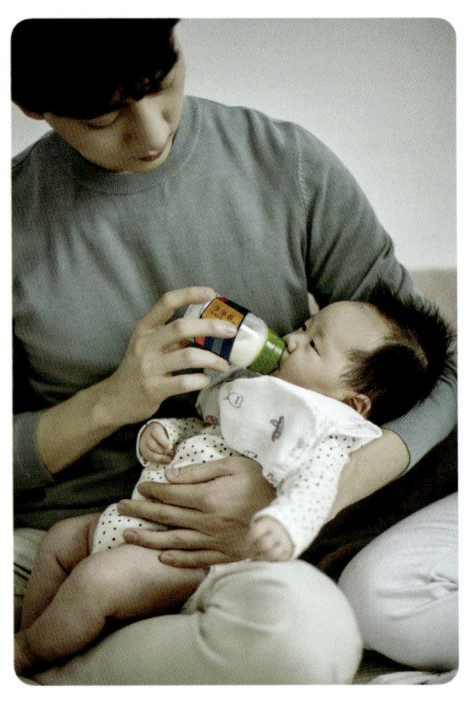

　모두 알고 있듯이 물을 끓이면 산소가 다 날아가 죽은 물이 된다. 끓인 물은 식히더라도 어항에 넣을 수 없다. 어항 속 관상어가 모두 죽어버리기 때문이다. 이것은 물속에 산소가 녹아있는 용존산소율이 현격히 떨어지게 되기 때문이다. 물고기조차 살 수 없는 죽은 끓인 물로 분유를 타, 갓난아기에게 먹이고 있는 것이다.

　다행히 이런 끓인 물이라도 강한 자력선을 통과시키면 활성화되며 살아있는 활성수로 변화된다. 자력선이 물분자의 이온화율을 높이고 이 과정에서 용존산소율이 높아지며 다시 산소가 함유된 살아있는 물로 소생되는 것이다.

　유아들은 몸집이 작음에도, 많은 수분이 필요하다. 체중 1kg당 환산하면 성인이 하루 0.04L가 필요한 것에 비해 갓난아기는 체중 1kg당 약 0.15L, 유아기에는 약 0.1L, 소년기에는 약 0.08L로 많은 물이 필수적이다.

　유아에게 먹일 끓인 물에 탄 우유병 곁에 마그밴드를 둘러주면, 자활수로 변하며 활성화된 우유를 마시게 할 수 있다. 이것이야말로 유아기 때부터 아기가 건강하게 성장하도록 건강한 체질로 만들어주는 지름길이 되는 것이다.

고정형 자활수장치 - 마그넷 클램프
[Magnet Clamp-발명특허출원번호 10-2019-0169946]

물은 인간의 생명 유지 및 일상생활에서 없어서는 안되는 물질임과 동시에 경제, 산업, 문화 등의 사회활동을 원활하게 할 수 있도록 하는 중요한 기본적인 자원이다. 역사적으로 양질의 물을 확보, 공급하는 기술이 발전되어 왔으나 최근 산업의 발달과 더불어 대기 오염이 심각해지고 산업 폐기물들이나 죽은 동물의 시체를 대량으로 매립하는 경우가 많아지면서 지하수가 오염되고 있다. 그 결과 지하수를 그대로 마실 수 없게 되었거나 공업용수로도 곧바로 사용할 수 없어 취수장에서 물을 정수 처리한 후에 일반 가정이나 각종 산업시설로 공급하고 있다.

한편, 정수 처리된 물이라 하더라도 일반 가정이나 산업시설까지 공급되기 위해서는 상수도관을 경유해야 한다. 그러나 대부분 오래된 관의 내면에 녹이 발생하거나 이물질이 점착되어 있어 최종적으로 일반 가정에서 사용하는 물이 깨끗하지 못하다는 문제가 있다.

또한, 정수를 위하여 염소 등의 화학약품이 투여되기 때문에 마시기 전에 물속에 함유된 염소 성분을 증발시킨다. 물속에 함유된 이물질을 가라앉히기 위하여 일정 시간 동안 정치시킨 다음 음료용으로 사용해야 하는 불편함도 있다.

이와 같이 일반 가정으로 공급되는 수돗물이나 각종 산업시설로 공급되는 공업용수는 오염되면서 거대한 복합구조(커다란 클러스터)를 갖고 있다. 자체의 활성도가 매우 낮아 본래의 물이 보유하고 있는 **정화 효과, 조정 효과, 석출 효과, 환원 효과** 등을 세내로 발휘하지 못하게 된다는 문제도 있다.

또한, 이와 같이 일반가정이나 각종 산업시설로 공급되는 물에는 상수도관을 경유하는 과정에서 유해 미생물이 함유되기 때문에 물의 선명도가 현저히 떨어짐은 물론 악취가 발생한다는 문제도 있다.

이와 같은 문제점을 해결하기 위하여 최근 일반가정에서는 수도꼭지에 정수기를 장착하여 수돗물을 정수하여 사용하고 있는 경우, 각종 산업시설에서 별다른 정수 과정을 거치지 않은 채 공급되는 물을 그대로 공업용수로 이용하는 경우, 또는 별도의 여과 장치를 이용하여 공급되는 물을 여과시킨 후 이용하는 경우 등 정수기 또는 여과 장치는 단순히 물속에 포함된 이물질을 걸러주는 역할만 할 뿐 공급되는 물을 활성화시키지 못한다는 문제가 있다.

오염되지 않은 청정지역의 천연 자활수인 샘물과 같이 **물 본연의 모습**으로 활성화하기 위하여 물이 **유동하는 배관에 자기 활성수장치를 설치**하면, 자력선으로 물을 활성화할 수 있다. 종래의 자기 활성수장치는 설치될 위치의 배관을 절단하고 이 장치를 연결하도록 설계되어 있다. 설치 과정이 매우 번거롭고 시간과 비용이 많이 들며 제작비용도 많았다. 또한 이 장치를 설치하기 위해서 배관을 절단해야 하므로 시스템 또는 플랜트의 일시적인 가동을 중지시켜야 하는 큰 문제점도 있었다.

그러나 '**고정형 자활수장치**' 클램프 타입CLAMP TYPE은 배관을 절단하지 않고 그 둘레에 채워서 사용하는 방식으로 개발되었기 때문에, 장착이 쉽고 빠르며 제작비용이 상대적으로 적게 소요되어 저렴한 가격으로 소비자에게 공급할 수 있다는 장점이 있다.

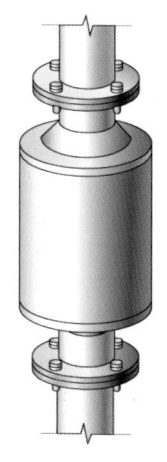

▲ 철배관용 자활수장치

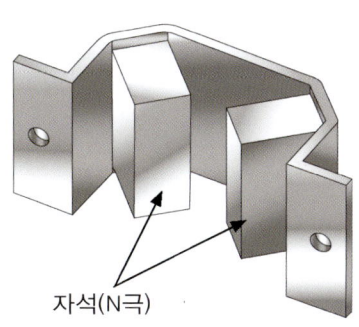 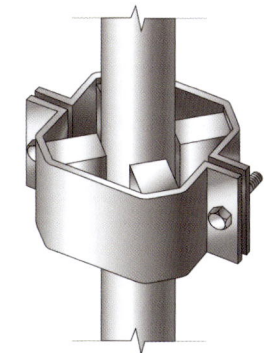

자석(N극)

▲ 클램프형 자활수장치

사용 예

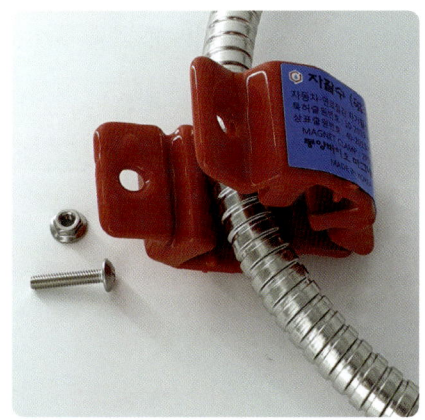 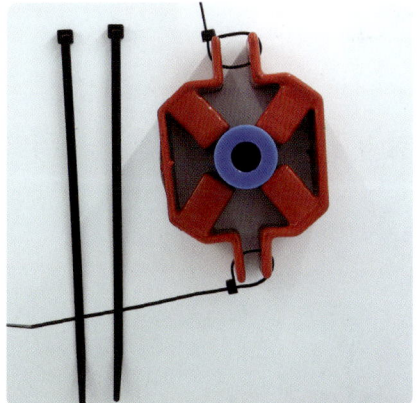

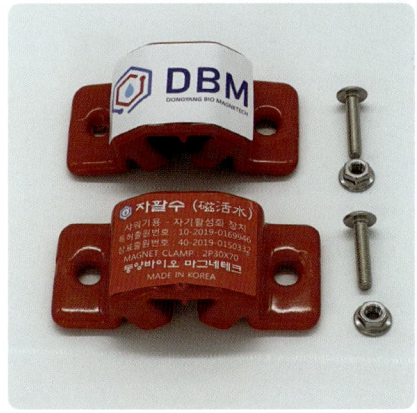 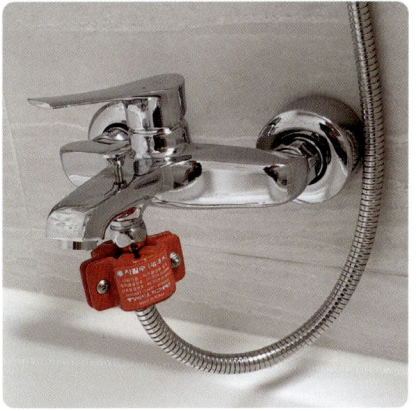

3. 자활수를 이용하면 혁명이 일어난다 **213**

붉은 녹이 발생하는 원인

자활수는 여러 가지 긍정적인 작용을 하지만 그 중에 산화철과 관련된 작용 하나를 소개해 본다. 철은 산화하기 쉬운 금속이다. 그래서 철로 만든 물 배관 내벽은 벌겋게 녹이 슬어 한동안 물을 사용하지 않다가 어느 순간 물을 틀면 시뻘건 녹물이 쏟아져 나오는 것을 볼 수 있다.

그런데 이 **녹슨 산화철을 환원시켜 철 배관의 내부를 깨끗이 청소**할 수 있다.

어떻게 그것이 가능한지 그 원리는 다음과 같다.

원래의 물 분자(H_2O)는 수소 원자 2개와 산소 원자 한 개가 전자 2개를 공유하며, 약하게 결합되어 있기 때문에 쉽게 전기를 띤 양이온(H^+)과 음이온(OH^-)화 되면서 자력선의 영향을 받는다. 즉 물에 자력선을 가하면 이온화가 촉진되며, 수소 이온 농도와 수산화 이온 농도가 높아진다. 수소 이온은 환원작용이 강하기 때문에 녹슨 삼산화철에서 산소를 빼앗아 환원시킨다.

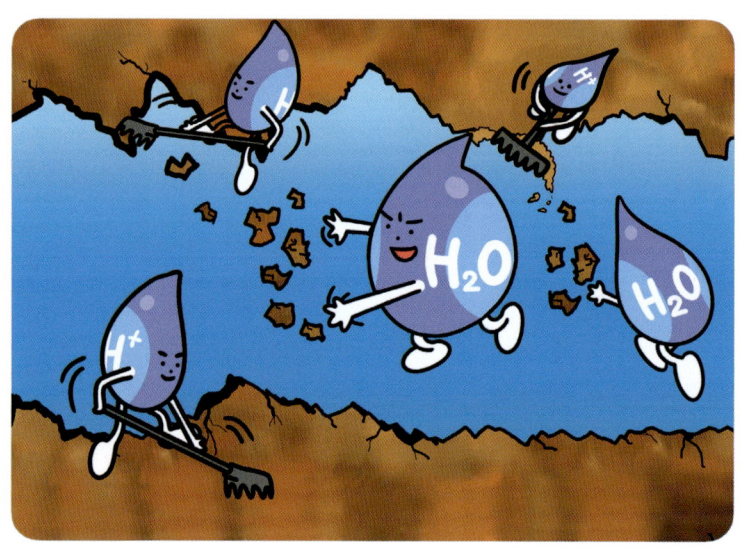

녹슨 산화철의 화학식은 Fe_2O_3인데, 여기서 산소원자를 하나 빼앗아 가면 깨끗한 이산화철 $Fe_2O_2(=2FeO)$로 환원되는 것이다.

그 화학변화를 식으로 나타내면 아래와 같다.

- $Fe_2O_3 + H_2O = (Fe_2O_2 + O) + (H + OH) = 2FeO + OH + OH$

이때 발생한 수산화 이온 OH^-는 물속에 많이 녹아있는 마그네슘 Mg, 칼슘 Ca, 나트륨 Na과 결합하여 ;

- $Mg + 2(OH)$ ➡ $Mg(OH)_2$ 수산화마그네슘
- $Ca + 2(OH)$ ➡ $Ca(OH)_2$ 수산화칼슘
- $Na + (OH)$ ➡ NaOH 수산화나트륨이 되어 중화되고 남는 것은 수소 이온들이다.

이런 과학적 원리에 의해 녹슨 철 배관에 자활수장치를 설치하면 수소이온 H^+들이 증가되며, 관속에 잔뜩 낀 **녹슨 삼산화철들을 환원**시켜 부수면 흐르는 물이 이 시키면 **녹을 밖으로 배출**하게 된다.

실제로 오래된 철 배관에 자활수장치를 설치하면 한동안은 혼탁한 물이 계속 나온다. 관내에 녹들이 다 떨어져 나가 깨끗해질 때까지 이런 현상은 계속된다. 그래서 가끔 민원이 제기되기도 한다. 물을 깨끗하게 한다고 자활수장치를 달았더니 검은 녹물이 나온다고······.

녹슨 철 배관을 가장 깨끗이 그리고 **효율적으로 저렴하게 청소하는 방법**은 **자활수장치**를 설치하는 것이다. 외부 에너지가 필요 없어 한 번의 장착으로 반영구적 청결 상태를 유지할 수 있기 때문이다.

● 설치전과 설치후 배관 변화(산화철)

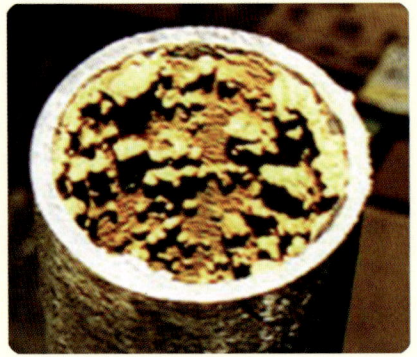
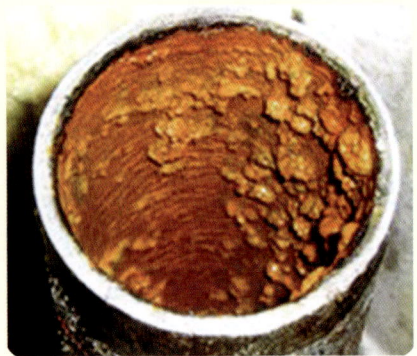

설치전　　　　　　　　　　　설치후

설치를 하면 처음 몇 달 간은 물에서 녹이 다 사라질 때까지 검은색 물이 녹아 나오므로 물은 오히려 더 혼탁해질 수 있다.

● 2개월 후 온천의 급탕관 변화(스케일)

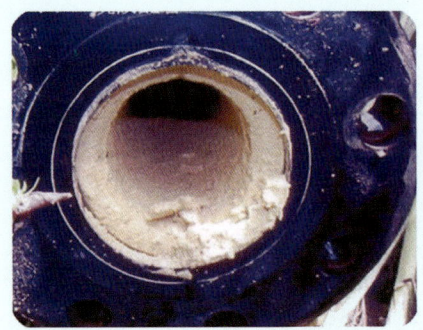
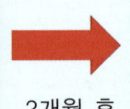
2개월 후
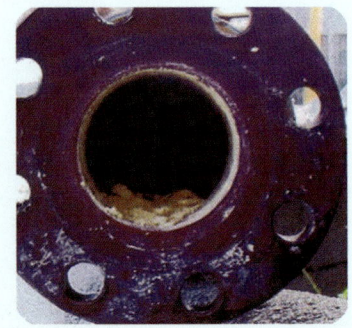

농업 혁명을 위한 자활수장치

흙은 농업에 있어 매우 중요하다. 어떤 토양 성분으로 이루어진 흙인가에 따라 그에 알맞은 작물이 있기 마련이다. 그래서 지역마다 특산 농산물이 있는 것이 당연한 것이다. 비옥한 땅이나 척박한 흙에도 나름대로 키우기 알맞은 작물이 있게 마련이다.

이러한 흙은 인위적으로 그 성분을 바꿀 수가 없다. 하지만 그 토양에 심은 농작물이 보다 효율적으로 흙속에서 건강하게 성장하도록 해 줄 수는 있다. 전통적인 방법의 하나는 흙을 갈아엎거나 김을 매주는 것이다. 이것은 흙을 부드럽게 만들어 산소를 머금게 하고 또 물이 고이지 않고 잘 빠지도록 하기 위함이다.

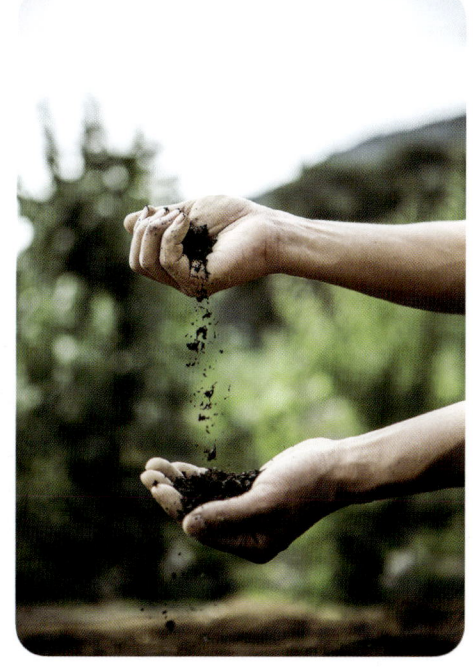

미국의 M.I.T Magnetizer Industrial Technologies에서 연구한 결과에 의한 **자활수의 기능**은 다음과 같다.

- 물의 표면장력이 낮아진다.
- 첨가제의 용해도가 증가된다.
- 미네랄의 분해가 잘된다.
- 시간 경과에 따라 흙의 딴딴해짐을 막아준다.
- 뿌리에서의 흡수력이 높아져 뿌리내림이 건실해진다.
- 수분 증발이 억제되어 용수 사용량을 줄여준다.
- 비료의 효율을 높여준다. 비료 사용량의 절감을 가져온다.
- 용수배관의 내벽에 생기는 녹이나 조류의 발생을 억제시켜 스프레이 분사장애(막힘 등)를 줄여준다.
  자연 재배 및 온실 재배 - 스프링클러, Drip system, Misting system, 영양액 용수배관 수경재배에 적합하다.

뿌리내림이 건실하게 되면 곧바로 곡물의 **수확량이 증대**되고 곡물의 **품질을 높일** 수 있다. 작물의 **크기가 증대**되고 **당도가 높아지며, 이윤이 증대**되는 영농을 할 수 있게 되는 것이다. **비료의 사용량을 줄일 수** 있다는 것은 경비를 절감할 수 있는 큰 장점과 더불어 친환경적인 더 안전한 농법이 되는 것이다.

영구자석을 이용한 자활수장치는 무엇보다도 외부의 에너지가 필요없이 반영구적 사용이 가능하다는 점이다.

이에 착안해 누구나 쉽게 집에서도 비교 실험을 할 수 있는 방법을 제시한다. 자석은 시중에서 구할 수 있는 페라이트 자석이나 희토류 자석 어느 것을 사용하여도 무방하다. 그러나 표면에서 800가우스 이상이 나오는 자석을 권장한다.

  시판되고 있는 표준 PVC배관 겉에 이 자석을 90도 각도로 4극으로 배치하여 테이프 등으로 붙여 고정시키면 된다.

  실제로 옥상에 비가림막을 설치하고 대형 플랜터에 흙을 담아 실험을 해 보았다. 각각의 플랜터를 삼등분해서 양배추, 파, 시금치를 씨앗부터 파종하며, 관찰해 본 결과 지하수와 지하수 배관에 자석(자활수장치)을 통과한 지하수의 자활수는 상당한 차이를 보였다.

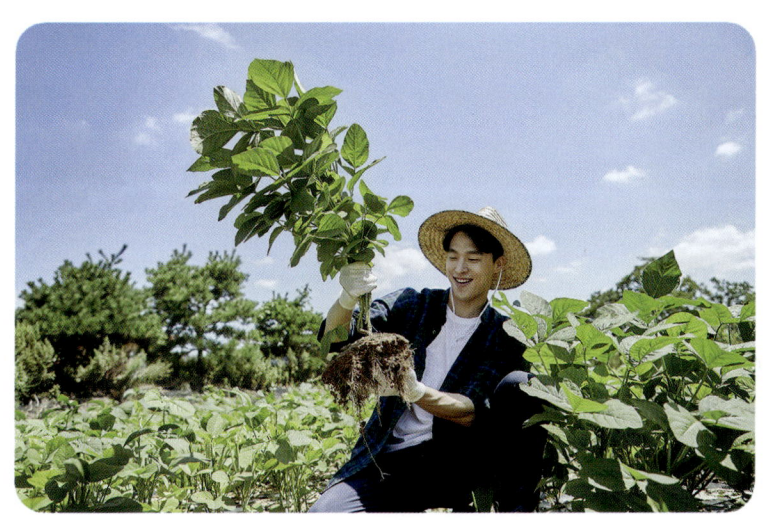

2019년 8월 22일 파종을 하여 좌측에는 지하수, 우측에는 자활수를 주 1회 주었다.

약 10일 정도 지나면서 싹이 돋아 나왔고 특이한 것은 여름철에 잘 싹이 트지 않는 한겨울을 지나 봄에 먹는 시금치가 자활수쪽에서 싹이 튼 것이다. 아래 사진은 보기 쉽게 3컷으로 나누어 찍어 다시 연결해 놓은 것이다.

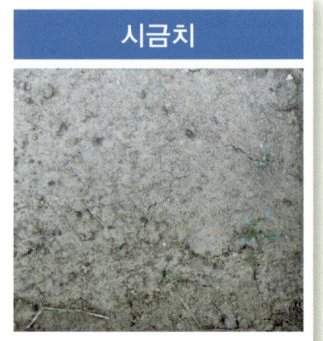

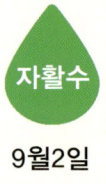
지하수
9월2일

| 양배추 | 파 | 시금치 |

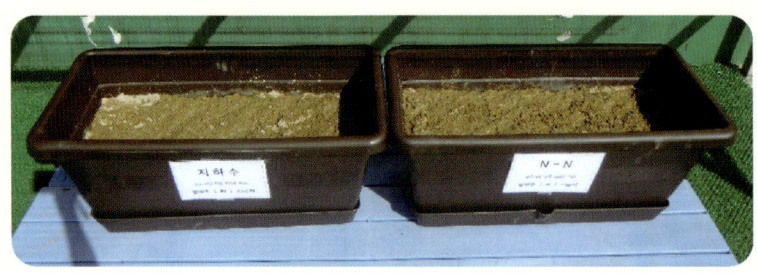

자활수
9월2일

| 양배추 | 파 | 시금치 |

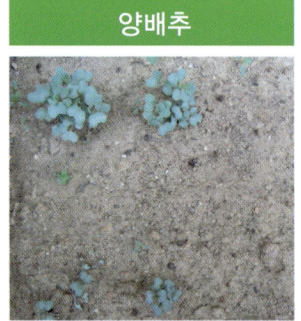 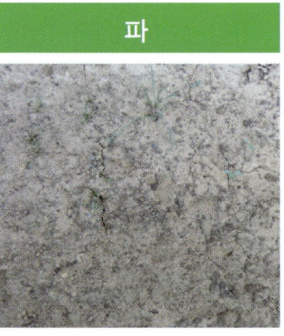 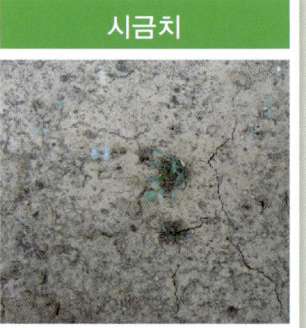

약 한 달이 지난 9월 23일 아래 사진을 보면 오른쪽 자활수에서 시금치가 자라고 있는 것이 보인다. 왼쪽 지하수 측에서는 중간에 파가 싹은 텄으나 옥상의 쨍쨍 내리쬐는 한여름 더위를 견디지 못하고 죽었다.

12월 들어 파주의 야간에는 영하로 기온이 떨어지기도 했지만 약 4개월이 지난 12월 19일의 모습은 확연히 차이가 난다. **왼쪽 지하수 야채의 경우** 양배추

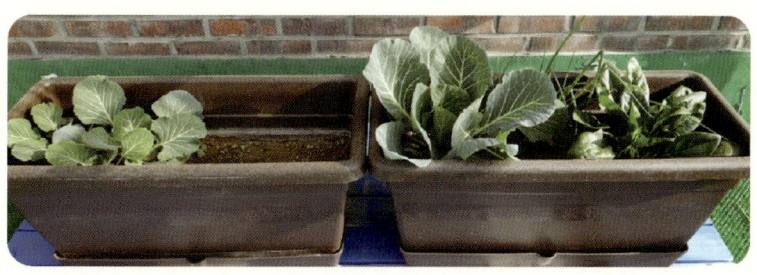

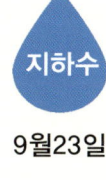
9월23일

양배추	파	시금치
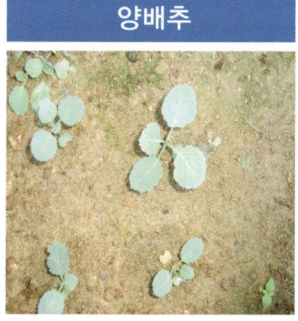	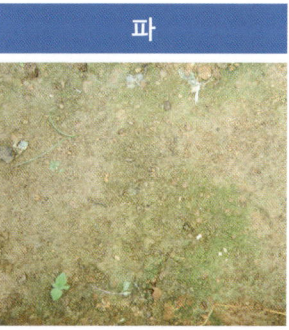	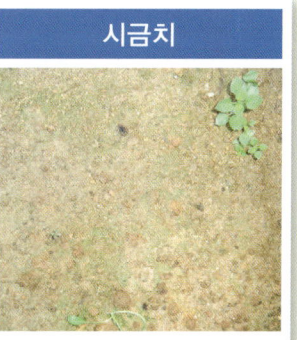

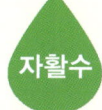
9월23일

양배추	파	시금치
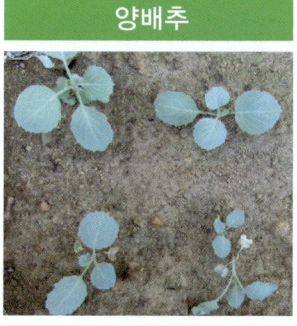	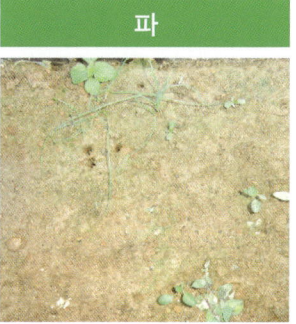	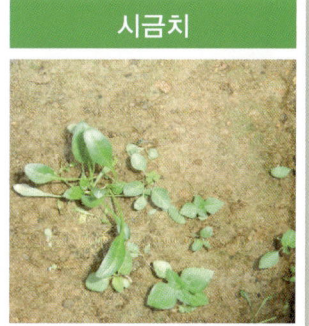

가 **간신히 생명을 유지**하고 있는데 **오른쪽 자활수 야채**는 양배추와 파, 시금치 모두 **매우 건강하게 성장**을 지속하고 있는 것을 아래 사진으로 볼 수 있다.

텃밭을 일구거나 주말농장에 애정을 쏟는 이들 그리고 전업 농민들에게 자석의 자력선을 적극 활용하기를 강력히 추천한다.

수경 재배에 자활수장치를 사용하는 것은 제한적 목적으로 한정된다.

배관에 끼는 이끼나 녹조 혹은 녹을 방지할 목적으로 자활수장치를 설치하는 것은 바람직하다.

야채나 꽃, 과일 등을 비닐하우스 등에서 필요한 영양액을 주며, 수경 재배하는 경우에는 여러 곳에서 비교 실험을 해 본 결과 자활수장치를 설치한 효과면에서 유의미한 결과를 얻지 못했다. 그 이유는 이미 수경 재배에 사용하는 용수 속에는 야채나 꽃 그리고 딸기 등의 과일에 필요한 모든 영양소들이 충분히 녹아 있는 영양액을 공급하고 있어 토양에서 일반적으로 물을 주어 기르는 농작물이 아니기 때문에 자활수의 효과를 기대하기 어려운 것이다.

이것은 마치 평소에 알맞은 영향 섭취로 건강을 유지하고 있는 사람에게 몸에 좋다는 보약을 먹여본들 그 효과가 미미할 수밖에 없는 것과도 같은 원리일 것이다.

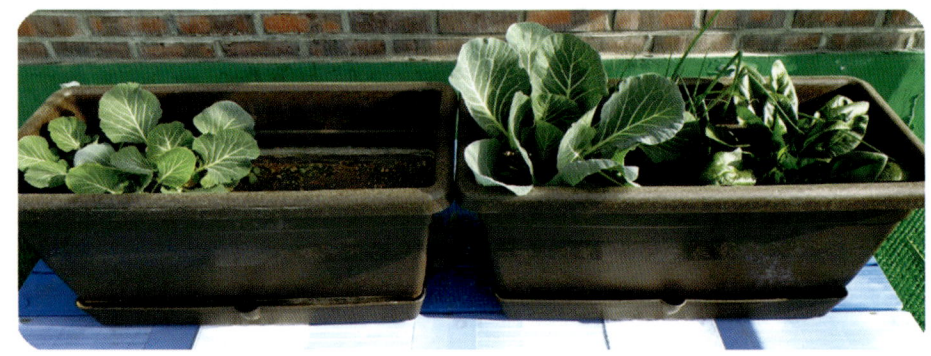

▲ 지하수　　　　　　　　▲ 자활수

벼의 육모 체험기 [치바현 사이토(齊藤 猛)]

우리 집에서도 물의 중요함을 알고, 좋은 물을 마시기 위해 2년 전에 '자활수'를 만들어주는 자기 활성수 제조장치를 구입하였다. 여러 가지 실험 결과들로 물에 대해서는 충분한 인식을 하고 있었지만 내 스스로 실제의 시험을 해 보고 싶다는 마음에 '히야신스'를 병에 넣어 길러 보았다.

발아, 발근수, 싹의 성장, 개화의 시기, 꽃의 모양 등······.

보통의 물 하고는 확연히 달라 놀랍기도 하고 동시에 **자활수의 뛰어난 점**을 재인식하게 되었다.

이와 같이 식물에도 좋은 것이면 벼의 육묘에 사용해 보고 싶은 생각이 들어 지난 봄, 벼를 파종할 때부터 모종을 해야 하는 기간까지, 하루에 2회 정도 자활수 물을 논에 댔다. 볍씨를 논에서 육모하는 것은 그 해 온도의 고저 때문에 때로는 말라죽거나 싹이 썩기도 하고, 병충해가 발생하는 등, 못자리 관리에 많은 신경을 써야만 한다.

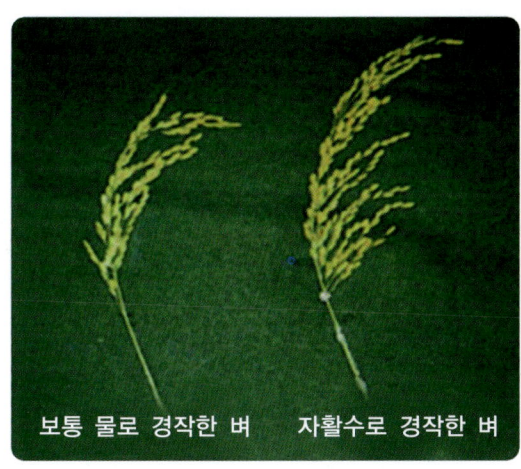

이 벼 이삭은 치바현의
사이토 판매회사의
논에서 수확한 것이다,

수확일: 1997년 9월 5일

3. 자활수를 이용하면 혁명이 일어난다 **223**

또한, 육묘에 사용하는 흙은 예방약 등 만전을 기하지 않으면 안된다. 관수灌水에 자활수를 사용하여 보통 물로 기른 묘와 비교해 보니, 비료는 작년과 같은 양이었는데 이파리가 짙은 녹색이 되었고, 싹도 굵고 튼튼하고 뿌리내림이 좋았다. 1,200상자의 묘가 전부 균일하게 자라며 1상자도 병충해가 없이 아주 좋은 성적을 거두었다. 논에 이식하는 모내기를 한 후에 한 달이 되었지만, 다른 논보다도 잎의 색깔이 한결 짙고, 무성하게 자라고 있어 가을에 풍작이 기대되었다.

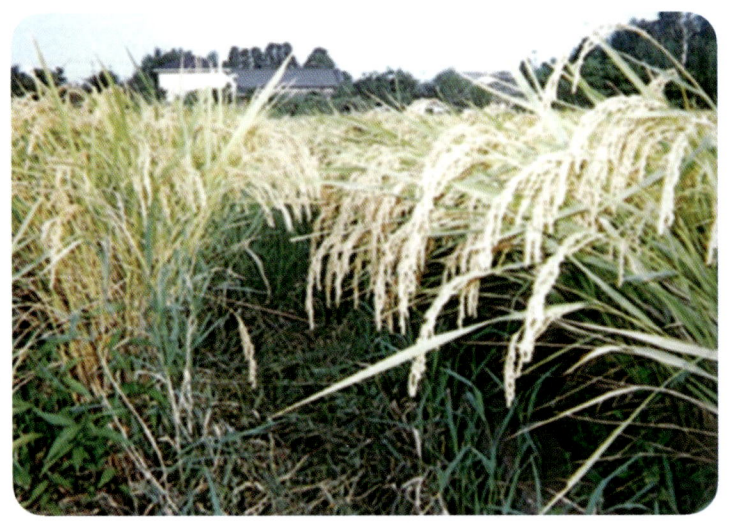

※ 사진출처: 일본 책 「자기력 파워」

> **결과**
> 좌측의 보통 물에서 키운 벼와 달리, 오른쪽은 파종부터 자활수로 키운 벼로서 이삭이 풍성하고 수확량이 증대됨.

가정용 자활수장치

가정에서는 물을 대부분 수돗물에 의존한다.

식수로 이용하기 위하여 정수기를 설치한 가정도 이젠 흔하다. 주방에서는 주로 음식물을 씻거나 허드렛물로 이용하고 있으므로 목욕탕이나 난방을 위해서는 보일러로 끓인 물을 사용하고 있다.

식수로 사용하는 경우 자활수가 인체에 유익하다는 것은 앞에서 여러 번 서술되어 있어 생략하기로 한다. **정수기에 자활수장치**를 간편하게 설치하면 아주 쉽게 마시는 물이 자활수로 변한다.

주방에서는 어떤 효과를 얻을 수 있을까?

우선 설거지한 물을 배출하는 배수구는 특히 여름철에 세균이 번식하며, 냄새가 나거나 기름때 등으로 뒤엉켜 자주 막히기도 하는 등 위생상으로 자주 청소를 해 주어야 하는 곳이다. 주지하는 바와 같이 자활수는 각종 세균의 번식을 막는 능력이 탁월하다. 따라서 자활수를 가정에 설치하면 **배수구가 잘 막히지 않고 세균 번식을 억제**하여 **냄새를** 크게 **줄일 수** 있게 된다.

뿐만 아니라 자활수는 **경수를 연수로 변화**시키고, 초미립자로 변화되면서 침투성이 좋아져, **오염물질이 쉽게 제거**된다. 이 점을 활용하여 일본에서는 건물의 외벽 청소나 자동차의 세차시에 적극 활용하고 있다.

기름이 물에 쉽게 용해되도록 하는 작용도 있다. 그것은 간단한 실험으로도 알 수 있다. 생수 2병과 기름, 깨끗한 잔을 두개 준비하여 이곳에 식용유 한 방울씩을 각각 떨어뜨리고 생수와 자활수를 적당히 붓고 잘 휘저은 다음 그대로 몇 분긴 방치해 두자. 그리고 물속에 기름들은 어느 정도 용해되는지 쉽게 관찰할 수 있다.

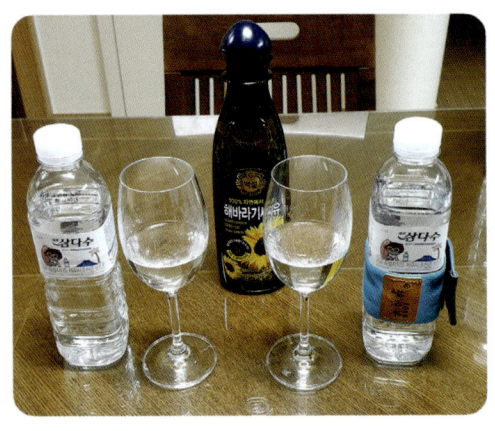 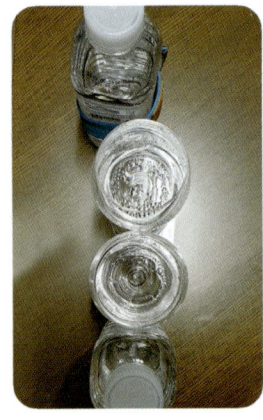 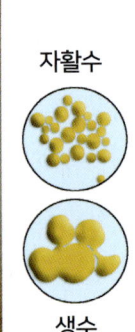

일반 생수쪽 기름들은 물에 잘 용해되지 않고 물위로 많은 양이 떠오르지만, 자활수 쪽 기름들은 물속으로 용해되어 물위로 떠오른 양이 줄어든 것을 볼 수 있다.

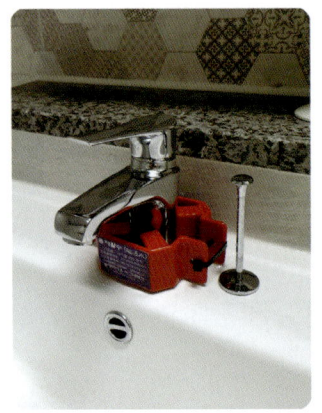 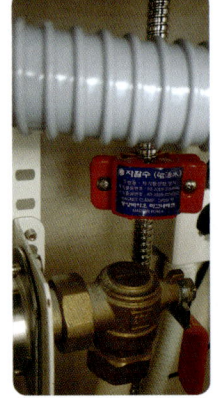 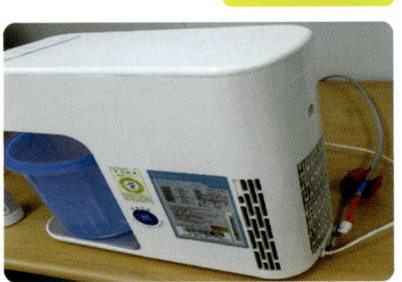

따라서 가정에서 자활수를 사용하면 설거지를 할 때 쉽게 기름때가 물에 용해되어 씻겨 나가므로, 주방세제를 조금만 사용해도 친환경이 되는 것은 물론 **세제비용**과 **주부 습진** 등의 발생을 상당히 완화시켜 줄 수 있다.

자활수는 **피부의 보습 효과**를 증강시킨다. 이것은 물 분자 클러스터의 크기가 나노 입자로 작아지고 물의 표면장력이 약해지기 때문에 피부 조직 사이사이로 물 분자들이 더 쉽게 끼어들 수 있기 때문이다. 그래서 **아토피 완화** 등에도 자활수가 매우 유효하다고 알려져 있는데, 이 또한 자활수의 보습 효과나 피부세포에서의 유해균 억제 효과와도 무관치 않다.

이런 관점에서 기존의 시판 중인 제품들에 비하여 상대적으로 부담되지 않는 가격으로 누구나 쉽게 장착할 수 있는 가정용 자활수장치들을 개발하였다. **주방용, 정수기용, 욕조용** 그리고 **집안 전체**를 모두 자활수로 바꿔주는 장치들이 있으며 모든 제품은 방수용 Water proof 으로서 인체에 무해한 PVC로 코팅처리를 하였다.

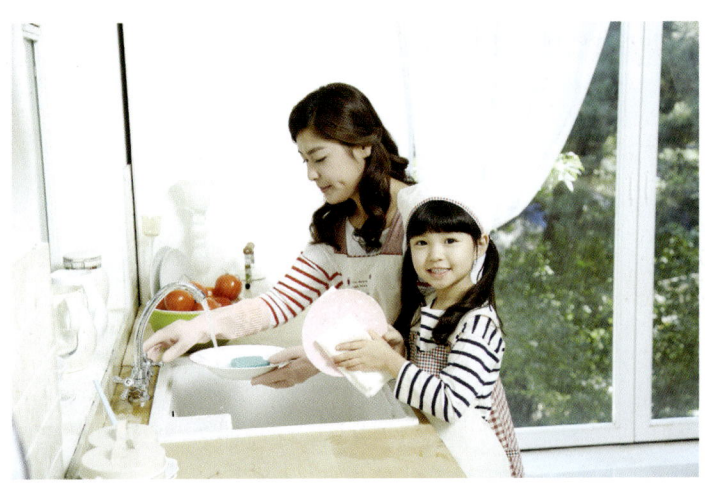

수영장이나 워터 파크를 위한 자활수장치

"수영장에 다녀와서 눈병이 생겼다!"

"워터 파크에 놀러갔다 와서 피부병이 생겼다."

이런 뉴스는 반복된다. 물은 공짜가 아니다. 그러므로 수영장이나 워터 파크와 같이 물을 대량으로 사용하는 곳은 물을 자주 갈아줄 수 없다. 그러므로 세균이 번식하지 못하도록 살균제 화학약품을 물속에 투여하지 않을 수 없다.

문제는 너무 많이 투여하면 WHO가 제시한 허용기준치를 넘어 인체에 해를 입힌다. 민감한 체질의 피부이거나 유아, 소아, 노약자의 경우에는 비록 허용기준치 이내라고 하더라고 안전하다고는 말할 수 없다.

증상은 곧바로 나타나는 경우도 있지만 서서히 며칠에 걸쳐 나타나기도 하고 호흡기 질환의 경우에는 만성으로 나타날 수 있다. 나중에 병으로 와전되어도 그 병증과 수영장 또는 워터 파크의 물과의 직접적인 인과관계를 증명해 내기가 어려워 사실상 피해 보상을 받기도 쉽지 않다.

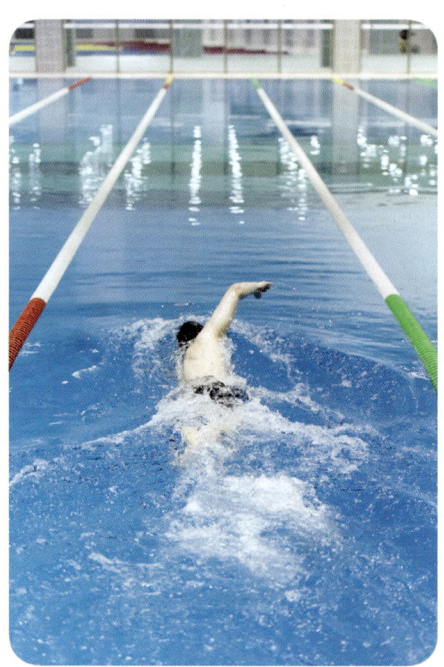

이런 문제점을 원천적으로 해결하는 방법은 강력한 자석을 **수영장**이나 **워터 파크** 또는 **온천장**의 물이 순환되는 배관에 장착하여 **물에서 호기성균**이나 **염기성균** 또는 **대장균** 등이 **번식을 할 수 없도록 설치**하는 것이 왕도다.

앞에서도 기술했지만, 호주의 빅토리아주에 있는 '**물과학 컨설팅**' 및 미국의 'AT-AM'사의 실험 결과를 보면, 풀장(65,000L)의 순환경로에 자활수장치를 장착하면, 일반 생균의 경우 1주일이 경과되면서 유의미하게 균수가 떨어지기 시작하여 약 9주 후에는 거의 사멸되는 것으로 나타났다. 대장균의 경우에도 설치 후 사멸될 때까지 약 2주일이 소요되었으며, 호기성 세균의 경우 3일이 경과되면 소멸되는 것으로 나타났다 [183~184페이지 참조].

자활수장치는 배관을 절단하지 않고 기존의 배관 겉에 채워서 설치할 수 있는 간단한 구조로 되어 있다. 일반적으로 배관을 절단해야 설치할 수 있는 기존의 장치들에 비해 생산 단가를 획기적으로 낮출 수 있으므로 **수영장**이나 **워터 파크, 아쿠아리움, 대중 목욕탕**이나 물을 많이 사용하는 **수족관** 등에서 부담 없는 가격으로 설치를 할 수 있도록 설계되어 있다. 가장 큰 특징은 외부로부터 어떤 에너지를 공급받을 필요가 없다는 것이다. 한번 설치로 반영구적인 사용이 가능하여 매우 경제적으로 물을 살균시키는 방법이다. 일본이나 미국 등의 선진국에서는 이와 같은 자활수처리장치를 많이 사용하고 있다.

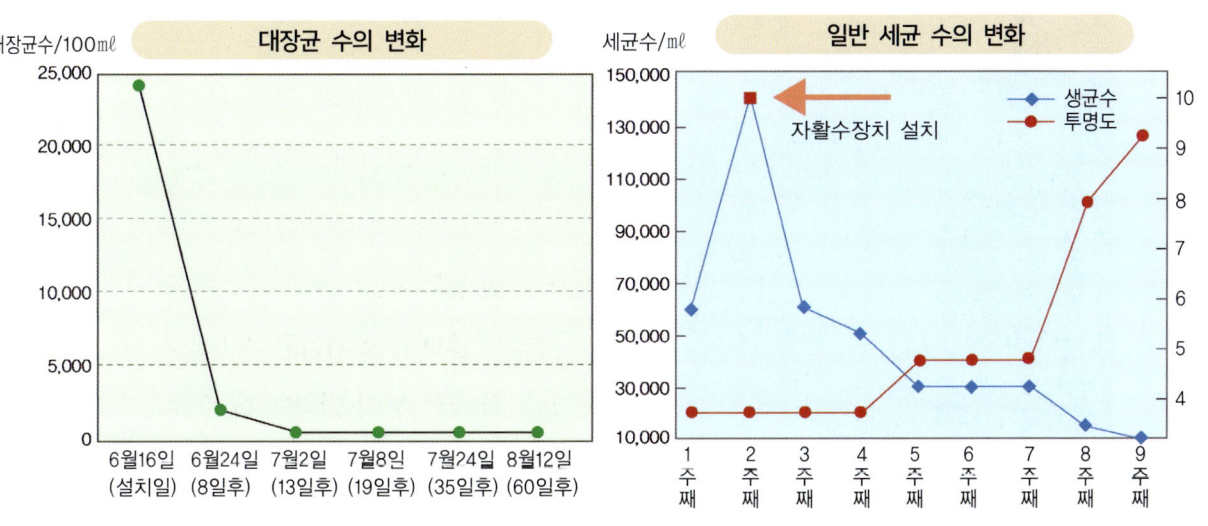

수산업, 어류 양식장을 위한 자활수장치

자력으로 활성화된 물은 **살균 작용**뿐 아니라 **물고기의 산란율, 치어의 생존율**을 높여주고 양식 어류가 병에 걸리지 않고 **튼튼히 잘 자라도록** 해 준다. 이와 같은 자활수의 효과로 일본 등에서는 많은 양식장들이 자활수장치를 적극 도입하여 활용하고 있다.

일본의 자활수장치 제조 전문기업 중에 주식회사 타무라에서 공표한 여러 양식장에서의 자료에 의하면 도미와 장어, 복어 그리고 광어 등을 양식하는 활어조에 자활수장치를 설치하고 나서 일어난 결과를 인용해 보기로 한다.

도 미 생육 1개월 후 수치를 비교해 보니 사망률이 개선되고 먹성이 좋아져 성장이 빨라졌다고 한다.

도미실험 1개월후 상황		자활수	일반
개시 (2017.6.5.)	마리 (수)	98	99
	평균체중(g)	21	21
종료 (2017.7.13)	마리 (수)	96	92
	평균체중(g)	51.4	48.5
차이	사망	2	7
	체중증가(g)	30.4	27.5

장 어 활어조에서 자활수장치를 본격 도입한 이후 변화된 사망률에 대한 추이가 매우 긍정적이다.

		1/31	2/10	2/20	2/28	3/10
2009년	장어 수	335,605	320,015	331,836	384,538	413,109
	사망 수	1,078	517	475	647	980
	사망률	0.321%	0.162%	0.143%	0.227%	0.237%
2011년 (본격도입)	장어 수	327,655	327,579	527,518	289,906	274,787
	사망 수	76	61	57	51	70
	사망률	0.023%	0.019%	0.011%	0.018%	0.028%
2012년	장어 수	187,955	177,507	177,376	177,315	
	사망 수	16	131	61	47	
	사망률	0.009%	0.074%	0.034%	0.027%	

복어 사망률이 격감하고 성장이 빨라지는 것을 확인할 수 있었다고 한다.
1개월 후에는 평균 73.5g · 15.5cm까지 성장, 7개월 후에는 평균 512g · 28.6cm까지 성장했는데 더 놀라운 것은 복어가 독을 갖지 않게 되었다는 믿기 어려운 결과도 있었다고 한다.

그 외에도 광어 등 다양한 어종의 양식장에서 자활수장치는 지금도 매우 큰 역할을 해내고 있다. **양식어**에서 발생하는 **병**을 근본적으로 **막아** 사망률을 줄일뿐 아니라 **질병치료**나 **예방**을 위해 투여해야 하는 **약품비용**을 **대폭 절감**시킨다. 또한 **항생제나 치료제를 먹지 않고 건강하게 자란 활어**들은 맛도 비교할 수 없도록 싱싱하여 자활수를 통한 양식어의 경우 인기가 높다고 한다. 양식어들이 먹성이 좋아지면 빨리 성장한다는 것은 그만큼 기간 단축을 통한 비용 절감이 가능하게 되어 이윤도 극대화된다는 것이다.

수많은 생선 횟집 등에서 어패류를 청정하게 보존하여 손님들에게 싱싱한 회를 제공하기 위해 활어조를 설치 운영하고 있다. 이 활어조에 사용하는 물이나 바닷물은 세균이 번식하기 쉬운 곳이어서 제균이나 살균제를 넣는 사례가 많다. 자칫 세균에 오염된 활어회를 먹고 식중독이 발생했다는 이야기나 또는 이러한 세균의 번식을 막기 위해 활어조에 대량의 방부제 등을 넣다가 발각되는 일들이 가끔 매스컴에 오르내리기도 한다.

이런 경우에도 **자활수장치**를 달아 물을 활성화시키면 활어들이 **건강**하게 오래 활어조에서 살 수 있으므로 큰 비용 없이 활어조를 관리할 수 있다. 활어조에 물이나 바닷물을 공급하는 **배관 곁에 자활수장치를 설치**하면 외부 전원 등의 에너지 공급이 필요 없다. 반영구적으로 활어조의 **어패류**들을 질병 없이 **건강**하게 활성화된 자활수를 마시게 해 싱싱하게 보존할 수 있다.

관광객들이 즐겨 찾는 아쿠아리움의 대형 투명한 수조 속에는 크고 작은

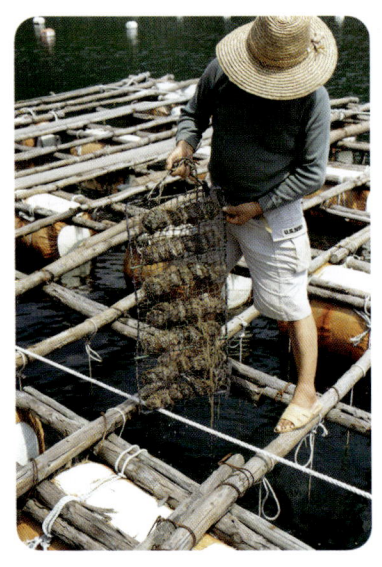
물고기들이 있다. 때로는 잠수복을 입은 관리사들이 수조 속에서 먹이를 주며, 마치 인어공주와 같은 이벤트를 하기도 한다. 이러한 대형 아쿠아리움이나 가정용 소형 관상어 수족관에도 자활수장치를 설치하자. 제균 작용이 강하고 활성화된 자활수로 관상어를 기르면 관상어들이 건강하고, 번식도 잘하게 되며 수초도 잘 자라게 되는 것은 말할 필요도 없다.

기존의 어떤 방식보다도 친환경적으로 세균을 억제시키고 경제적으로 물을 관리할 수 있게 되는 것은 모두 자석의 자력선 덕분이다.

배기가스 저감장치 및 연료 절약장치

겨울철이면 서울을 위시한 대도시에 거주하는 사람들은 미세먼지와의 전쟁이 시작된다. 중국에서 유입되는 매연도 문제이지만 공기가 정체되는 날 대도시의 자동차 매연도 무시할 수 없는 커다란 복병이다. 이런 현상은 비단 우리나라만의 문제가 아니다. 이미 전 세계적인 문제로 나라마다 자동차는 물론 산업시설에서 배출되는 매연을 줄이기 위한 노력을 국가 차원에서 법제화하는 등의 노력을 기울이고 있다.

그 일환의 하나는 전기차나 수소차 등의 생산 장려 정책이다. 한편, 중고차, 특히 디젤차 등에서 나오는 매연을 줄이기 위한 법제화도 정부차원에서 점점 강화되고 있다. 배기가스 저감장치를 장착하여 조금이라도 자동차로부터 나오는 유해가스의 양을 줄이려고 안간힘을 쓰고 있다.

차량을 이용하는 일반 국민들의 환경의식도 매우 높아졌고 스스로 타고 있는 차의 연비를 높이고 매연량을 줄여서 환경을 지키려는 운동에 동참하는 운전자들이 선진국을 중심으로 크게 늘고 있다.

이 경우 유용하게 사용할 수 있는 것이 **초강력 자석을 사용한 배기가스 저감장치 및 연료 절약장치**이다. 이 장치는 **구조가 매우 간단**하고 **누구나 손쉽게** 자동차 **연료 파이프의 외부에 장착**하여 반영구적으로 사용하면서 배기가스도 저감시키고 연료도 절약할 수 있는 일석이조의 효과를 갖고 있다.

어떻게 이런 일이 가능한 것일까?

모든 자동차의 엔진은 공기 중에 포함된 산소를 이용하여 가솔린이나 디젤 등의 연료를 실린더 안에서 연소시킴으로서 **열에너지를 운동에너지로 변환**시키는 역할을 한다. 이때 연소가 더 잘 이루어져 연소효율이 높아지게 되면 연료의 양도 줄일 수 있을 뿐만 아니라 완전연소에 근접시켜 유해 배기가스량을 줄일 수 있게 된다.

연소가 잘 이루어지려면 우선 산소가 연소하기 쉬운 상태로 되어야 한다. 공기 중에 포함된 산소는 자장에 대하여 매우 민감하다. 산소는 자연 상태에서 O_2로 존재하지만 자동차나 연소로의 공기주입 덕트에 자기 활성화장치를 부착시키면 산소가 분리되고, 활성화되어 연소 효율이 더욱더 높아진다. 따라서 **연소**나 **엔진의 성능이 높아지고**, **연비가 향상**되는 한편, 일산화탄소 및 미연소 연료의 불필요한 **배출이 감소**된다.

연료도 마찬가지이다. 연료가 되는 탄화수소의 자연 형태는 긴 체인모양인 분자들의 클러스터인데 이 형태가 불완전 연소를 일으키며, 불필요한 부산물인 일산화탄소 및 미연소 탄화수소 가스를 만든다.

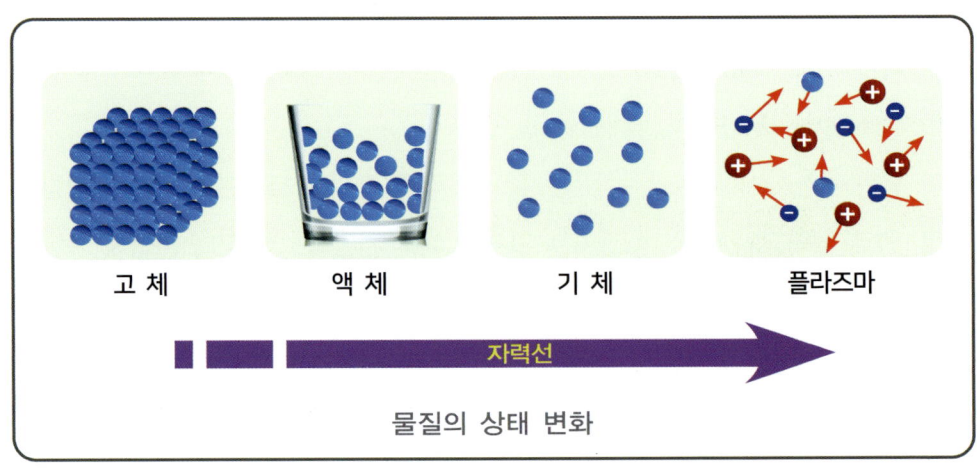

고체　　　액체　　　기체　　　플라즈마

자력선

물질의 상태 변화

연료 공급 파이프 관에 자기 활성화장치를 부착시키면 연료의 클러스터 크기가 작아지고, 연소실에서 더 작은 입자로 분사되어 연소효율을 높임으로써 쓸데없는 배기가스를 줄여준다.

즉 공기주입 덕트에 **자기 활성화장치를 장착**시키거나 연료 공급 파이프 외부에 자기 활성화장치를 장착시키면 **파워가 향상**되고 연료도 절약되지만 무엇보다도 **매연**이 현저히 **줄어들게** 된다.

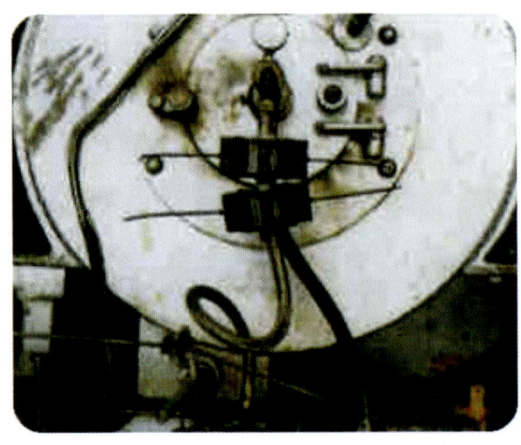

연료 : 연료로 쓰이는 탄화수소의 자연적 상태는 긴 체인 형태의 분자 뭉치(클러스터)로서, 이 형태가 불완전연소를 일으키면서 부산물로 일산화탄소나 미연소 탄화수소 가스 등을 만들어 낸다. 연료 공급관에 자기활성화장치를 장착하면 분자 뭉치는 자기의 작용으로 인해 불필요한 배출도 줄일 수 있고, 더 좋은 연비향상으로 이어진다.

Magnetizer Group Incorporated의 자료에 의하면 승용차, 트럭, 보일러, 버너 시험 등에서 배기가스가 상당히 높은 폭으로 감소되었고 연료도 절감되었다. 더불어 엔진이나 버너 속에서 카본이 청소되는 클리너Cleaner 효과도 있다.

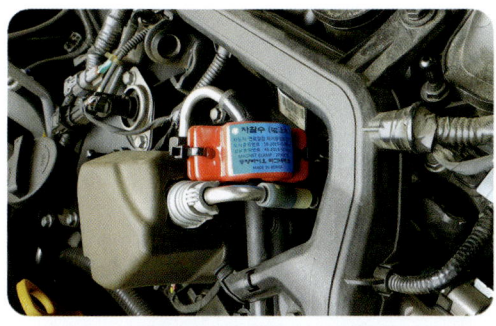

- 연비향상, 출력이 향상된다.
- 연료비를 절감할 수 있다.
  - 차, 트럭, 보일러, 버너
- 배기가스가 감소한다.
- 엔진과 버너 안의 카본이 깨끗해진다.

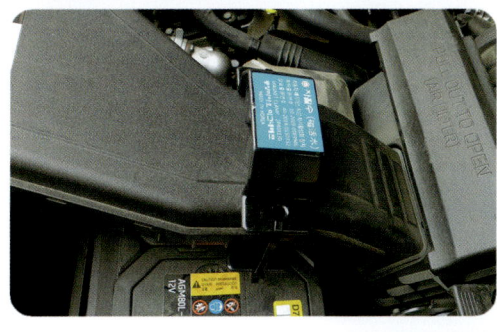

▲ 자동차연료절감
◀ 자동차배출가스저감
   자기활성화장치 설치 모습

설치동영상

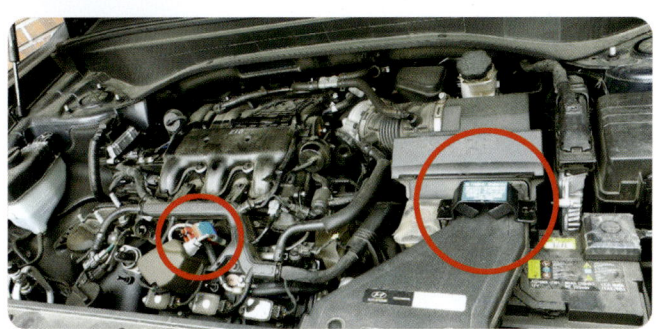

공기: 공기 속에 포함되어 있는 산소는 자장에 대해 아주 민감하다. 보통 산소는 자연에서 2개의 원자가 같이 있는 안정적인 상태(O_2)로 존재한다. 자동차나 연소로(爐)의 공기 흡입 덕트에 자기활성화장치를 장착하면 산소(O_2)가 분리되어 활성화될 뿐만 아니라 연소효율도 좋아진다. 이로 인해 연소로나 엔진 성능을 높여 연비가 좋아지는 한편, 일산화탄소나 미연소 연료의 불필요한 배출도 줄일 수 있다.

3. 자활수를 이용하면 혁명이 일어난다

냉장고 등의 냉매효율을 향상시킨다

　미국의 특허에 의하면 냉장고 등 냉매를 증기로 압축하는 장치에서 **자기활성화장치**를 **장착**하면 **히트 펌프**와 **냉장고 성능이 개선**된다고 한다. 움직이는 유체인 냉매에 강한 자력선이 투과되면 유체 분자간의 인력이 약화되면서 더 많은 증기상태를 만들어 줄 수 있으므로 시스템의 용량이 늘어나고 성능과 효율이 증대된다. 그 결과 시스템의 사이클이 변화되면서 기계적 마모와 에너지의 소비를 줄일 수 있게 된다.

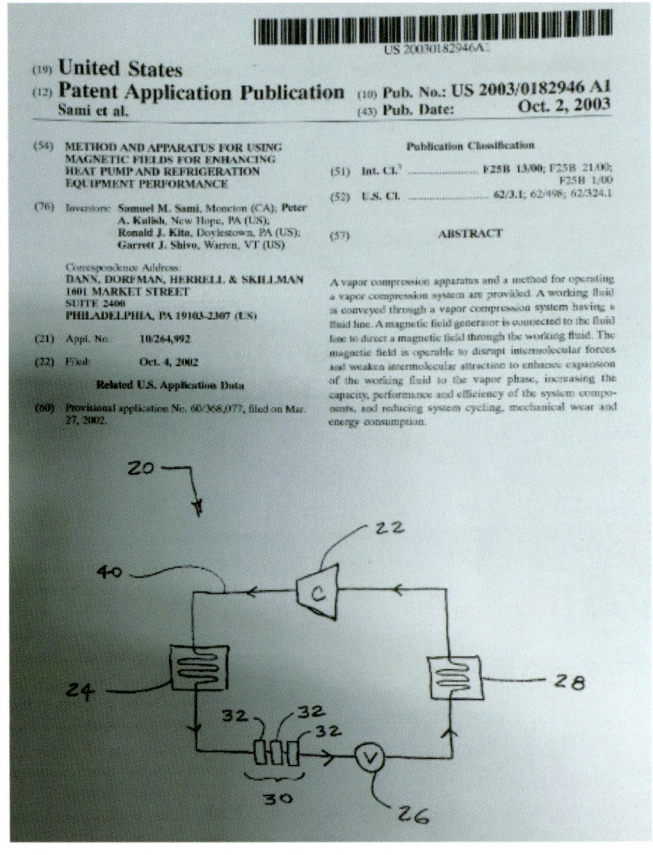

※ 자료출처: 미국 MIT사 특허자료

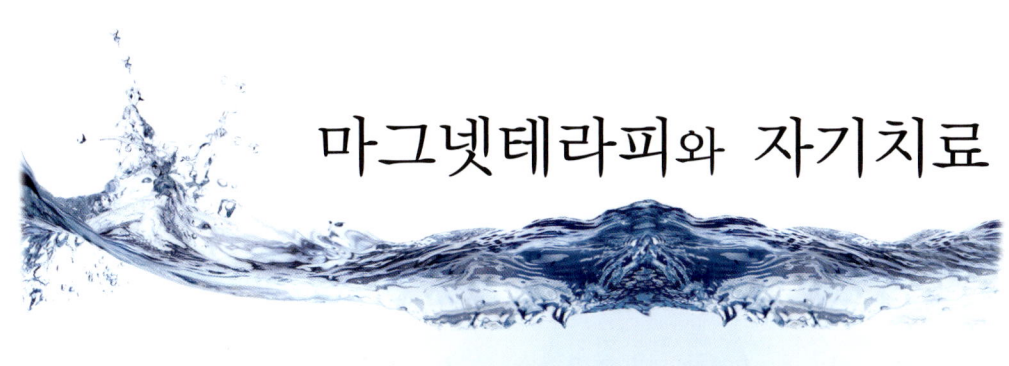

마그넷테라피와 자기치료

자기력으로 병이 고쳐지는 의학적 근거

흔히, 어깨 등이 결리거나 아플 때 시중 약국 등에서 자석파스를 사서 붙이기도 한다. 자석목걸이나 자석팔찌, 자석요나 자석이불을 사용하는 것도 자력선이 인체에 작용할 때 기전력의 유도 작용으로 핏속에 이온이 더 많이 활성화되게 하여 혈액순환을 개선시켜 통증완화 효과를 보기 위함이다. 또 다른 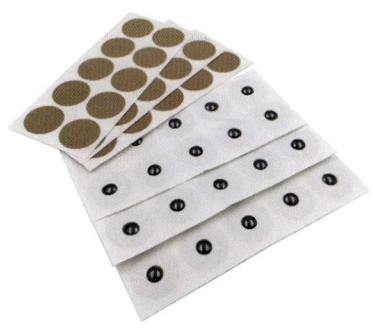 목적은 지자기를 충분히 받지 못하는 도시생활 속에서 자석을 이용하여 좀 더 많은 자력선을 받고자 하는 것이다.

'**자기 연구**'의 선구자인 일리노이 대학의 바아노시이 물리학 교수에 의하면 '**자석을 피부 위에 대면 혈액 중의 이온이 증가하고 각종 증상에 효과가 있다**'고 한다.

우리 인체에서는 혈액이나 림프액 등의 체액이 흐르고 있다. 이것들은 전해질이기 때문에 전기가 잘 통한다. 거기에 자력선이 가해지면 체액 중에서 전기가 발생한다.

자기를 가한다. ➡ 체액에 전기가 발생한다. ➡ 그 전기로 인해 〈이온〉의 치우침이 일어난다. ➡ 체액 내에는 통상 이온이 되어 있는 원자, 이온이 되어 있는 분자, 이온이 되지 못한 것들이 공존하고 있다. ➡ 그 곳에 자력선을 인가시키면 양이온(+)은 음이온쪽으로 이동하고, 음이온(-)은 양이온쪽으로 이동한다. 그리고 이온이 되지 못한 것마저도 이온화가 된다. ➡ 체액의 이온화가 촉진 및 증가된다.

이것이 '**혈액 중의 이온이 자력선에 의하여 증가**'되는 흐름인 것이다.

이 이론을 응용하여 일본에서 '**자기 치료 붐**'을 일으킨 것이 나카가와中川恭一 의학박사이다. 박사는 지금까지 여러 가지의 자기 치료를 행하여 많은 효과를 올리고 있다.

자기 치료의 효능

- 어깨 결림, 목 결림
- 관절통
- 두통
- 불면
- 요통
- 삼차 신경통
- 변비
- 자율신경 실조증 등

박사는 자석을 치료에 이용할 때 700~800가우스의 자장磁場이 환부에 닿게 하는 방법을 사용한다.

그렇게 하면 혈관 내에 전류가 생겨 '**혈류 속도**'가 좋아지며, 효과를 높일 수 있다고 한다.

더욱이 박사는, "현재 아파트 단지 등에서 살고 있는 사람들은 '**자기**磁氣 **결핍증**'이 되어 있다. 왜냐하면 아파트 단지 등에서는 지자기의 혜택을 받지 못하기 때문이다."라고 말한다.

여기까지 읽어오면서 알게 되었겠지만 현대인은 확실히 '**자기 결핍**', '**자기 부족**' 상태에 있다.

지금, 우리들은 '철근 콘크리트의 속'에서 일을 하고 '차'나 '전철'로 이동하고 있다. 그러면 철재가 중요한 '**지자기**地磁氣'를 차단해 버리기 때문에 저절로 '**자기 부족**' 상태에 빠져버리게 된다.

마그넷 테라피용으로 사용되는 자석은 피부에 닿는 자석의 극성을 N극으로 해야 긍정적 효과를 볼 수 있다는 미국의 앨버트 로이 데이비스 박사의 연구 결과가 있다. 특별한 이유가 없다면 S극은 사용하지 않는 것이 마그넷 테라피의 기본이다.

이런 이유로 자석을 이용한 '**자석 매트**', '**자석 복대**', '**자석 베개**', '**자석 반창고**', '**자석 모자**' 등이 개발되었다.

오래전 자석에 문외한 업자들이 N·S구분도 못하면서 고가의 제품을 만들어 시장의 불신을 초래한 이력 때문에 시금도 소비자들로부터 외면을 받고 있는 것이 현실이다.

일본의 마에다 박사가 저술한 「**생물은 자력을 느끼는가**」에 의하면, 암세포 부위에 3,000가우스~8,000가우스의 강력한 자력선을 투사시킨 결과 암세포들이 퇴행·위축되어 가는 것을 알 수 있었다고 한다.

또한 '**자성 바이오 환경기술의 응용 전개**'를 인용하면, 실험용 쥐에 인공적으로 유발시킨 암이 강력한 자력선 치료를 한 이후에 사라진 것을 볼 수 있다.

일본에서는 난치병 환자들을 대상으로 영구자석이 아닌 매우 강력한 자력선을 방출하게 할 수 있는 **교류자기치료기**를 침대 형태로 만들었다. 그 위에 환자를 눕히거나 엎드린 자세로 마치 물리치료를 하듯 자기치료를 할 수 있는 시설을 전국 단위로 설치되어 운영하고 있다.

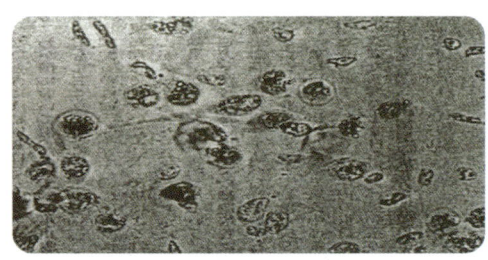

▲ 자연 자기장 내

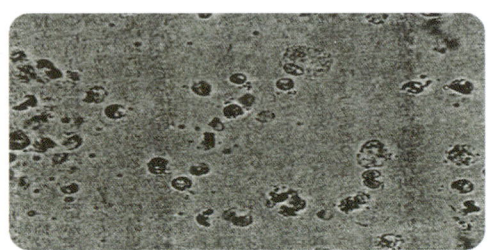

▲ 인공 자기장 내

MCL 주사하지 않았다.

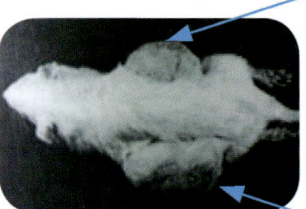

자기장 없음. 28일 후

MCL 주사

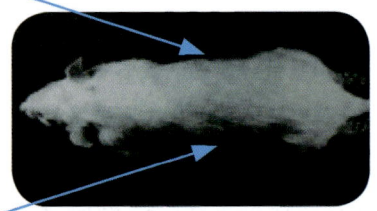

세 번의 자기장 조사. 28일 후

눈, 얼굴 등 피부 마사지용 안티에이징 마그넷스틱 키트

아름다운 피부는 모든 사람의 로망이다.

얼굴과 눈가에는 무수히 많은 모세혈관, 그리고 표정을 만들기 위한 근육들이 분포되어 있어, 자칫 관리를 소홀히 하면 모세혈관들이 소멸하면서 혈액순환이 안되어 주름이나 기미, 검버섯 등이 생기기 쉽다. 나이가 들어감에 따라 콜라겐이 줄어들게 되는데 그러면 목 부위에도 주름이 생긴다. 주름을 개선시키기 위해서 혈액순환을 도와주는 콜라겐 등 피부조직을 구성하는 물질이 잘 분포되도록 해야 한다.

각종 영양 성분이 담긴 화장품을 바르고 마사지를 해도 생각만큼 만족한 결과를 얻기가 쉽지 않은 것은 영양성분이 조직에 골고루 잘 스며들지 않기 때문이다. 이때 강력한 자력선을 방출하는 **마그넷스틱을 사용**하 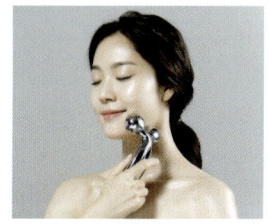 여 화장품과 함께 **마사지**하면, 맨손으로 마사지를 할 때보다 **영양 성분**이 더 쉽게 **피부 속으로 흡수**된다. 마그넷스틱의 강력한 자력선이 피부 속의 모세혈관으로 흐르는 혈액을 활성화시키면 이온화율이 향상된다. 혈류가 개선되기 때문에 시너지 효과가 있고 **눈가나 목 부위의 잔주름이 개선**되고 얼굴의 **기미나 검버섯**의 **생성이 억제**되어 아름다운 피부를 유지할 수 있게 도와준다.

일본의 어느 유명한 화장품 회사에서는 자석이 갖고 있는 바이오테크놀로지를 이용하여 제품을 개발해 인기를 얻기도 했다.

실제로 크림을 맨손으로 바르고 마사지할 때보다, 강력한 자석으로 마사지하면, 크림의 영양성분들이 **피부 속으로 3배**나 더 많이 **흡수**된다고 한다. 혈액순환이 개선되면서 더불어 시너지효과를 가져오며 얼굴과 목 등의 미용효과도 극대화되는 것이다.

일본의 자기치료 전문병원

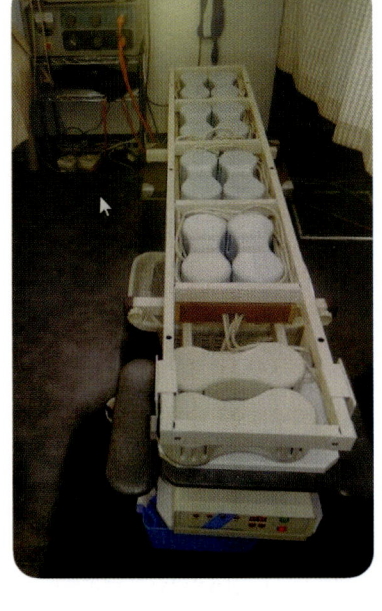

일본의 경우 생체 자기학의 학문 분야에서 연구된 토대를 실제로 의료현장에서 적극적으로 활용하여 자기 치료 전문병원을 전국 단위로 설치·운영하고 있다.

교류를 이용하여 강력한 자력선이 나오는 자기장을 만들기 위하여 치료용 침대 밑에 코일을 여러 개 설치하여 난치병을 전문적으로 치료하고 있다.

▶ 교류자기치료장치
침대 밑에 장착된 전자코일

▲ 자기치료 병원리스트

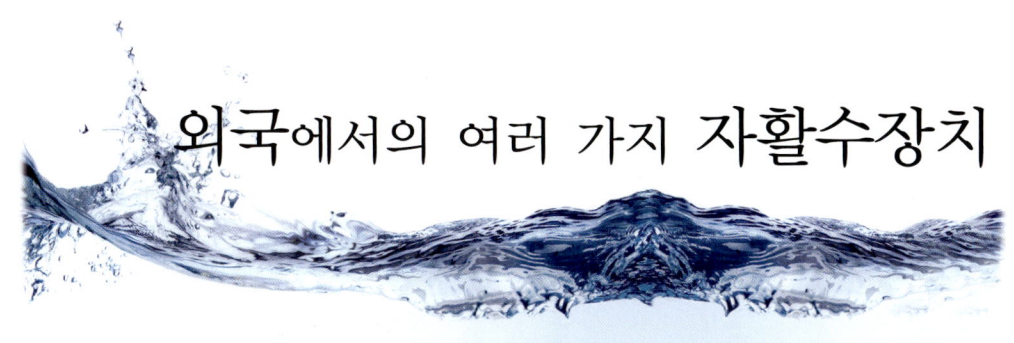

외국에서의 여러 가지 자활수장치

외국에서는 이미 매우 다양하게 자활수장치들을 개발하여 사용하고 있다. 가정용의 경우에는 수도꼭지에 달아 사용하거나 술이나 주스를 마실 때 사용하는 스탠드형도 있다. 정수기에 달아 사용하는 것도 있으며, 어느 것이나 간편하게 설치할 수 있도록 만들어져 유통되고 있다. 대용량의 것은 가정 전체를 커버해 주는 것이나 심지어 아파트단지 전체를 커버하는 대용량의 자활수장치도 있다.

자기활성화장치 전문기업들의 사업 분야는 다음과 같다.

- **수영장, 워터파크, 스파, 온천** (잡균 살균, 화학약품 절감, 피부 트러블 감소)
- **공장 배관** (녹, 스케일, 슬라임 부착방지, 열 전도율 향상, 전기소비전력 절감)
- **농업 농장** (병충해 저감, 성장 촉진, 곡물생산량 증대, 비료 절감, 화학

소독약품 저감)

- **가정** (배수구 살균, 기름 용해도 상승으로 식기세척 용이, 세제 절약, 피부 보호, 정수기 물 활성화……)
- **자동차** (연소효율 향상, 배기가스 저감, 엔진 클리닝, 엔진 회전력 향상)
- **어류 양식장**(부화율 상승, 성장촉진, 살균작용으로 화학약품 절감)
- **어선, 제빙기** (활어운반시 살균으로 친환경 생보존, 냉장 운반시에 살균 얼음으로 부패율 절감)
- **자활수 제품의 유통**(국내외 프랜차이즈 설립 등……)

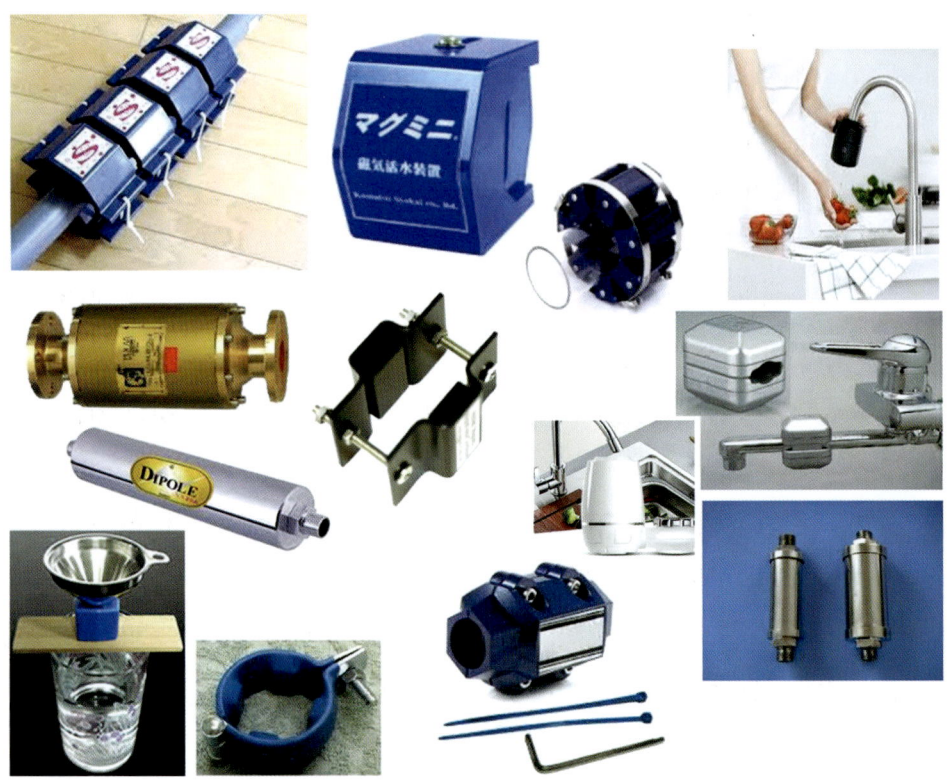

■ 1부 에필로그

'자활수磁活水'는 외국에서는 이미 오래전부터 주목을 받고 있었지만, 일반인들에게는 잘 알려지지 않았다.

내가 자활수를 처음으로 알게 된 것은 일본 내에서의 정보가 아닌 러시아의 [연구보고서]로부터였다. '**자활수**'라는 것은, 한마디로 말하면 **자력선으로 처리된 물**이다. 러시아 보고서에 의하면 '자활수는 **세포를 활성화**시켜, **신진대사**를 **촉진**시키고, **자연 치유력**을 높여주며, **건강한 몸**을 만들어준다'고 하여, 많은 실험 데이터 및 치유 사례가 기재되어 있다.

나는 이 자활수에 대해서 매우 큰 관심을 갖게 되었고, 미국 및 중국 등의 정보도 가능한 수집하였다.

처음에는 솔직히 말하면 반신반의하였다. 그러나 많은 자료들을 보고, 실제로 사용해 본 여러 사람들의 이야기를 듣게 되거나, 이것저것 조사해보는 과정을 거치면서 자활수의 불가사의한 힘에 깊이 매료되어 버렸다.

놀랄 수밖에 없는 자활수!인 것이다. 이 책에서는 자활수가 갖고 있는 경이로운 여러 가지 파워들을 소개하여 보고자 한다.

한편, '물에 자력선을 통과시키는 것만으로 자활수가 되고, 그런 불가사의한 파워가 정말로 있을까?'라는 의문을 갖는 사람도 많다는 것은 틀림없는 사실이다.

그래서 나는 한 가지 제안을 하고 싶다. 부담감 없이 가벼운 마음으로 자활수의 힘을 알아보는 실험이 있다. 우선, 자활수를 만들자.

아직 피지 않은 꽃봉오리가 달린 꽃을 잘라 각각 다른 화병에 꽂아 두고 한 병에는 보통의 물, 다른 한 병에는 자활수를 붓고 나서, 개화되어 가는 상태, 며칠간이나 계속 피어있는지 등을 직접 비교해 보기 바란다.

결과적으로는 틀림없이 자활수를 사용한 꽃이 더 크게 피고 더 싱싱하게 더 오래 갈 것이다. 자활수의 불가사의한 힘이 식물에 새로운 생명을 불어넣어 준 것이다. 이 실험만큼은 꼭 자기 자신이 직접 해보고, 여러분 스스로의 눈으로 확인해 보기 바란다. 무엇보다도 백문이 불여일견이기 때문이다.

그리고 독자 자신이 충분하게 납득이 가면 반드시 매일 이 물을 마실 것을 권장한다. 왜냐하면, 현대인은 **반 건강인, 반 환자**이기 때문이다. 당신도 예외일 수 없다. 입원할 정도의 환자는 아니지만, 그렇다고 건강하다고도 말할 수 없는 반 건강인, 반 환자인 사람이 얼마나 많은가?

현대인들의 진정으로 건강한 삶을 살기 위해서 체내 독소를 정화하며 강한 생명력을 갖고 살아 있는 물인 자활수를 섭취하는 것이야말로 경제적 부담도 없이 평생을 건강한 삶 속에서 실천할 수 있는 손쉬운 건강법이다.

나는 해마다 한 번씩, 45일간이라고 하는 장기 단식을 행하고 있다. 이 때는 일체의 음식을 끊지만, 물만큼은 매일 계속 마신다. 단식 기간 중에는 물에 의지해서 생명을 지탱하고 있다. 그래서 물의 중요성, 위대함에 대해서는 누구보다도 몸으로 체험하며 느끼고 있다. 물을 한 모금 마셔보면, 그 물이 생명력 있는 물인지 아닌지 쉽게 판별을 할 수 있다.

나는 자활수와 만나고 나서 이 물이야말로 현대인들에게는 빼놓을 수 없는 것이라는 확신을 갖게 되었다. 자활수는 당신의 건강을 완전히 놀라울 정도로 소생시켜 줄 수 있는 생명의 물이다. 부디, 이 책으로 조금이라도 건강의 전환점이 되었으면 하는 바람이다.

-후지모토 겐코-

참고문헌

- 자기치료가 좋다, 일본 코스모노혼 출판
- Magnet Therapy. 미국 Square One 출판
- 자기력 파워, 일본 문화창작 출판
- MAGNETISM AND IT'S EFFECTIONS ON THE LIVING SYSTEM, 미국 Albert Roy Davis 저
- 자석과 생물_몸을 자석으로 치료한다, 일본 코로나 사 출판
- 자성 바이오 환경기술 응용전개, 일본 CMC 출판
- 자석이 지구를 구한다, 일본 KD netbook
- 물은 답을 알고 있다, 일본 산마크 출판
- 카이스트 전무식 박사의 논문 '생체 분자가 좋아하는 물'
- 서울대학병원 최규환 박사의 논문 '변비 치료에 관한 논문'
- 농림축산식품부의 '돼지의 성장과 면역 및 번식 능력에 의한 항생제 대체 자기활성수 시스템" 개발
- 국립안동대학교의 '자기장 영향 아래서의 수질 특성 변화에 따른 채소재배'
- 아주대학교 오흥국 교수의 스웨덴 노벨 아카데미 세미나 발표 논문인 "자화수의 암 예방과 치료"
- 대전대학교 임준교 박사의 논문 '요통 치유효과 93.9%'
- 부산대학교 이상명 교수의 논문 '자기화된 물의 효능'

자석의 자력선에 관한 논문(자활수磁活水, 자화수磁化水)

국가	연구처	연구팀	발표논문
한국	농림축산식품부	강원대학교 (산학협력단)	돼지의 성장과 면역 및 번식 능력 평가에 의한 항생제 대체 자기활성수 시스템 개발
한국	농촌진흥청	국립축산과학원 기광석 외 8인	축우용 급수기에 자화수 발생장치가 수질에 미치는 영향
한국	과학기술부	한국과학시술정보연구원	물의 과학화 및 제품화 동향
한국	축산연구소	성내산업	자화육각수를 이용하여 육계의 생산성에 미치는 효과
한국	서울대학병원	최규환 박사(내과)	"변비 치료에 관한 논문" 발표
한국	KAIST	전무식 박사(화학)	"생체 분자가 좋아하는 물", "암과 내동생물학의 특성", "암 물로 고친다" 등의 연구 발표
한국	아주대학교	오흥국 교수	스웨덴 노벨 아카데미 세미나에서 "자화수의 암예방과 치료" 논문발표
한국	부산대학교	이상명 교수	"자기화된 물의 효능" 학회 발표
한국	부산대학교	바이오시스템공학과	식물성장과 낙농젖소의 우유 생산에 있어 자화육각수의 효과 논문
한국	경희대학교	김종호 박사	성인병 예방(신경통의 임상 효과 발표)
한국	원주대학교	화학신소재학과	자화수의 용존산소량 및 활성 산소량 측정
한국	국립안동대학교	전자공학과, 원예육종학	자기장 영향 아래서의 수질 특성 변화에 따른 채소 재배
한국	경원대학교	식품영양학과	조리용수로서 자화육각수의 기능 연구
한국	대전대학교	임준교 박사	요통 치유효과 93.9%
미국		프란시스 비터	양이온과 음이온의 정전기적 인력에 의한 결합론
러시아		프래프만 외 2인	1996년 과학아카데미 생활화성 연구 (자화수로 식물 생장속도 측정 연구)
중국		서주 교통 병원	당뇨병 환자 매일 자화육각수 1.5L 복용 후 60일 후 혈당량 44%감소 이후 계속 복용 후 완전 회복
일본		후지모토 미아고	"자석으로 물이 신선해진다" 논문 발표
벨기에		티피메이렌	물의 자기처리 장치

그린 뉴딜 자석 생활의 혁명!
바이오자석의 사용설명서

초판인쇄 | 2020년 6월 2일
초판발행 | 2020년 6월 9일

편 저 | 김준규
발 행 인 | 정옥자
발 행 처 | 도서출판 한진
등 록 | 제 3-618호(95. 5. 11) ⓒ 2020 Han Jin
임프린트 | HJ골든벨타임
I S B N | 978-89-97398-70-6
가 격 | 17,000원

이 책을 만든 사람들

편 집	이상호	디 자 인	조경미, 김한일, 김주휘
표 지 디 자 인	김한일	제 작 진 행	최병석
웹 매 니 지 먼 트	안재명, 김경희	오 프 마 케 팅	우병춘, 강승구, 이강연
공 급 관 리	오민석, 정복순, 김봉식	회 계 관 리	김경아, 이승희

㉾04316 서울특별시 용산구 245(원효로1가) 골든벨빌딩 5-6F
• TEL : 영업지원본부 02-713-4135 / 기획디자인본부 02-713-7452
• FAX : 02-718-5510   • http : // www.gbbook.co.kr   • E-mail : 7134135@naver.com

이 책에서 내용의 일부 또는 도해를 다음과 같은 행위자들이 사전 승인없이 인용할 경우에는
저작권법 제93조 「손해배상청구권」에 적용 받습니다.
① 단순히 공부할 목적으로 부분 또는 전체를 복제하여 사용하는 학생 또는 복사업자
② 공공기관 및 사설교육기관(학원, 인정직업학교), 단체 등에서 영리를 목적으로 복제 · 배포하는 대표, 또는 당해
  교육자
③ 디스크 복사 및 기타 정보 재생 시스템을 이용하여 사용하는 자

※ 파본은 구입하신 서점에서 교환해 드립니다.

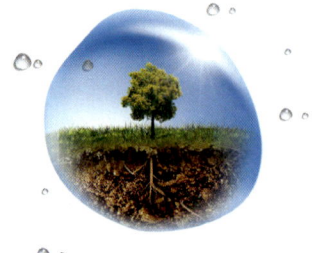

"자활수는 세포를 활성화시켜 신진대사를 촉진시키고
자연치유력을 높여주며 건강한 몸을 만들어 준다"
— 러시아 보고서 —

磁活水

생활 속 자활수(마그넷클램프)
아기젖병, 정수기나 음용수 활성화
수돗물 살균, 식기 세척수
피부 미용 효과, 주부 습진 예방
세제 남용 저감

건강 유도(마그밴드)
생명의 자활수
통증 테라피
아토피성 피부, 알러지성 증상 완화

산업용수
배관의 녹·스케일·슬라임 방지
열전도율 향상, 소비전력 절감

수조 탱크의 활성화
오염수 살균
피부 트러블 억제
정수용 화학 약품 절감

자동차 성능 향상
배기가스 저감, 연비 향상,
엔진 회전력 증대, 연료 절감

친환경 농작업
병충해 감소, 성장 촉진,
수확량 증대,
화학비료 절감, 방제 약품 저감

친환경 수산업
수조 탱크 살균작용,
항생제나 치료제 불필요,
산란율·치어 생존율 향상,
어패류 성장 촉진 배가,
자연산 활어운반 용이

자활수 제품의 유통업
국내외 프랜차이즈 설립
(컨설팅) 등……

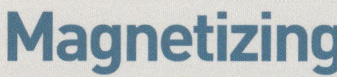

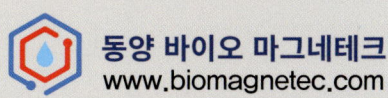
동양 바이오 마그네테크
www.biomagnetec.com

※ 본 상품은 의료기기가 아닙니다

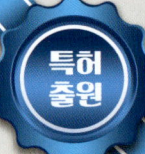

자활수 **상표등록출원** 40-2019-0150332
자활수 생성을 위한 **마그밴드** 10-2019-0169963
자활수 생성을 위한 **마그넷클램프** 10-2019-0169946

자활수 **마그밴드**

자활수 마그밴드는 세계 최초로 디자인된 휴대형 자기활성화 장치입니다.

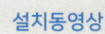
설치동영상

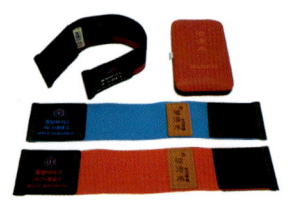 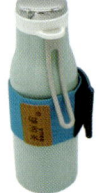 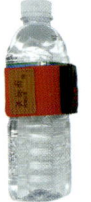 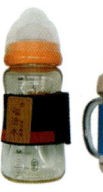 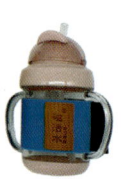 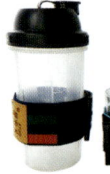 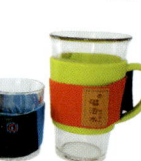

자활수 **마그넷클램프**

자활수 마그넷클램프는 배관 외부에 쉽게 장착할 수 있어 편리합니다.

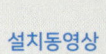
설치동영상

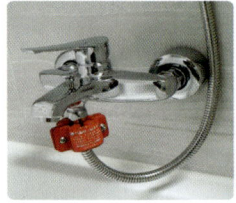 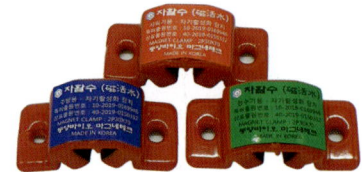 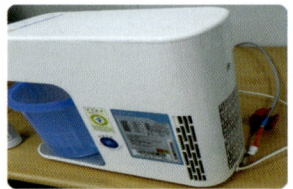

자동차용 자기활성화 **마그넷클램프**

자기활성화장치를 설치하면 산소가 분리되어 활성화되므로 **연소효율이 상승**된다.
자기활성화장치를 연료공급관에 장착하면 연소효율이 높아져 **연비가 향상**된다.

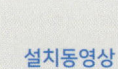
설치동영상

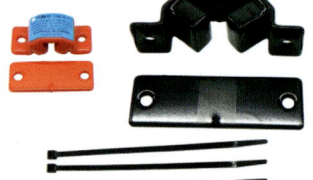 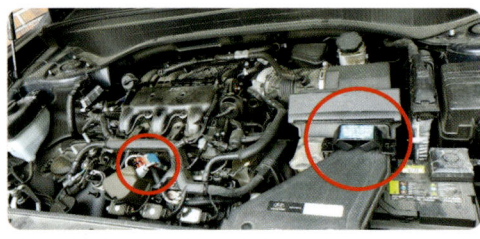

이 제품 최고의 특징은 단 한 번 설치로 반영구적이고 외부로부터 어떠한 에너지 공급이 필요없다는 것이다.

― 편저자 주 ―

본사 : 경기도 파주시 월롱면 휴암로 86
대표전화 031-945-8891 / 기술지원 상담 010-8831-8895 [김준규]

동양 바이오 마그네테크
www.biomagnetec.com

※ 본 상품은 의료기기가 아닙니다.